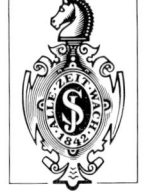

Ch. F. Brunner   B. G. Weber

Besondere Osteosynthesetechniken

Mit 91 Abbildungen

Springer-Verlag
Berlin Heidelberg New York 1981

Dr. med. CH. F. BRUNNER,
Professor Dr. med. B.G. WEBER,
Klinik für orthopädische Chirurgie, Kantonsspital St. Gallen,
CH-9007 St. Gallen

ISBN 3-540-10776-2 Springer-Verlag Berlin Heidelberg New York
ISBN 0-387-10776-2 Springer-Verlag New York Heidelberg Berlin

CIP-Kurztitelaufnahme der Deutschen Bibliothek
Brunner, Christian F.:
Besondere Osteosynthesetechniken. Ch.F. Brunner; B.G. Weber. – Berlin; Heidelberg; New York: Springer, 1981.
   ISBN 3-540-10776-2 (Berlin, Heidelberg, New York)
   ISBN 0-387-10776-2 (New York, Heidelberg, Berlin)
NE: Weber, Bernhard G.:
Das Werk ist urheberrechtlich geschützt. Die dadurch begründeten Rechte, insbesondere die der Übersetzung, des Nachdruckes, der Entnahme von Abbildungen, der Funksendung, der Wiedergabe auf photomechanischem oder ähnlichem Wege und der Speicherung in Datenverarbeitungsanlagen bleiben, auch bei nur auszugsweiser Verwertung, vorbehalten.

Die Vergütungsansprüche des § 54, Abs. 2 UrhG werden durch die ‚Verwertungsgesellschaft Wort', München, wahrgenommen.

© by Springer-Verlag Berlin Heidelberg 1981
Printed in Germany.

Die Wiedergabe von Gebrauchsnamen, Handelsnamen, Warenbezeichnungen usw. in diesem Werk berechtigt auch ohne besondere Kennzeichnung nicht zu der Annahme, daß solche Namen im Sinne der Warenzeichen- und Markenschutz-Gesetzgebung als frei zu betrachten wären und daher von jedermann benutzt werden dürften.

Satz, Druck und Bindearbeiten: Universitätsdruckerei H. Stürtz AG, Würzburg
2124-3130/543210

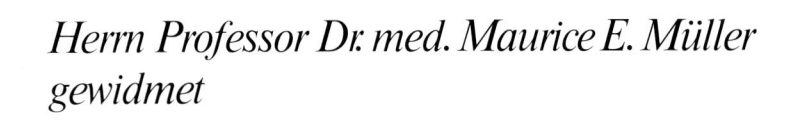

Herrn Professor Dr. med. Maurice E. Müller
gewidmet

Et surtout il n'y a pas de culture sans liberté.
Eugène Ionesco, 1979

Einleitung

Die Entwicklung der Osteosynthesetechniken, wie sie von der Schweizerischen Arbeitsgemeinschaft für Osteosynthesefragen (AO) von 1960 bis 1980 in 103 AO-Kursen gelehrt und im *Manual der Osteosynthesen* (MÜLLER et al. 1977) niedergelegt worden sind, hat die Knochenbruchbehandlung weltweit beeinflußt.

Frakturosteosynthesen führen regelmäßig zum Erfolg, wenn die Indikation zur Osteosynthese gegeben ist, nach den richtigen biomechanischen Prinzipien verfahren wird und echte Asepsis vorhanden ist.

Die AO-Technik war maßgeblich durch M.E. MÜLLER, unseren ehemaligen Chef, an der Klinik für Orthopädische Chirurgie des Kantonsspitals St. Gallen entwickelt worden. Gleichzeitig sind deren Prinzipien auch auf orthopädisch-rekonstruktive Eingriffe übertragen worden. Von 1960 an bis heute sind interfragmentärer Druck, Schienung und deren Kombinationen in unserem Osteosynthesealltag reflexartig aufscheinende Begriffe geworden, mit deren Hilfe nicht nur das kleine Problem des Normalfalles, sondern auch immer schwierigere Herausforderungen einer Lösung zugeführt werden.

Im vorliegenden Buch sind Osteosyntheseverfahren dargestellt, welche dann angewandt werden, wenn die Grundtechnik entweder keine Lösung des Problems anzubieten hat oder, häufiger, eine elegantere Lösung möglich ist. Jede Osteosynthese sollte mit einem Minimum an Aufwand und Material ein Maximum an Wirkung erbringen. Bei allen dargestellten Verfahren bleiben die biomechanischen Grundregeln unverletzt. Es mag überraschen, daß die verwendeten Implantate fast durchweg dem Normalinstrumentarium entnommen sind. Es ist nicht notwendig, daß für jede erdenkliche Fraktur eine spezielle Platte angefertigt wird – die AO-Prinzipien, die Grundimplantate und operatives Geschick genügen für fast alle erdenklichen Fälle.

Ohne Zweifel wird das eine oder andere Verfahren auch andernorts praktiziert. Gastärzte, Teilnehmer von AO-Fortgeschrittenenkursen und Publikationen mögen dazu beigetragen haben. Es geht uns hier nicht darum, Erfinderansprüche zu erheben, sondern vielmehr darum, aufzuzeigen, daß innerhalb der richtigerweise starren Osteosynthesegrundgesetze ein Freiraum für Kreativität, für Varianten und Verfeinerungen besteht. Es ergeben sich dabei sinnvolle operative Lösungen, und der operative Alltag erfährt anregende Bereicherung.

In jedem Kapitel wird die Kenntnis der Grundtechnik als geläufig vorausgesetzt und deshalb darauf nicht näher eingegangen. Vorgetragen werden dagegen jeweils besondere Indikationen und technische Feinheiten anhand von Fallbeispielen. Unschwer lassen sich unsere Erfahrungen auf andere Situationen übertragen, denn die Zahl der denkbaren Varianten in der orthopädischen Chirurgie ist endlos – ein Umstand, der so viele Chirurgen verschiedener Schattierungen immer wieder in ihren Bann zieht.

In alphabetischer Reihenfolge nennen wir alle jene, die mit den dargestellten Techniken in Zusammenhang stehen: R. BLATTER, A. BOITZY, CH. BRUNNER, O. ČECH, A. DEBRUNNER, F. MAGERL, G. SEGMÜLLER, G. STÜHMER, B.G. WEBER.

Unser Dank richtet sich deshalb an die Kollegen unserer Klinik für das Einverständnis, ihre Ideen veröffentlichen zu dürfen. Aber auch an die Zeichner H. und K. SCHUMACHER, an unsere Photographin M. SCHAFFNER, an unsere Chefsekretärin U. OETLIKER, welche zur Druckreife dieses Buches soviel beigetragen haben, richtet sich unser Dank. Dem Springer-Verlag danken wir für die Geduld mit uns, dann aber besonders für die zügige und hervorragende Drucklegung.

St. Gallen, Sommer 1981   Ch.F. BRUNNER
B.G. WEBER

Inhaltsverzeichnis

1 Zugschraube 1
1.1 Subchondral versenkter Schraubenkopf 1
1.2 Zugschraube im Sehnenansatz 16
1.3 Schraubenosteosynthesen an der Wirbelsäule . . . 22
1.4 Schraube an ungewöhnlicher Stelle 30
1.5 Hut-Haken-Mechanismus bei Schenkelhalsfraktur . 34

2 Drahtschlinge 39
2.1 Zuggurtungsdraht am Knochenschaft 40
2.2 Zuggurtungsdraht an der Wirbelsäule 46
2.3 Drahtschlinge im Band- oder Sehnenansatz 50
2.4 Drahtschlinge zur Sicherung der Sehnen- oder Ligamentnaht 60
2.5 Drahtschlinge als Corticalisnaht 63

3 Kombination von Drahtschlinge und Schraube . . . 69
3.1 Schraube als Drahtverankerungspunkt 70
3.2 Zugschraube und Drahtzuggurtung 76
3.3 Prinzip der interfragmentären Druckerzeugung mit zwei Schrauben und einer Drahtschlinge 80
3.4 Instabile Plattenosteosynthese, Stabilität durch Schraube und Draht verbessert 85
3.5 Temporäre Epiphysiodese zum Ausgleich einer gelenknahen Fehlstellung bei Kindern 89
3.6 Andere Techniken mit Draht 90

4 Kirschner-Draht 93
4.1 Kirschner-Draht-Spickung 94
4.2 Beziehung Kirschner-Draht zu Schraubenkopf . . . 96
4.3 Umgebogenes, stabilisierendes Kirschner-Drahtende 98

5	*Kombination von Kirschner-Draht und Drahtschlinge*	101
5.1	Intertrochantäre Osteosynthese beim Kind	102
5.2	Kirschner-Drähte und Drahtschlinge anstelle einer Winkelplatte	105
5.3	Kombination von Kirschner-Draht, Drahtschlinge und Fixateur externe	108
5.4	Zuggurtung mit Draht an ungewohnter Stelle	111
6	*Antigleitplatte*	115
6.1	Antigleitplatte und stabilisierender Belastungsdruck	116
6.2	Antigleitplatte mit Zusatzkompression	123
7	*Plattenosteosynthesen an der Wirbelsäule*	135
7.1	Hakenplättchen	136
7.2	„Gelenkplättchen"	139
7.3	Plattenosteosynthese von dorsal (Roy-Camille, Zerah)	142
8	*Osteosyntheseplatten mit besonderer Funktion oder Gestalt*	145
8.1	Platte als Hebelarm zwecks Verlängerung	146
8.2	„Wellenplatte"	148
8.3	Plattenosteosynthese bei Symphysenruptur	153
8.4	Halbrohrplatte als Zuggurtungsplatte	156
8.5	Fibula-pro-Tibia-Platte bei „biologischer" Tibiaosteosynthese	160
8.6	Abgestützte Winkelplatte für das proximale Femur	161
9	*Marknagel*	167
9.1	Marknagelung im Verbund mit Knochenzement	168
9.2	Marknagelung von distal nach proximal	170
10	*Fixateur externe*	175
10.1	Fixateur externe als „Neutralisationsfixation"	176
10.2	Fixateur externe, operationstechnische Varianten	180
10.3	Fixateur externe mit Quengelfunktion	186
10.4	Distraktions-Fixateur-externe bei distaler Radiusfraktur	192
11	*Schlußbetrachtungen*	194
12	*Literatur*	195
13	*Sachverzeichnis*	197

1 Zugschraube

Die Zugschraube bewirkt interfragmentäre Kompression und dadurch Stabilität.

1.1 Subchondral versenkter Schraubenkopf

Bei gewissen Frakturen kann einzig das Prinzip der Zugschraube zur Stabilisierung angewendet werden. Gelegentlich kann noch dazu eine Schraube nur von der Gelenkfläche her eingesetzt werden. Damit der Schraubenkopf von neu gebildetem Knorpel (Faserknorpel) überwachsen wird, darf er die Gelenkfläche nicht stören und muß deshalb versenkt sein. Dazu dienen Kopfraumfräsen, so z.B. jene für Malleolarschrauben mit einer Zentriernocke von 3,2 mm Durchmesser. Zur Schraubenentfernung ist eine Arthrotomie unvermeidbar, der neu gebildete Knorpel über dem Schraubenkopf muß jeweils entfernt werden.

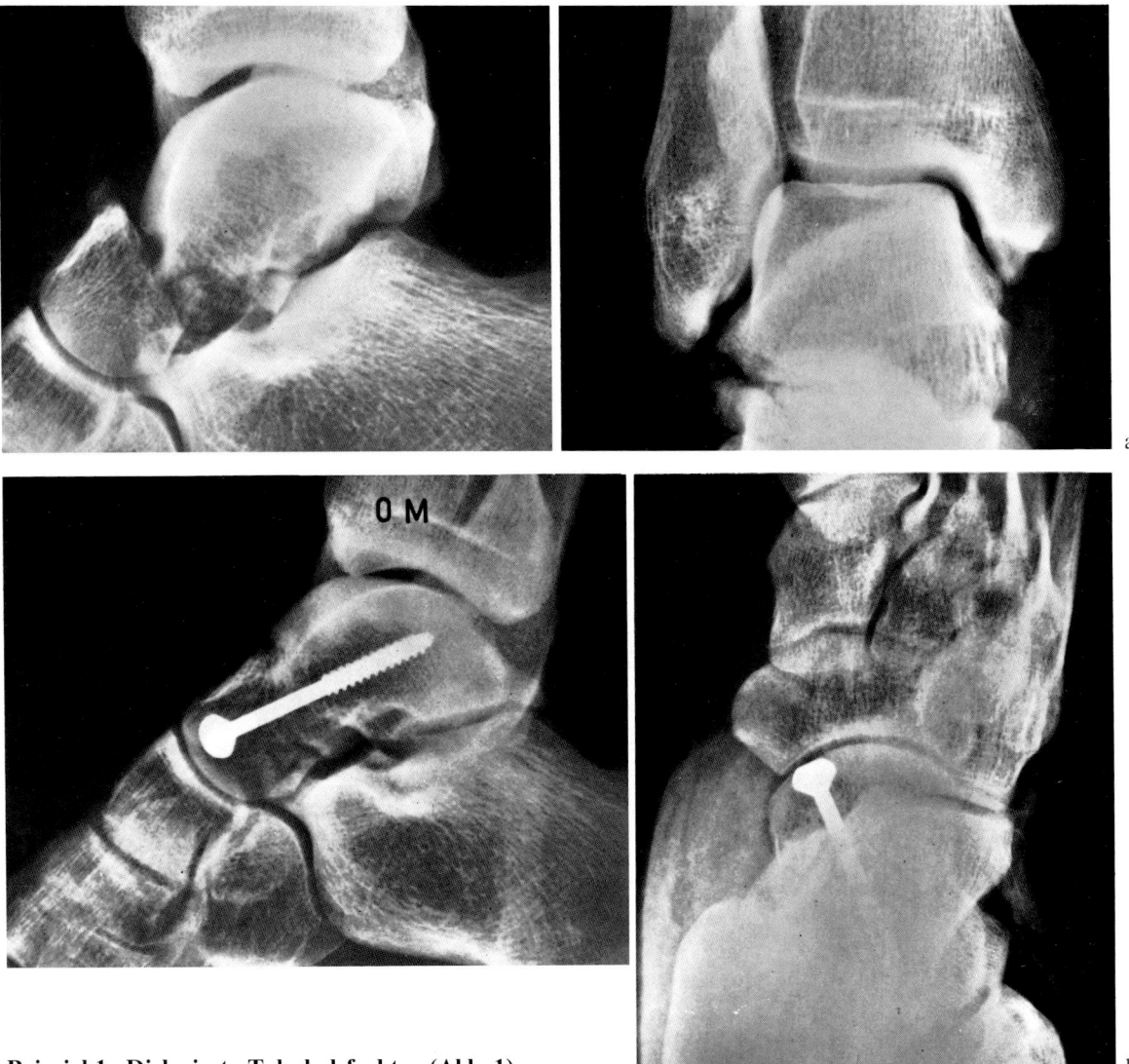

Beispiel 1: Dislozierte Talushalsfraktur (Abb. 1)

Das Problem: Die Fraktur sollte anatomisch reponiert und stabil versorgt werden. Eine Plattenosteosynthese ist unmöglich, eine Zugschraube würde die Frakturebene schief treffen, die Spickdrahtosteosynthese ist nicht übungsstabil und müßte mit Gipsverband abgesichert werden.

Die Lösung: Von einem dorsomedialen Zugang aus, medial von der Sehne des M. tibialis anterior, wird das Talonaviculargelenk eröffnet. Die Fraktur selbst wird anatomisch reponiert und provisorisch mit einem Kirschner-Draht fixiert. Bei Plantarflexion des Fußes erscheint der Taluskopf in der Arthrotomie. Von der Gelenkfläche her ist eine Verschraubung möglich, welche senkrecht die Fraktur überbrückt und komprimiert.

Wichtig: Nach dem Bohren des Gleitloches wird mit der Kopfraumfräse Raum geschaffen, damit der Schraubenkopf unter die Knorpelfläche zu liegen kommt.

Abb. 1a–d. *Der subchondral versenkte Schraubenkopf bei Talushalsfraktur*
B.W., ♂, 41 J., Nr. 134809

a) Dislozierte Talushalsfraktur

b) *Zugschraubenosteosynthese:* Der versenkte Schraubenkopf ist auf der a.-p. Aufnahme deutlich sichtbar

c) *Operationstechnik:* Mit der Kopfraumfräse wird das proximale Gleitloch soweit aufgebohrt, daß der Schraubenkopf unter die Knorpeloberfläche sinken kann

d) $4^1/_2$ *Monate nach Operation:* Fraktur geheilt, normales Talonaviculargelenk

Subchondral versenkter Schraubenkopf 3

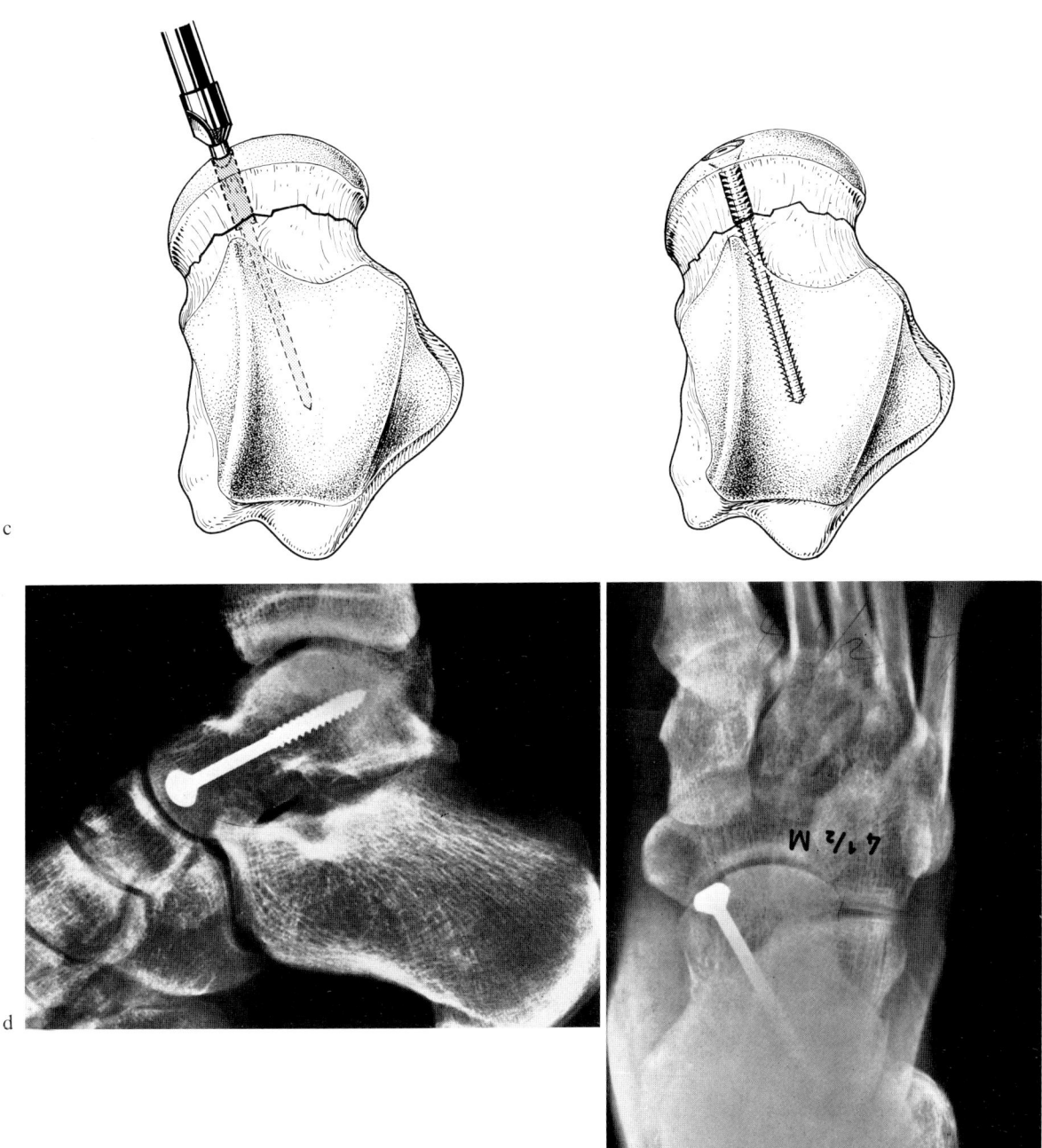

Beispiel 2: Pseudarthrose nach distaler Metacarpalefraktur (Abb. 2)

Das Problem: Für eine zuverlässige Plattenosteosynthese der Fraktur war das distale Fragment zu klein. Wie kann das kleine und jetzt porotische Fragment stabil fixiert werden?

Die Lösung: Arthrotomie des Metacarpophalangealgelenkes und axiale Verschraubung der Pseudarthrose. Subchondrale Versenkung des Schraubenkopfes.

Abb. 2a–c. *Der subchrondral versenkte Schraubenkopf bei subcapitaler Pseudarthrose des Os metacarpale V*

K.L., ♂, 40 J., Nr. 112179

a) Instabile Osteosynthese, Pseudarthrose

b) *Axiale Verschraubung:* Der Kopf der Zugschraube ist subchondral versenkt

c) *3½ Jahre nach Verschraubung:* Pseudarthrose geheilt, keine Zeichen von Arthrose des Metacarpophalangealgelenkes

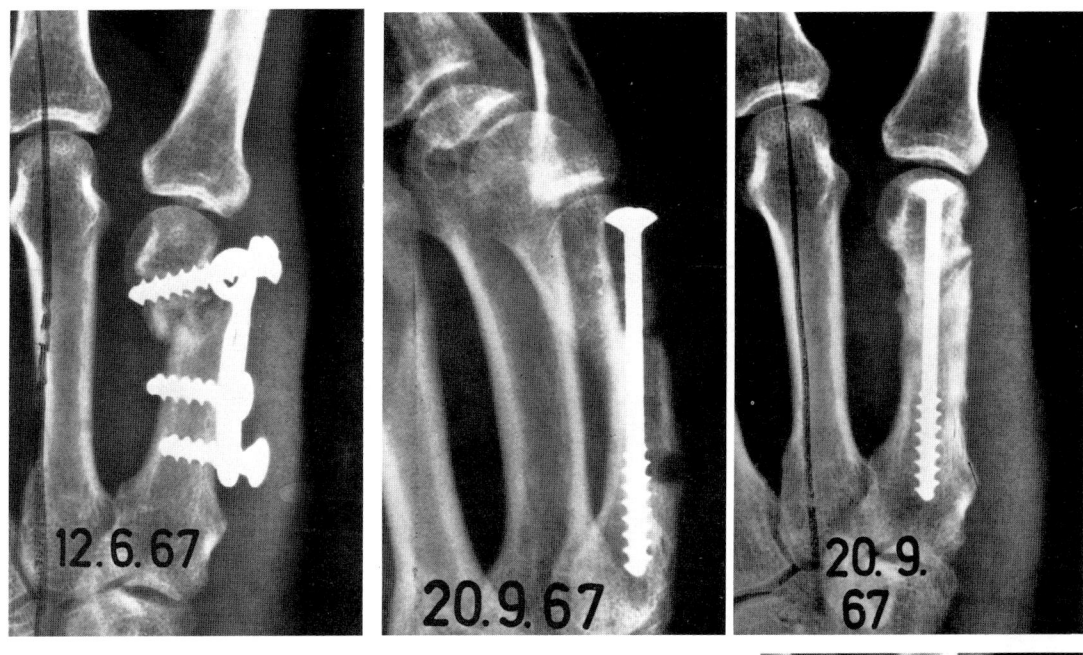
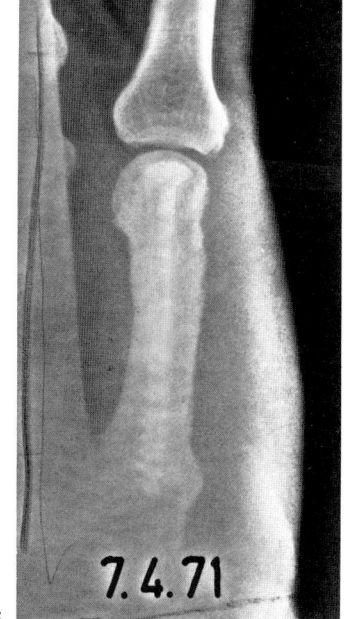

6 Zugschraube

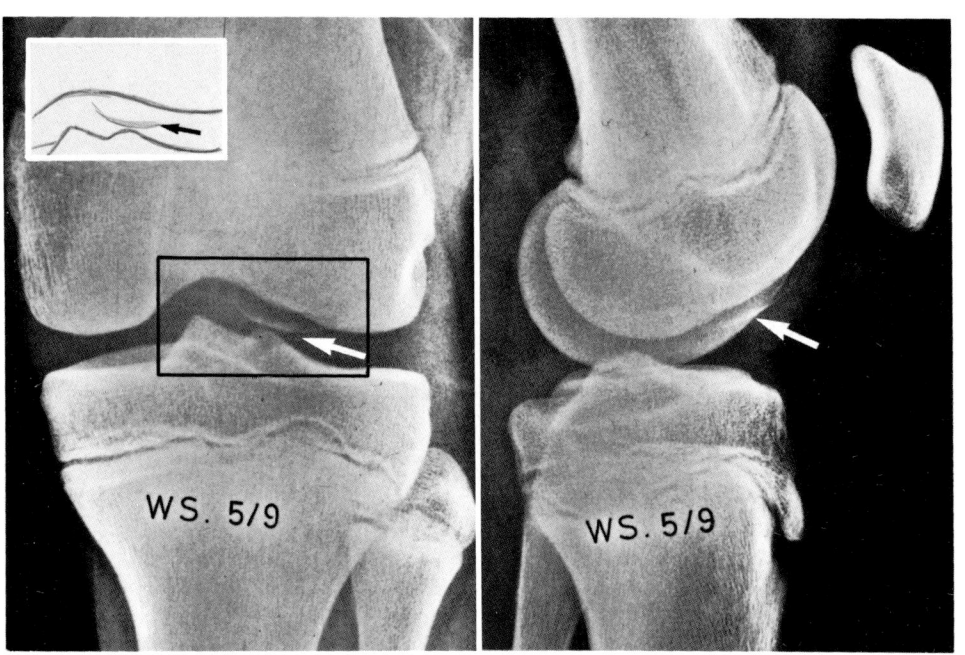

Beispiel 3: Osteochondrale Fraktur des Femurcondylus (Abb. 3)

Das Problem: Eine Verschraubung mit Zugschraube von der Metaphyse her würde die Wachstumsfuge durchkreuzen und schädigen. Das Gelenkfragment wäre auch zu klein und dünn, um vom Schraubengewinde genügend gefaßt zu werden.

Die Lösung: Nach Arthrotomie wird die Verschraubung von der Gelenkfläche her ohne Beschädigung der Wachstumsfuge vorgenommen. Die Schraubenköpfe werden subchondral versenkt.

Abb. 3a–c. *Versenkte Schraube bei osteochondraler Fraktur des Femurcondylus bei einem Jugendlichen*

Sch.A., ♂, 15 J., Nr. 166842

a) Knochen-Knorpel-Fragment nur knapp sichtbar (*Pfeil*)

b) *Arthrotomie und Schraubenosteosynthese:* Die Schraubenköpfe projizieren sich in den Gelenkspalt. Sie liegen jedoch im Knorpel versenkt

c) *1 Jahr nach Unfall:* Fraktur geheilt, keine Gelenkstörungen

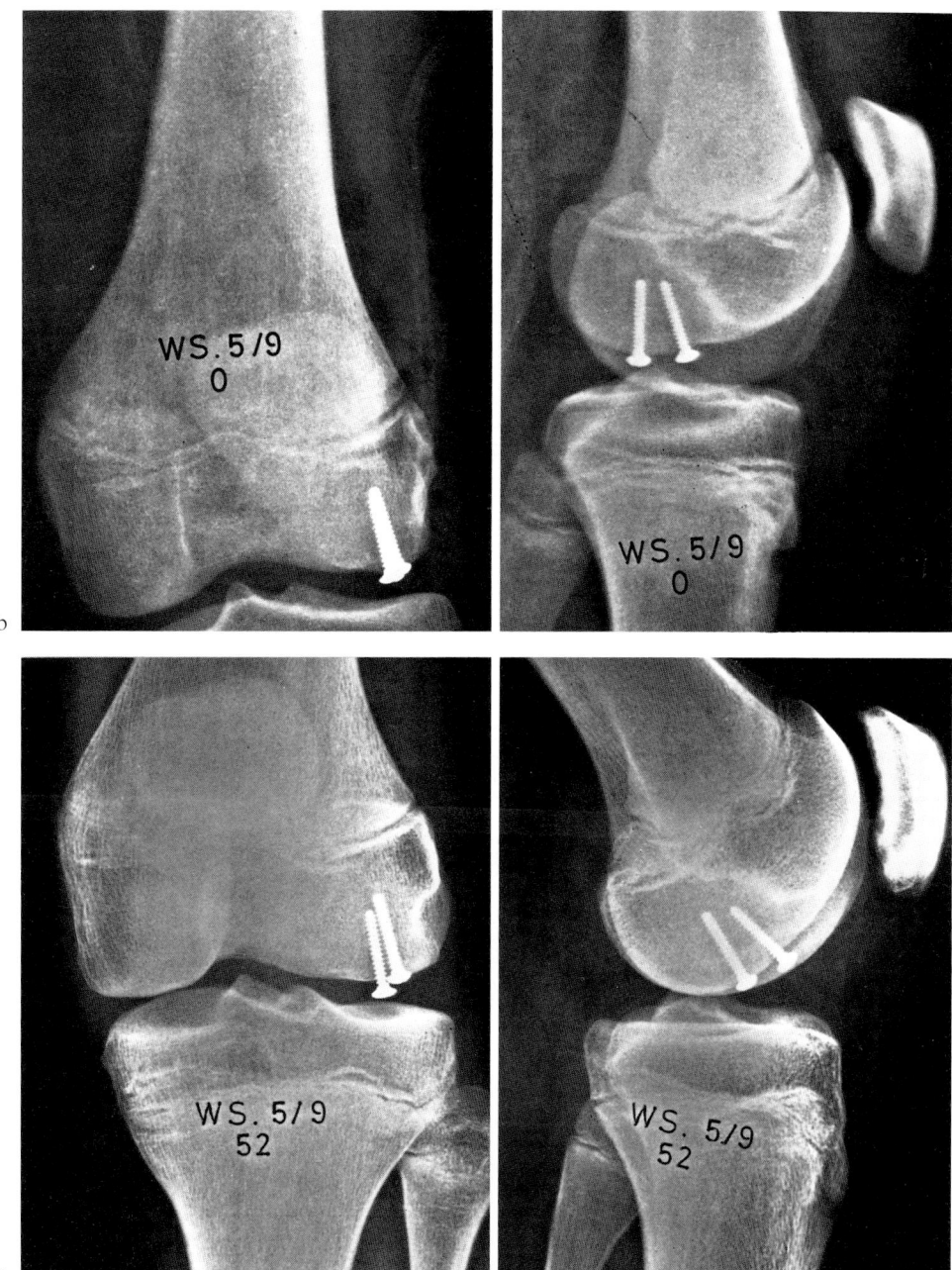

8 Zugschraube

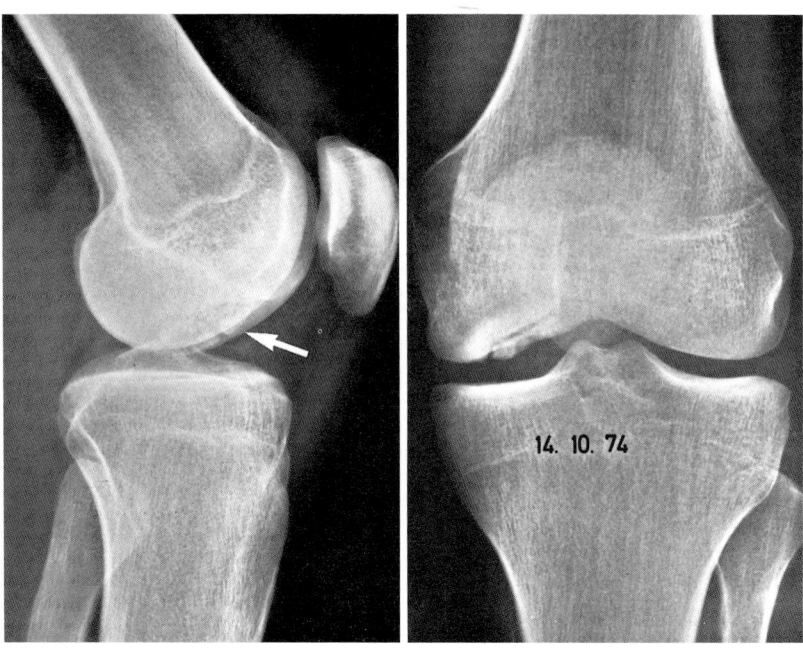

Beispiel 4: Osteochondritis dissecans des Femurcondylus (Abb. 4)

Das Problem: Eine Revascularisation des Dissekates vom Femurcondylus her ist nur bei absoluter Stabilität möglich.

Die Lösung: Arthrotomie, Anfrischung des Mausbettes, Durchbohren der Sklerosezone und Verschraubung des Dissekates im Dissekatbett.

Abb. 4a–c. *Verschraubung bei Osteochondritis dissecans vom Gelenk her*
L.J., ♂, 19 J., Nr. 181543

a) Das Dissekat mit Sklerose des Knochenbettes

b) *Arthrotomie:* Das Dissekat wird aus seinem Bett herausgelöst, die Sklerosezone des darunterliegenden Knochens mit dem 2,0-mm-Bohrer mehrfach durchbohrt, womit der Weg für die neu einsprossenden Gefäße geschaffen ist. Das Dissekat wird in das Bett zurückverlagert und mit zwei kleinen Zugschrauben fixiert. Die Schraubenköpfe werden dabei subchondral versenkt

c) *15 Monate nach Operation:* Dank stabiler Fixation ist das Dissekat revascularisiert worden und zuverlässig eingeheilt

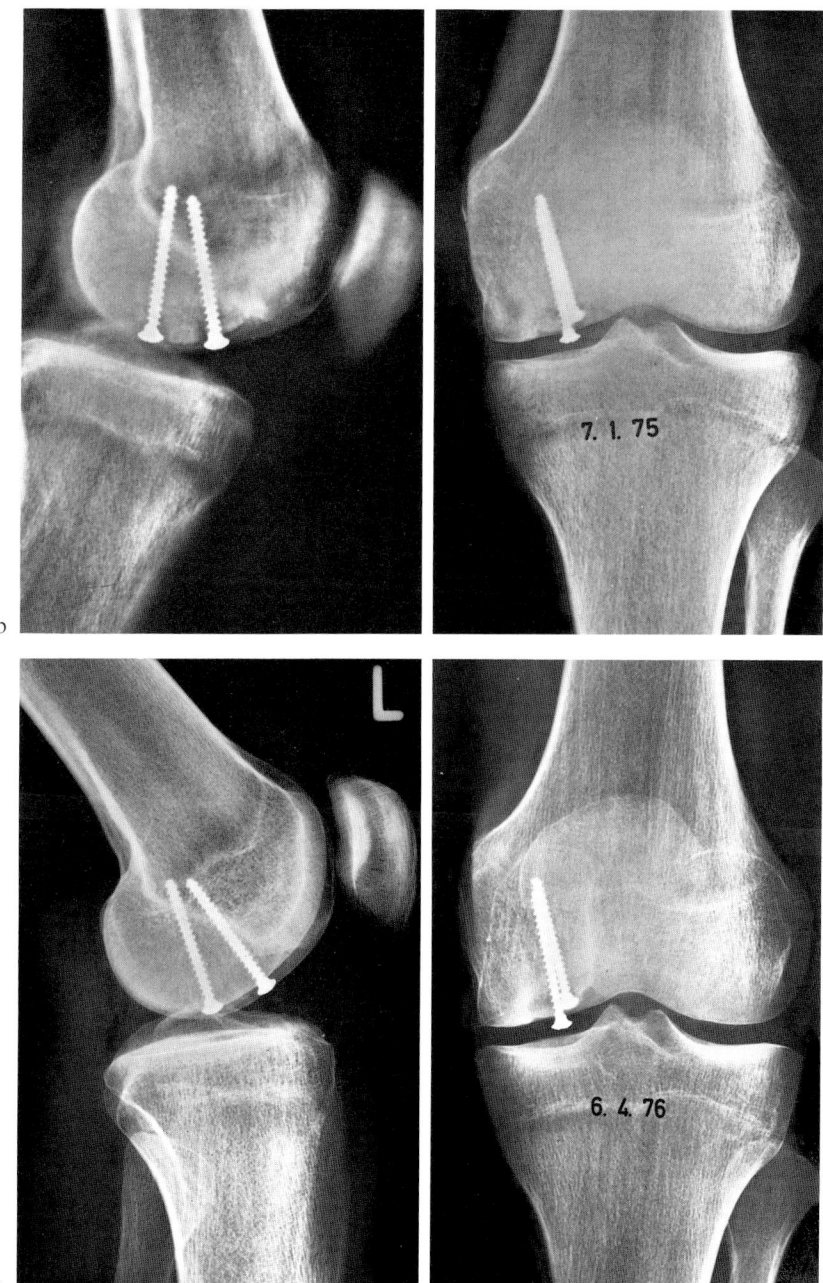

Beispiel 5: Meißelfraktur des Radiusköpfchens (Abb. 5)

Das Problem: Eine Osteosynthese kann nur vom Gelenk her durchgeführt werden.

Die Lösung: Zugang nach KOCHER. Durch das subchondrale Versenken des Schraubenkopfes wird das proximale Radioulnargelenk nicht beeinträchtigt. Die Zugschraubenosteosynthese erlaubt die funktionelle Nachbehandlung.

Abb. 5a–c. *Verschraubung der Meißelfraktur des Radiusköpfchens*
H.M., ♂, 21 J., Nr. 51351
a) Intraarticuläre Fraktur mit Stufe
b) *Operation:* Anatomische Reposition, Fraktur mit Zugschraube stabilisiert, Schraubenkopf subchondral versenkt. Funktionelle Nachbehandlung
c) *5 Monate nach Unfall:* Funktionelle und anatomische Heilung

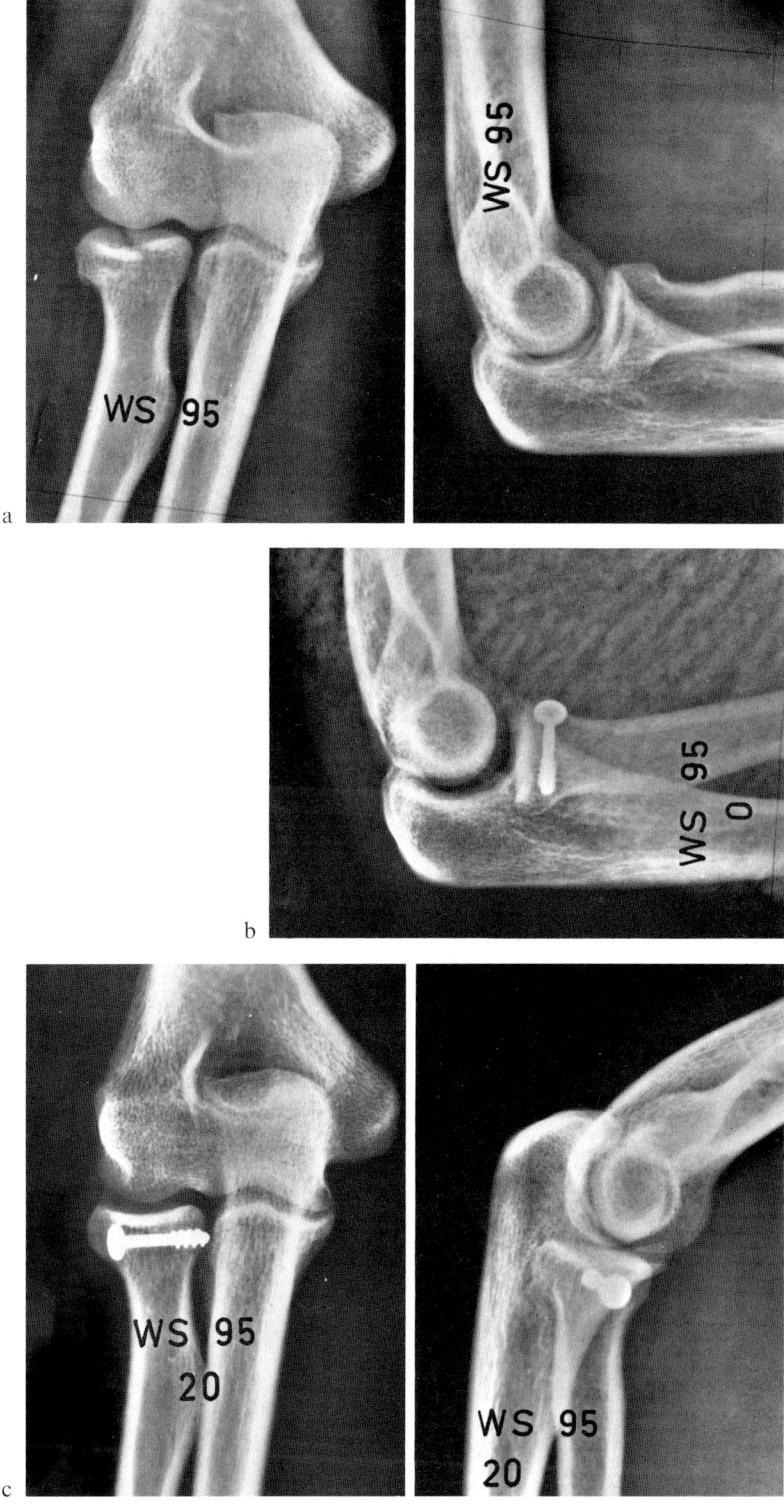

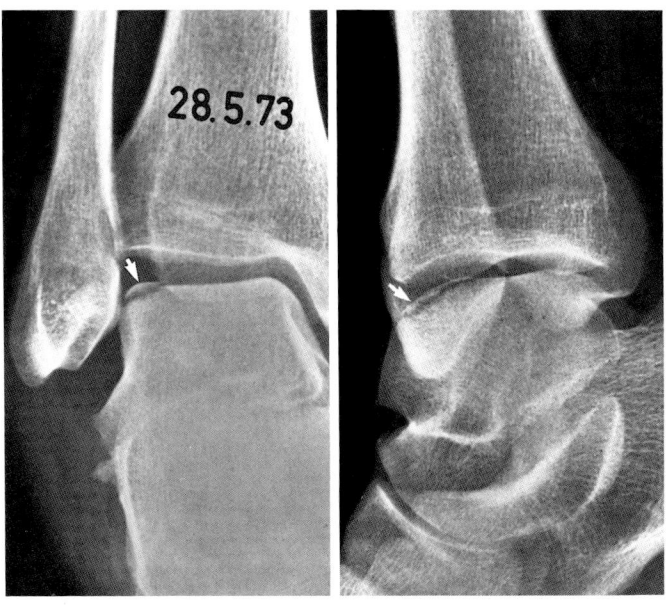

Beispiel 6: Talusrollenkantenfraktur (Abb. 6)

Das Problem: Eine Osteosynthese ist nur vom Gelenk her möglich.

Die Lösung: Anterolaterale Arthrotomie des oberen Sprunggelenkes. Durch maximale Plantarflexion des Fußes läßt sich das Fragment zur Darstellung bringen, so daß die Verschraubung korrekt durchgeführt werden kann.
Das analoge Verfahren kommt auch bei Osteochondritis dissecans der Talusrolle lateral oder medial in Frage. Zur Darstellung ist bisweilen die Osteotomie des einen Malleolus erforderlich.

Abb. 6a–d. *Verschraubung der Talusrollenkantenfraktur*

O.T., ♀, 24 J., Nr. 168272

a) *Unfallbild:* Beim Supinationstrauma mit Ruptur der fibularen Seitenbänder wird das Kantenfragment des Talus durch die Fibulagelenkfläche abgesprengt

b) *Operationstechnik:* Maximale Plantarflexion ermöglicht Einsicht in die Fraktur. Anatomische Reposition, Zugschraubenosteosynthese, Schraubenkopf subchondral versenkt

c) *Reparationsvorgang:* Der Raum zwischen Schraubenkopf und Gelenkoberfläche wird durch Faserknorpel ausgefüllt, so daß wiederum eine glatte Oberfläche entsteht

d) *1 Jahr nach Unfall:* Fragment eingeheilt, keine Arthrosezeichen

Subchondral versenkter Schraubenkopf 13

b

c

d

Beispiel 7: Femurkopfluxation mit tangentialer Kalottenfraktur (Abb. 7)

Das Problem: Nach der geschlossenen Reposition muß durch eine vordere Hüftarthrotomie die Abscherfraktur versorgt werden. Nicht versorgt, entsteht eine Gelenkinkongruenz.

Die Lösung: Wie der Polsterer den Stoff beim Stuhlüberziehen mit Polsternägeln fixiert, werden die Knorpel-Knochen-Fragmente mit kleinen Zugschrauben angepreßt, wobei auch hier die Schraubenköpfe subchondral zu versenken sind.

Abb. 7a–d. *Verschraubung von Kalottenfragmenten bei Femurkopfluxationsfraktur*

H.A., ♂, 15 J., Nr. 168940

a) *Luxatio obturatoria:* Schalenförmige osteochondrale Fragmente, gestielt an der Membrana synovialis reflexa

b) Fixation mit Zugschräubchen, deren Schraubenköpfe subchondral versenkt werden

c) Wie der Polsterer den Stoff am Stuhl mit eng nebeneinanderliegenden Polsternägeln befestigt, sind die Schalenfragmente und die Synovia reflexa fixiert

d) *2 Jahre 10 Monate nach Unfall:* Ungestörte Gelenkkongruenz

Zugschraube im Sehnenansatz 19

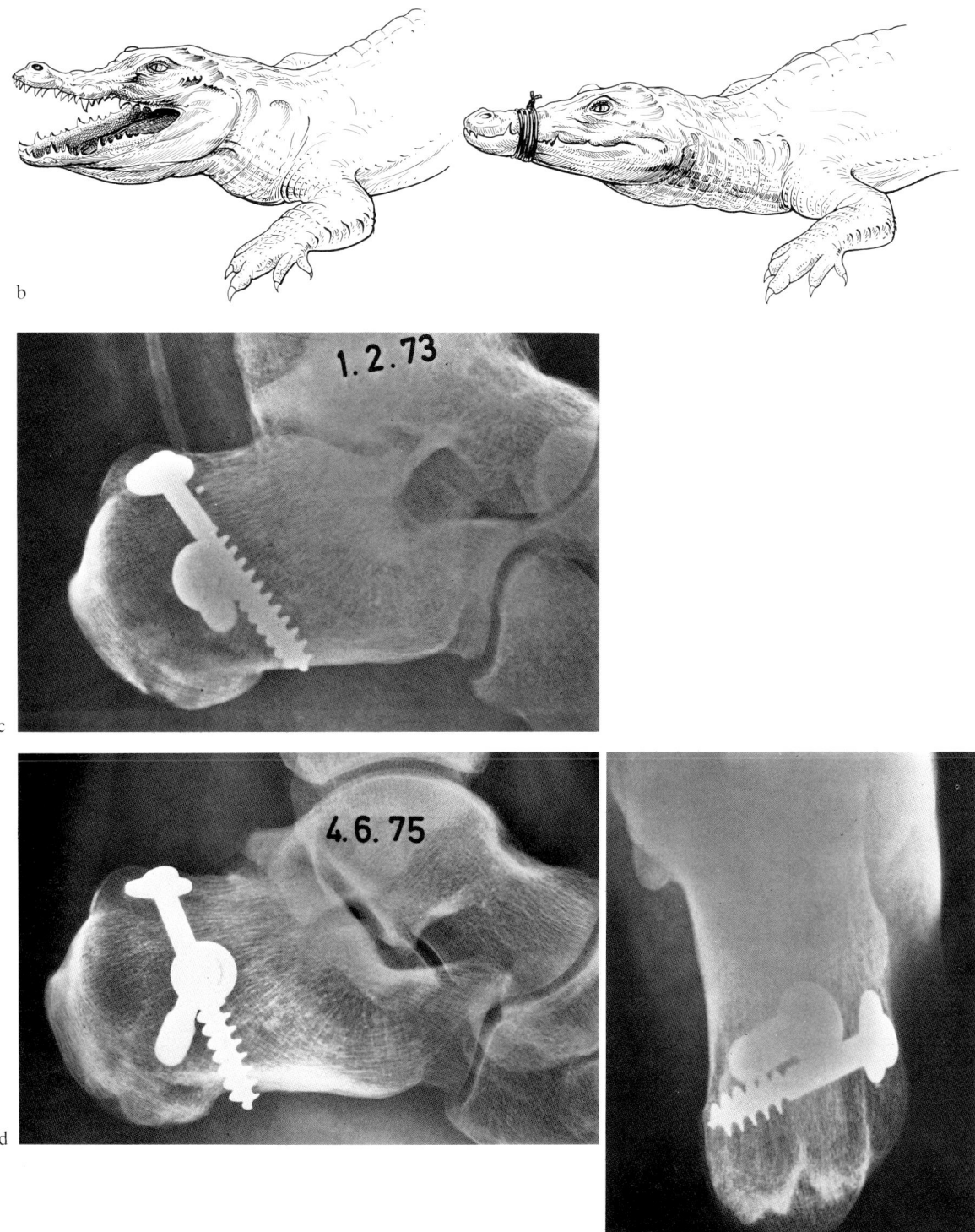

Beispiel 3: Polabrißfraktur der Patella (Abb. 10)

Das Problem: Für eine Drahtzuggurtung ist das Abrißfragment zu klein.

Die Lösung: Längsspaltung des Ligamentum patellae, Anbringen einer Zugschraube durch den Apex patellae.

Abb. 10a–d. *Verschraubung der caudalen Polabrißfraktur der Patella*

D.A., ♀, 21 J., Nr. 194681

a) Distaler Polabriß

b) *Technik:* Quere Incision der Haut, Längsspaltung der Patellarsehne, manuelle Reposition, Bohren des Gleit- und Gewindeloches, Eindrehen einer kleinen Corticaliszugschraube

c) Lage der Schraube postoperativ

d) *1 Jahr nach Unfall:* Restitutio ad integrum

Zugschraube im Sehnenansatz 21

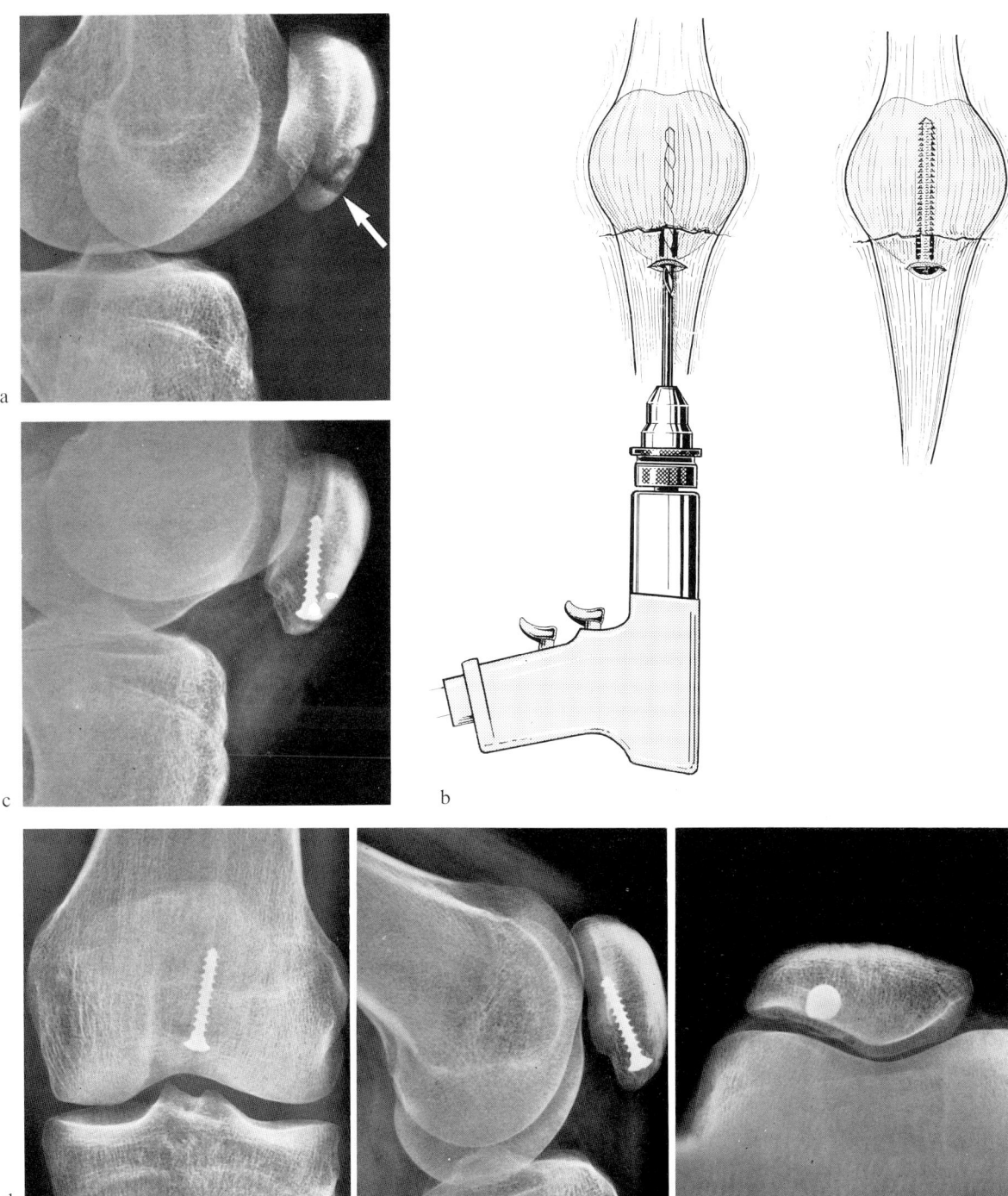

1.3 Schraubenosteosynthesen an der Wirbelsäule

Zugschrauben bei Spondylodesen tragen dazu bei, die Gefahr der Pseudarthrose zu verringern.

Beispiel 1: Verschraubung der Interarticularportion bei Spondylolyse (Abb. 11)

Bei geringstem Gleitgrad ist anzunehmen, daß die Bandscheibe nicht geschädigt ist. Dann kann mit der Verknöcherung der Bogenwurzel der Normalzustand wieder erreicht werden.

Das Problem: Die Spondylolyse in der Interarticularportion des Wirbelbogens beidseits braucht zur Verknöcherung absolute interfragmentäre mechanische Ruhe.

Die Lösung: Von dorsal wird die Interarticularportion beidseits verschraubt und dadurch zur Verknöcherung gebracht.

Abb. 11a, b. *Verschraubung der Interarticularportion bei Spondylolyse*

M.M., ♀, 34 J., Nr. 222165

a) Spondylolyse L 5 mit chronischer Lumbalgie

b) *Die Verschraubung der Interarticularportion:* Die beiden Schrauben stabilisieren den knöchernen Defekt, so daß mit einer kleinen, zusätzlichen Spongiosaplastik die Spondylolyse ausheilen kann. Dabei verlaufen die Schrauben vom caudalen Gelenkfortsatz durch den Defekt hindurch gegen die Bogenwurzel oder direkt in den cranialen Gelenkfortsatz

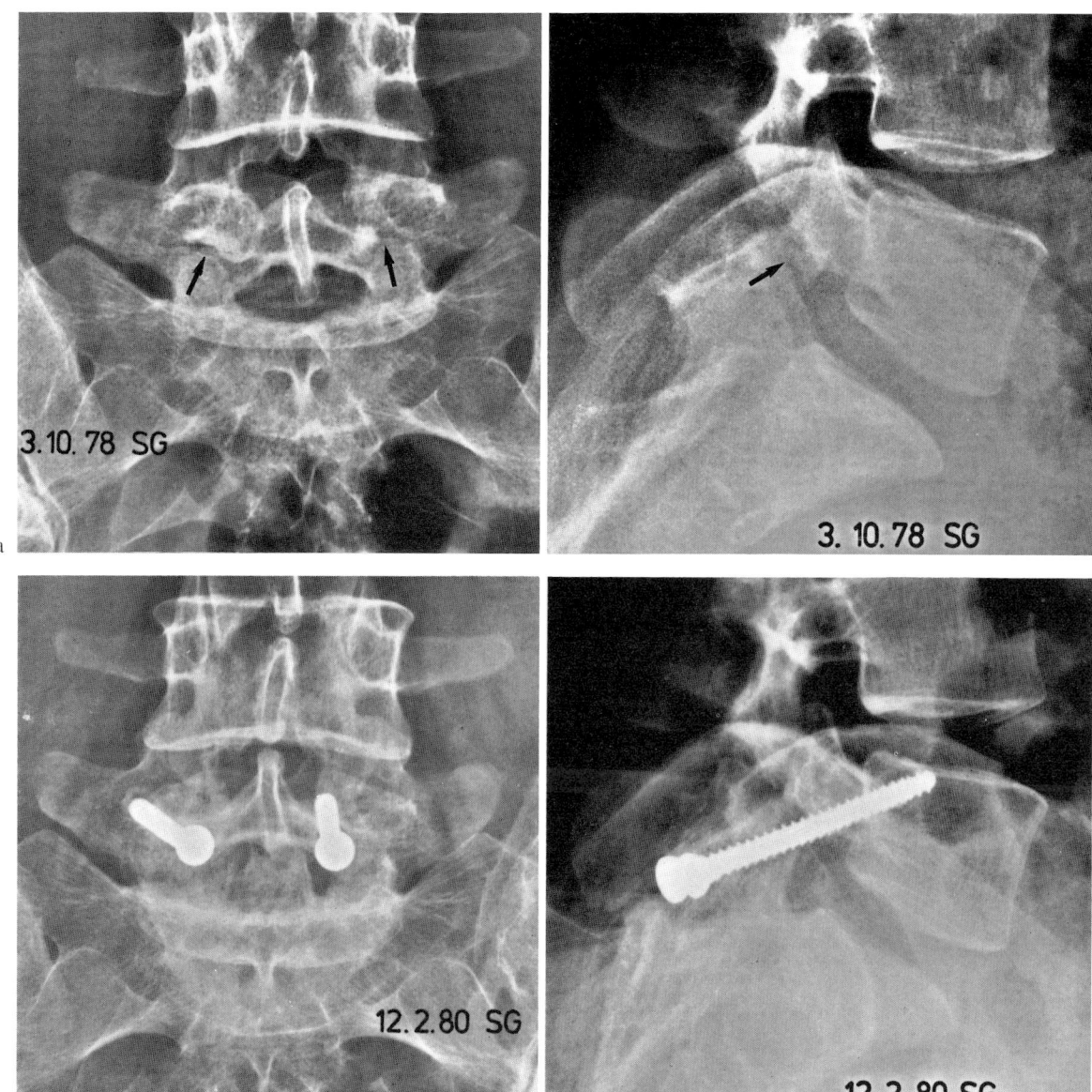

Beispiel 2: Verschraubung der Interarticularportion bei intercorporaler Spondylodese der Spondylolisthesis (Abb. 12)

Bei starker Gleitung ist das Becken gekippt, die Gesamtstatik gestört. Deshalb ist die Reposition der beiden Wirbelkörper gegeneinander wünschbar. Diese Reposition ist am besten bei interkorporaler ventraler Spanspondylodese mit Hilfe von Hohmann-Hebeln möglich.

Das Problem: Der Aufrechterhaltung der Reposition wirkt die Gleittendenz entgegen, es fehlt die „Zügelwirkung" des Wirbelbogens. Die intercorporale Spondylodese hat daher Scherkräfte abzufangen, so daß Einbau und Vascularisation der Späne erschwert sind und deshalb die Pseudarthrose droht.

Die Lösung: In einer zweiten Operation von dorsal wird die Verschraubung der Interarticularportionen und die Schraubenarthrodese der kleinen Wirbelgelenke vorgenommen. Die „Zügelung" durch den Wirbelbogen ist wiederhergestellt. Die Verknöcherung der intercorporalen Spondylodese wird durch Scherkräfte nicht mehr gestört.

Abb. 12a–c. *Dorsale Sicherung der intercorporalen Spondylodese*

R.B., ♂, 40 J., Nr. 209035

a) Spondylolisthesis L 4/L 5 mit Spondylolyse und Wurzelirritation

b) *Ventrale Spondylodese:* Bestmögliche Reposition und intercorporale Spondylodese mit corticospongiösen Beckenspänen. 2 Woche später dorsaler Zugang, Verschraubung der Spondylolysestelle und der deformierten kleinen Wirbelgelenke mit Zugschrauben, dorsale Spondylodese

c) *5 Monate nach Operation:* Problemlose Einheilung der Späne, Spondylodese ventral und dorsal fest

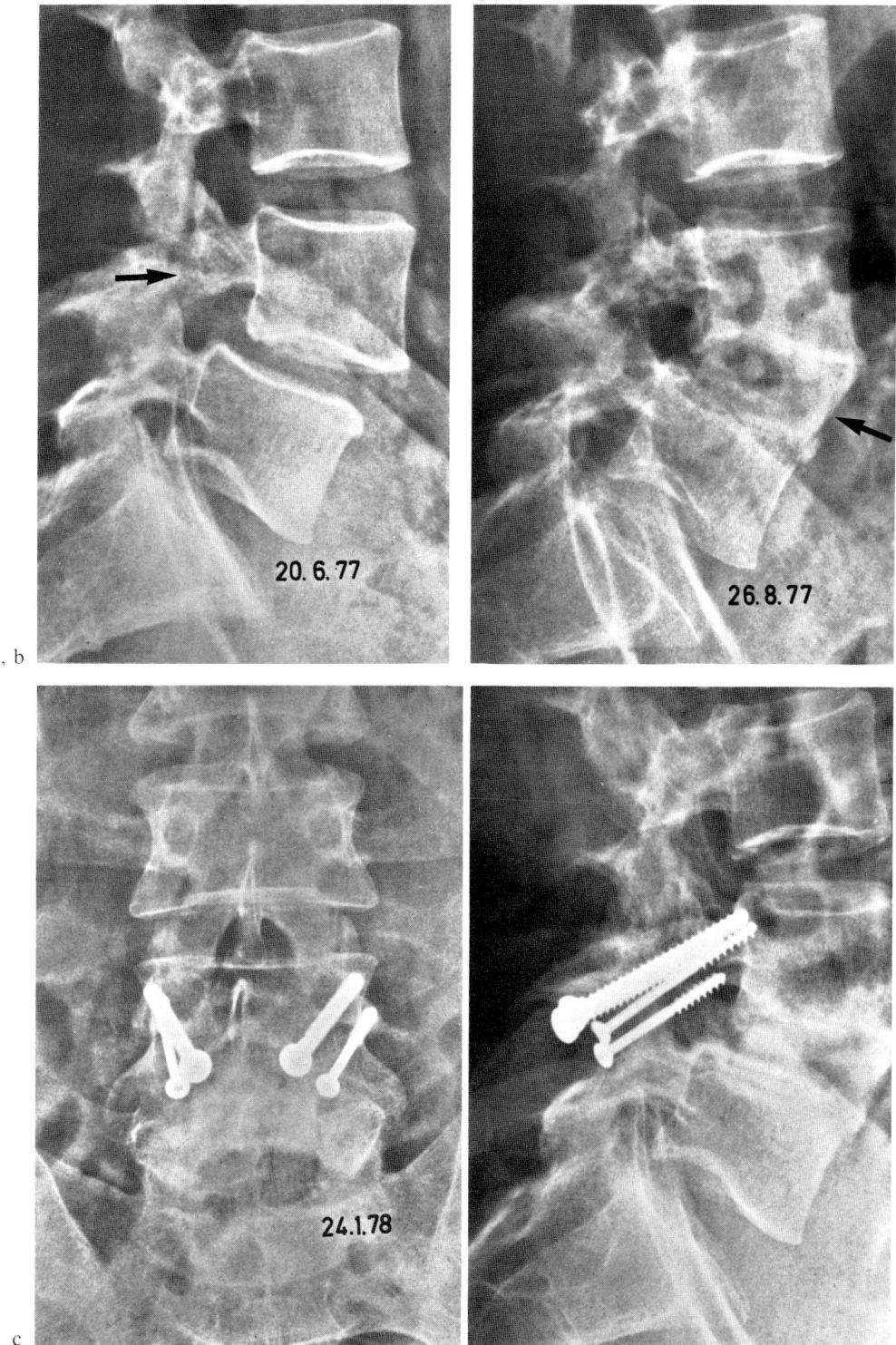
a, b
c

Beispiel 3: Direkte Verschraubung der intercorporalen Spondylodese (Abb. 13)

Bei instabiler Lumbosacralgrenze genügt die Verklemmung von corticospongiösen Spänen allein gelegentlich nicht, um eine ungestörte Verknöcherung zu versprechen. Um dennoch die Sofortmobilisation zu ermöglichen, ist eine Druckosteosynthese hinzuzufügen.

Das Problem: Nach Resektion der Deckplatten und Einbringen der Späne zeigt sich die Tendenz zum Klaffen ventral schon bei geringster Lordosierung.

Die Lösung: Der 5. Lendenwirbelkörper wird durch die axiale Zugschraube gegen das Sacrum stabilisiert, das Klaffen ventral ist neutralisiert. Die Späne werden dank der mechanischen Ruhe ungestört eingebaut.

Abb. 13a–c. *Verschraubung der intercorporalen Spanspondylodese*

H.G., ♀, 39 J., Nr. 208025

a) Osteochondrose L 5/S 1 mit Bandscheibenverschmälerung

b) *Postoperativ:* Die resezierte Bandscheibe ist durch corticospongiöse Beckenspäne ersetzt. Intercorporale Zugschraubenosteosynthese

c) *1 Jahr nach Operation:* Spondylodese durchgebaut

Schraubenosteosynthesen an der Wirbelsäule 27

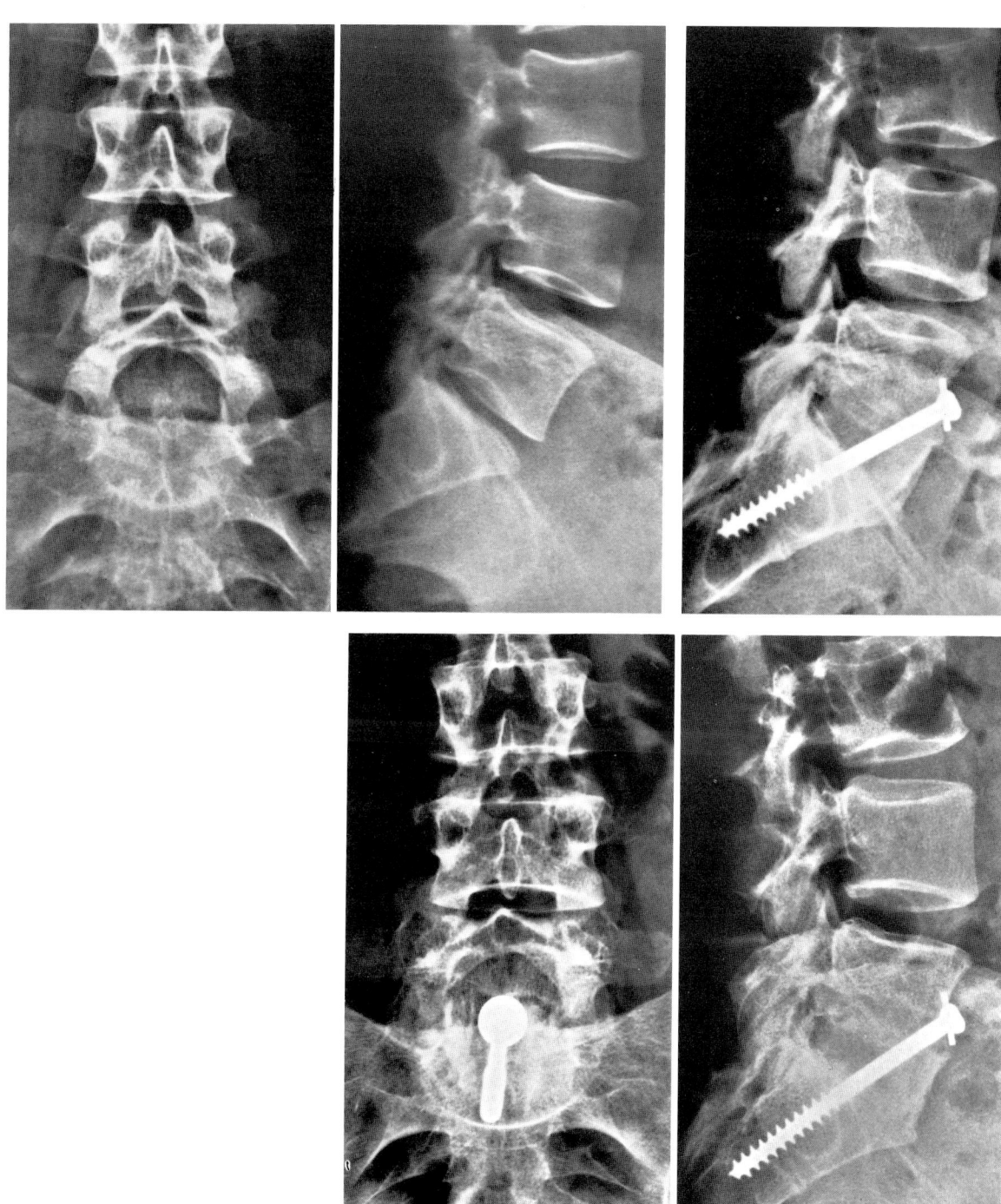

a, b

c

28 Zugschraube

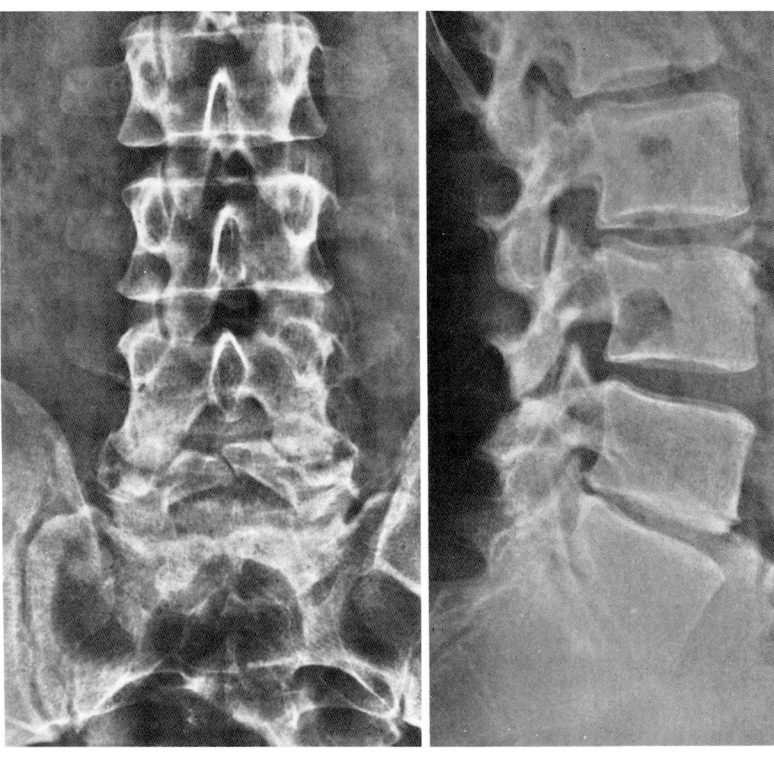

Beispiel 4: „Gekreuzte" Verschraubung der kleinen Wirbelgelenke (Abb. 14)

Bei einer dorsalen Spondylodese ist es oft von Vorteil, die kleineren Gelenke nach der Entknorpelung zu verschrauben. Die Stabilität nimmt dadurch stark zu, so daß die interspinal-interlaminär und intertransversal angelegte Spondylodese trotz Sofortmobilisation fest wird.

Das Problem: Im Lumbalbereich sind die Gelenkflächen so geneigt, daß eine direkte Verschraubung nicht immer möglich ist.

Die Lösung: Durch das „gekreuzte" Verschrauben gelingt eine optimale Druckerzeugung senkrecht zu den Gelenkflächen. Die Stabilität wird dadurch wesentlich verbessert. Die Schraubenlöcher sind durch den Dornfortsatz hindurch angelegt, die Schrauben sind entsprechend lang.

Abb. 14a–c. *Die gekreuzte Verschraubung der kleinen Wirbelgelenke bei dorsaler Spondylodese*

B.K., ♂, 44 J., Nr. 213918

a) Osteochondrose L 4/L 5/S 1

b) *1 Jahr nach Operation:* Die „gekreuzte" Verschraubung der kleinen Gelenke über die Mittellinie hinweg stabilisiert die kleinen Gelenke so gut, daß sich die dorsale Spondylodese problemlos festigen kann trotz Sofortmobilisation und ohne Gipskorsett

c) Die Schrägaufnahmen zeigen die Schraubenlage über die Gelenke hinweg

b

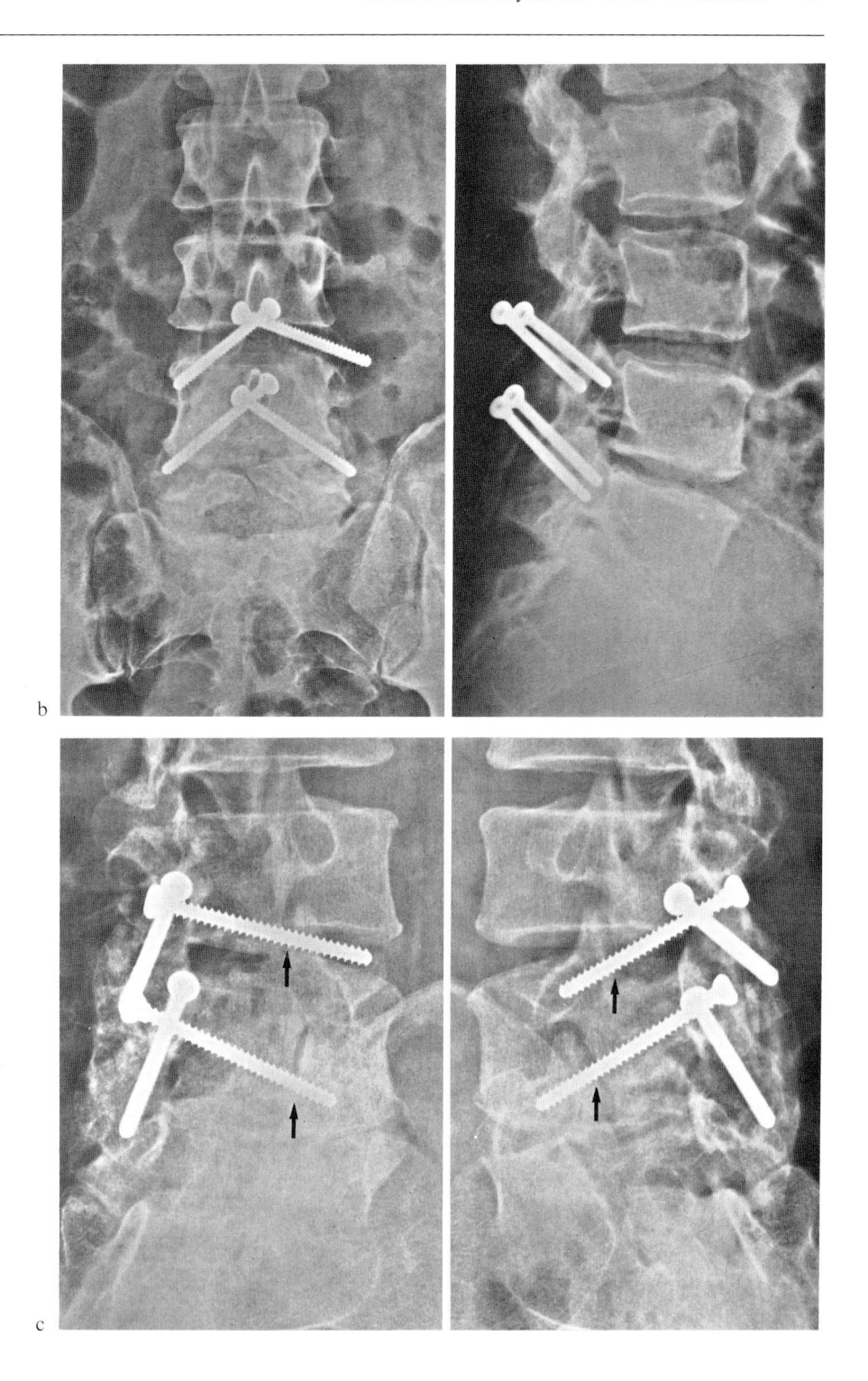

c

1.4 Schraube an ungewöhnlicher Stelle

Die folgenden Beispiele verfolgen das Prinzip, mit Schrauben allein, mit einem Minimum an Osteosynthesematerial ein Maximum an Festigkeit zu erreichen. Der Operateur ist dabei bisweilen gezwungen, Zugschrauben an ungewohnter Stelle einzudrehen.

Beispiel 1: Schultergelenkfraktur beim polytraumatisierten Patienten (Abb. 15)

Bei dieser Trümmerfraktur hängt die caudale Hälfte der Gelenkpfanne mit einem großen Scapulafragment zusammen nach unten.

Das Problem: Wie kann man ohne aufwendige Operation eine funktionell genügende Osteosynthese schaffen?

Die Lösung: Durch die Anwendung des Ziehbrunnenprinzips holt man das nach unten hängende Fragment herauf. Deltopectoraler Zugang mit Eröffnung des Gelenkes. Reposition der Fraktur im Pfannengrund. Von einer Stichincision über der Spina scapulae aus wird die Zugschraube eingedreht.

Abb. 15a–f. *Ziehbrunneneffekt einer Zugschraube*

Z.A., ♀, 19 J., Nr. 187928

a) Fraktur der Schultergelenkpfanne bei mehrfach verletzter Patientin

b) Das untere Pfannenfragment mit Fraktur im Bereich der Spina scapulae hängt nach unten

c) *Ziehbrunnenprinzip:* Der Wassereimer wird über eine Rolle nach oben gezogen

d) *Frakturosteosynthese nach diesem Prinzip:* Die Zugschraube von der Crista scapulae in das untere Pfannenfragment zieht den hängenden Anteil nach oben und reponiert so die Fraktur

e) Postoperatives Bild

f) *8 Monate nach Unfall:* Fraktur geheilt mit klinisch bedeutungsloser Stufe in der Gelenkpfanne

Schraube an ungewöhnlicher Stelle   31

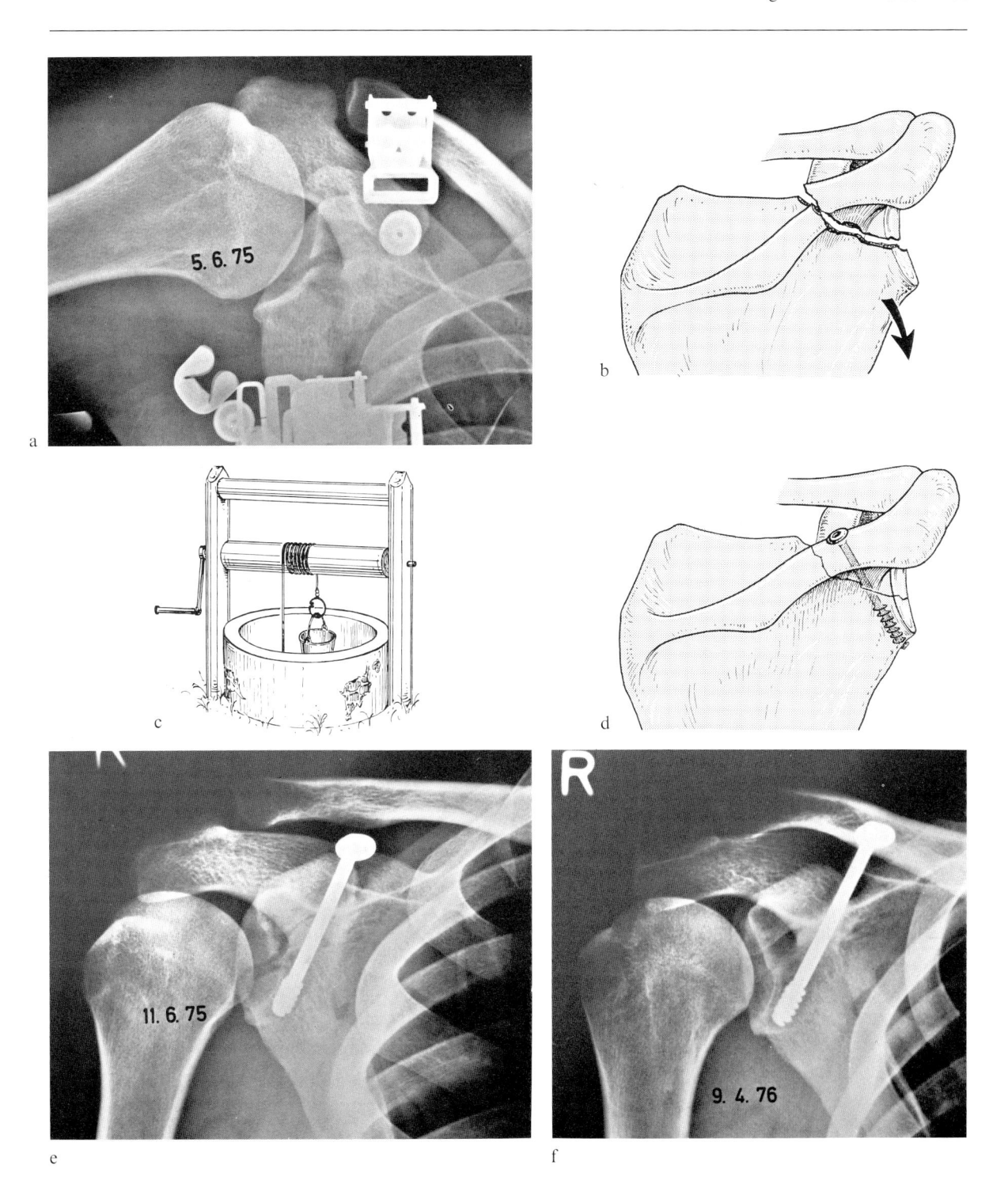

a

b

c

d

e

f

32 Zugschraube

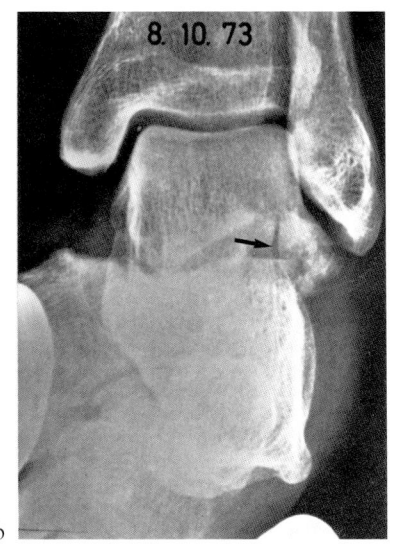

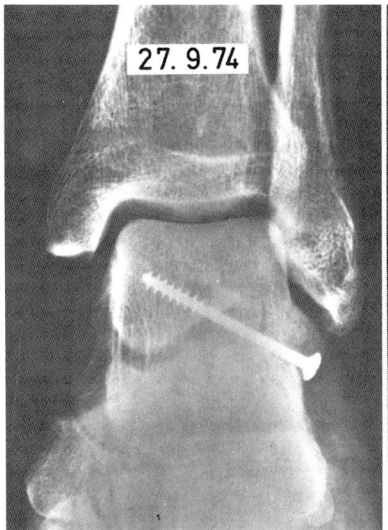

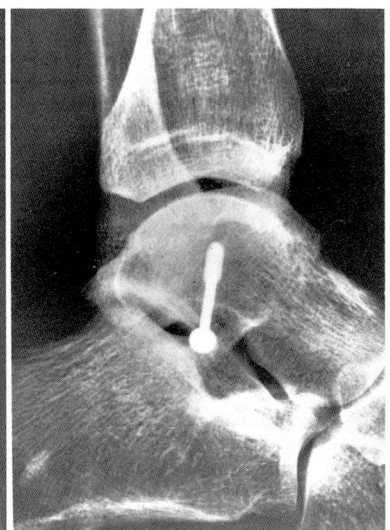

a, b

Beispiel 2: Fraktur des Processus lateralis tali (Abb. 16)

Das Problem: Der Processus lateralis trägt oben und unten Gelenkknorpel. Bei Fraktur entsteht eine Inkongruenz im oberen und im unteren Sprunggelenk, welche es zu korrigieren gilt.

Die Lösung: Lateraler Zugang, Arthrotomie ventral vom Ligamentum talofibulare anterius zur Beurteilung der Reposition. Zugschraubenosteosynthese.

Abb. 16a, b. *Verschraubung des Processus lateralis tali*

K.P., ♂, 40 J., Nr. 171640

a) Abrißfraktur des Processus lateralis tali. Zugschraubenosteosynthese vom Bandansatz her. Rekonstruktion des Gelenkes

b) *1 Jahr nach Unfall:* Restitutio ad integrum

Beispiel 3: Subtalare Luxation (Abb. 17)

Die Versorgung durch primäre Arthrodese des unteren Sprunggelenkes ist die Ausnahme. Bei massiver Knorpelschädigung jedoch wird durch die primäre Arthrodese das beste Resultat erreicht.

Das Problem: Soll ohne äußere Gipsfixation behandelt werden, müssen die angefrischten Gelenkflächen mit Metall stabilisiert werden.

Die Lösung: Von einem lateralen Zugang aus werden Entknorpelung und Verschraubung der Talocalcaneargelenke von plantar her sowie die Kirschner-Drahtspickung des entknorpelten Calcaneocuboidgelenkes vorgenommen. Der Patient kann ohne äußere Gipsfixation nachbehandelt werden, zum mindesten während der ersten 2–3 Wochen bis zum Abschluß der Wundheilung.

Abb. 17a–d. *Verschraubung des unteren Sprunggelenkes* ▷

H.O., ♂, 42 J., Nr. 173828

a) Luxatio pedis mit massiver Knorpelzerstörung

b) *Offene Reposition der Luxation:* Entknorpelung der betroffenen Gelenke

c) *Postoperatives Bild:* Druckosteosynthese des unteren Sprunggelenkes nach Entknorpelung, Adaptationsosteosynthese des Calcaneocuboidgelenkes. Funktionelle Nachbehandlung

d) *1 Jahr nach Unfall:* Arthrodese in funktionell guter Stellung

Schraube an ungewöhnlicher Stelle 33

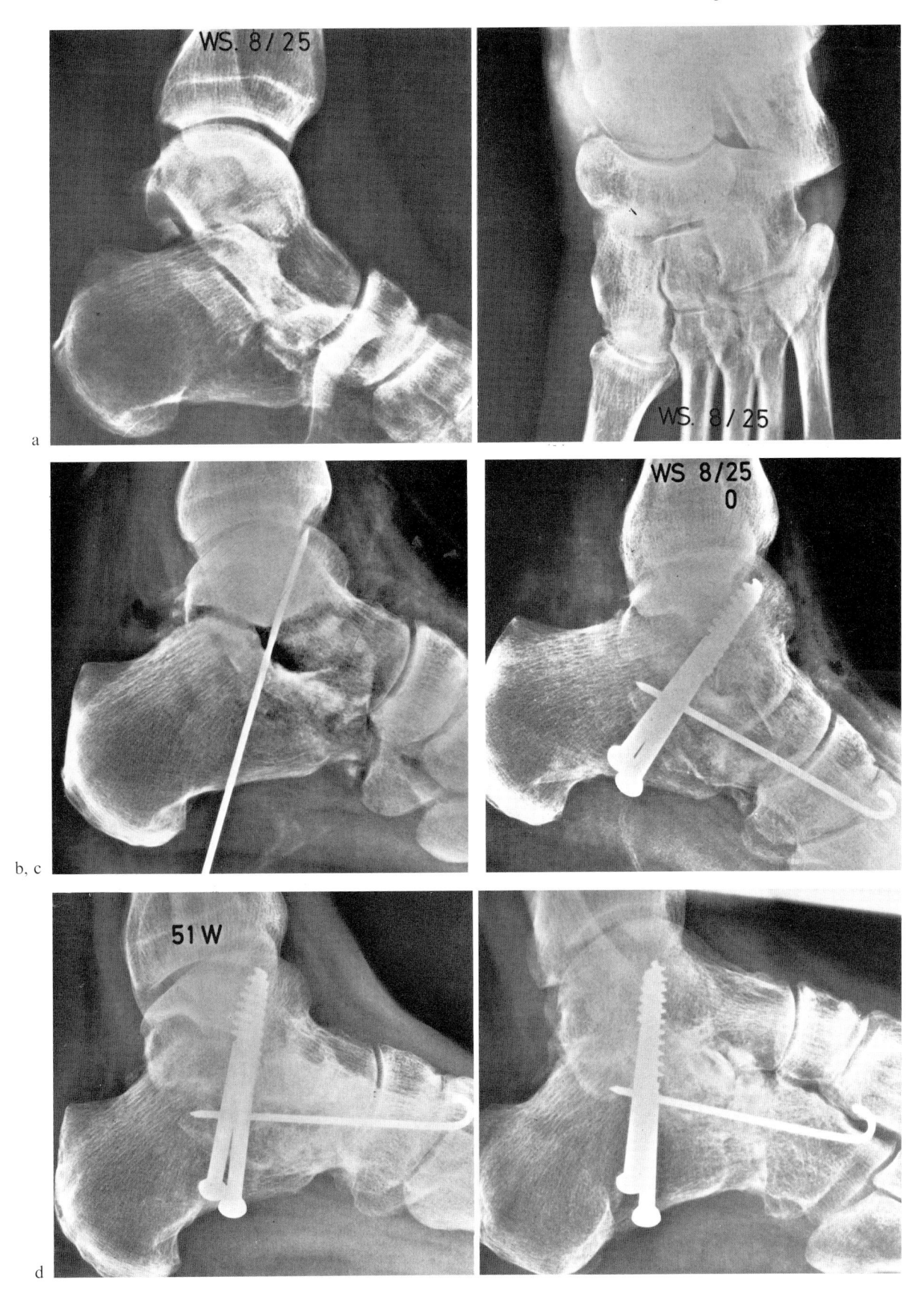

34 Zugschraube

1.5 Hut-Haken-Mechanismus bei Schenkelhalsfraktur

Die subcapitale Schenkelhalsfraktur wird von Fall zu Fall unterschiedlich behandelt. Beim Erwachsenen mit guter Konsistenz der Spongiosa ist die offene Reposition mit Einstauchung in Valgusanteversion des Femurkopfes zweckmäßig, um der Gefahr der Pseudarthrose möglichst auszuweichen. Die Reposition wird mit Verschraubung abgesichert.

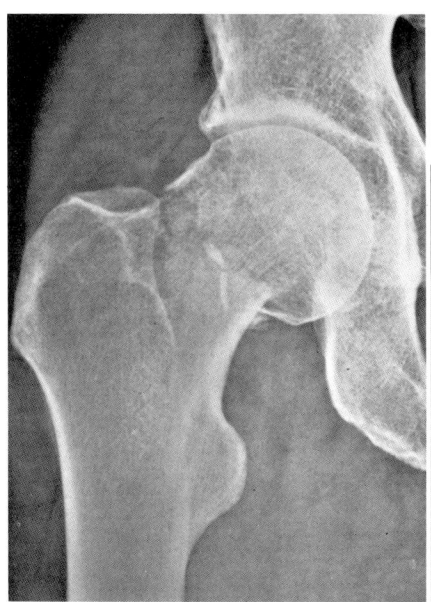

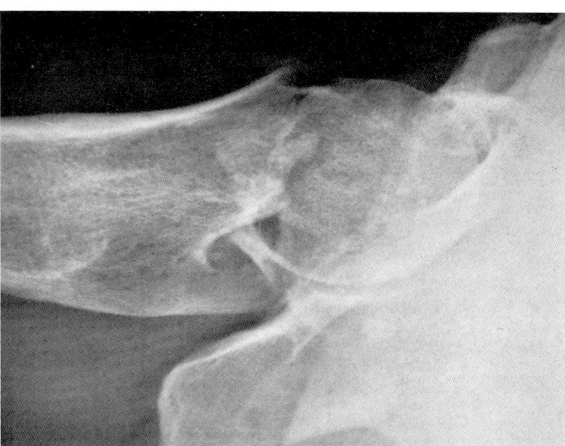

Beispiel 1: Subcapitale Schenkelhalsfraktur bei einem jüngeren Patienten (Abb. 18)

Das Problem: Die Klinge einer Winkelplatte würde in der sehr harten Kopfspongiosa zu Mikrofrakturen und damit zu zusätzlicher Nekrosegefährdung führen.
Eine anatomische Reposition und Verschraubung wäre wegen der Trümmerzone am Schenkelhals dorsal und wegen der Scherkräfte in der Frakturebene instabil.

Die Lösung: Zugang nach WATSON-JONES und Arthrotomie. Die Kopfspongiosa wird ventrocranial auf eine Tiefe von ca. 1 cm ausgehöhlt (scharfer Löffel). Wie ein Hut am Haken kann jetzt der Femurkopf am Schenkelhalssporn aufgehängt werden. Die Schraubenosteosynthese komprimiert die Frakturfläche, Scherkräfte sind dank „Aufhängung" und Einstauchung abgefangen.

Abb. 18a–d. *„Hut am Haken" bei Schenkelhalsfraktur*
I.U., ♂, 48 J., Nr. 190110

a) Subcapitale, dislozierte und instabile Schenkelhalsfraktur

b) *Prinzip des Hutes am Haken:* Nach Curettage einer Nute im Femurkopf kann die Kopfkalotte am cranialen Schenkelhalssporn wie ein Hut am Haken aufgehängt werden

c) *Postoperative Situation:* Kopfkalotte in leichter Valgusstellung

d) *1 Jahr nach Unfall:* Folgenlose Frakturheilung

Hut-Haken-Mechanismus bei Schenkelhalsfraktur 35

b

c

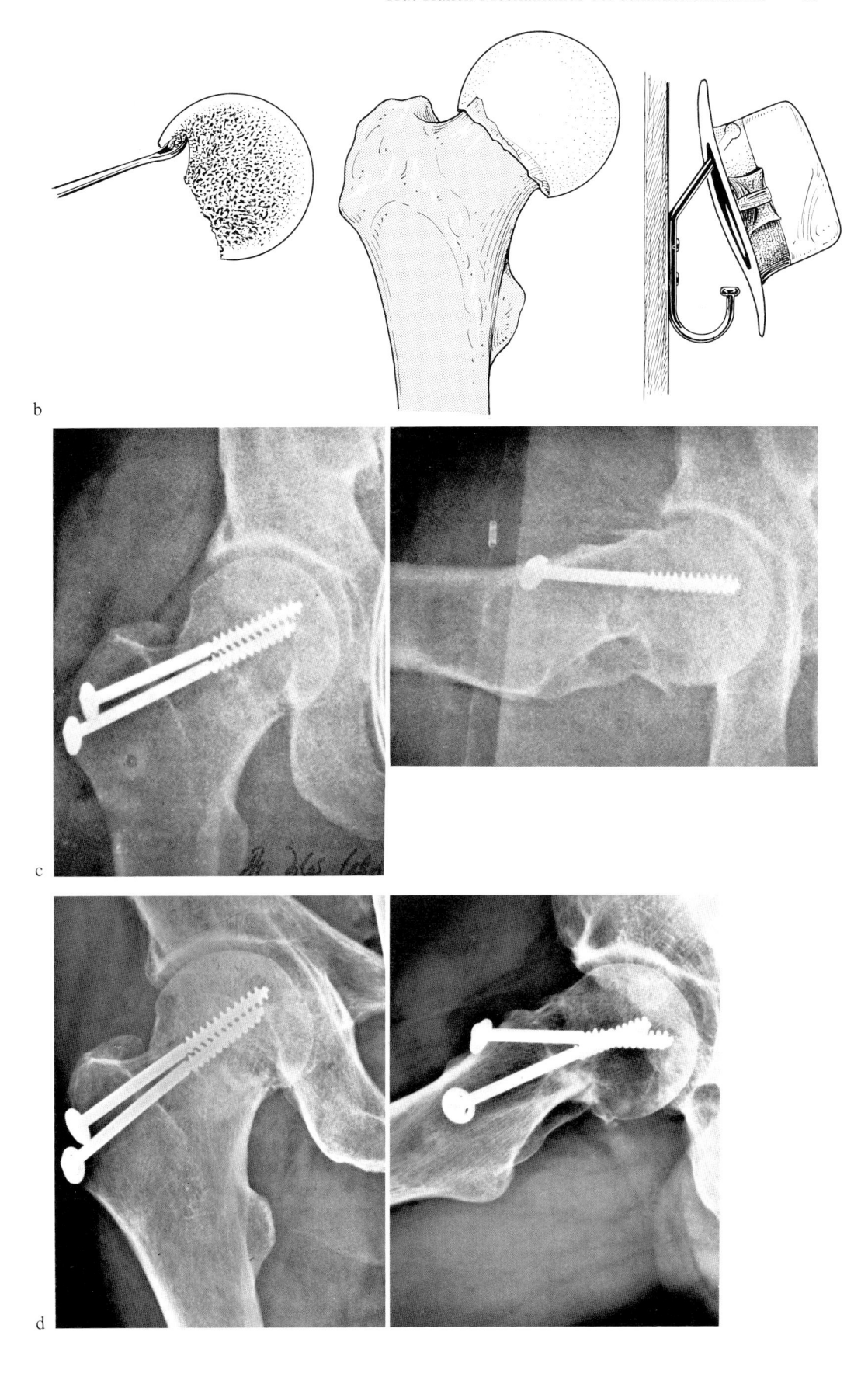

d

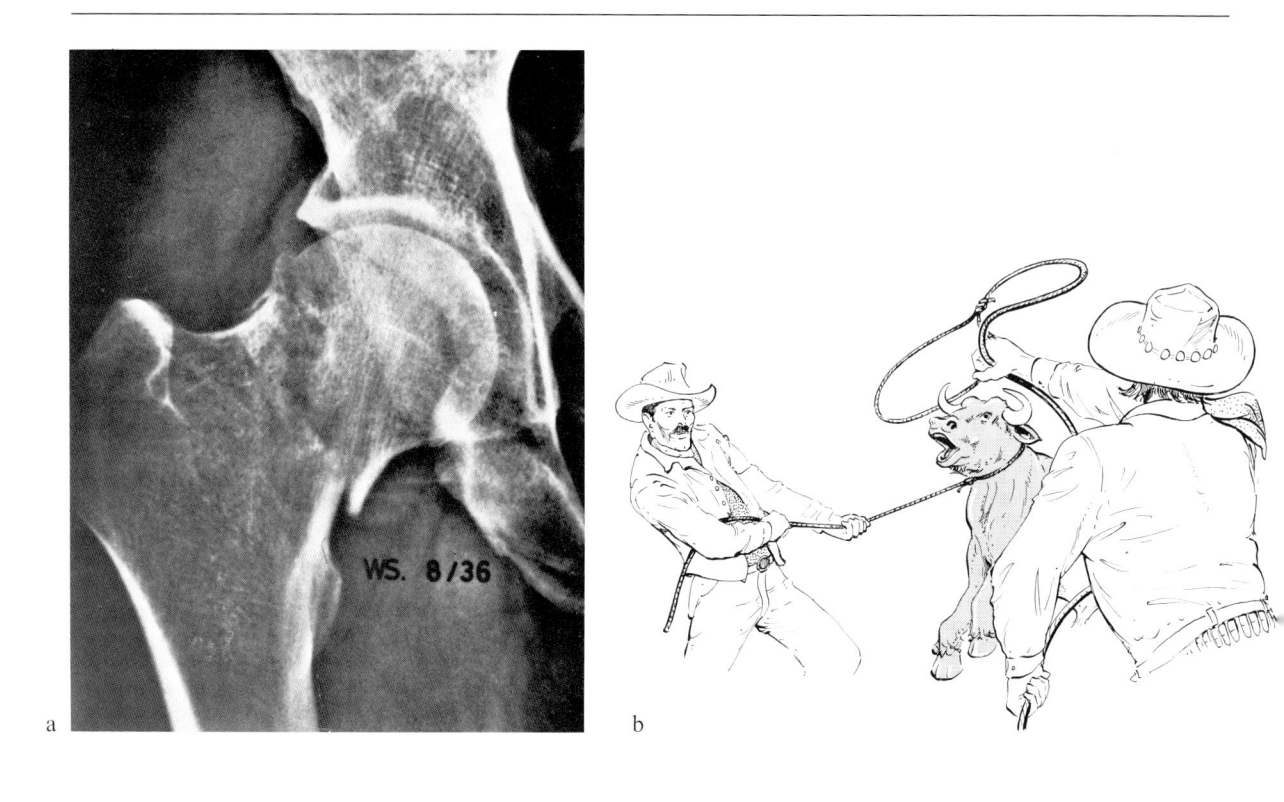

Beispiel 2: Subcapitale Schenkelhalsfraktur mit langem, caudalem Sporn am Kopffragment (Pauwels III) (Abb. 19)

Das Problem: Wegen des senkrechten Verlaufs der Frakturebene würden die Scherkräfte trotz Valgusüberkorrektur und Hut-Haken-Trick nicht sicher abgefangen werden.
Eine valgisierende Aufrichtungsosteotomie nach McElvenny oder die folgende Lösung ist indiziert.

Die Lösung: Nach durchgeführtem Hut-Haken-Trick wird zuerst mit einer horizontal absteigend verlaufenden Zugschraube der caudale Schenkelhalssporn herangezogen und am Abgleiten gehindert, d.h. die Fraktur ist medial abgestützt. Die Zugschrauben in der oberen Kopfhälfte erzeugen stabilisierenden Druck in der Frakturebene.

Abb. 19a–e. *„Lassotechnik" bei Schenkelhalsfraktur*

P.G., ♂, 32 J., Nr. 173545

a) Mediale, instabile Schenkelhalsfraktur mit langem, caudalem Sporn

b) *Lassotechnik:* Das Rind wird zuerst mit einem Lasso um den Hals fixiert, so daß es nicht mehr ausweichen kann. Das zweite Lasso greift an den Hörnern an und zieht das Rind zu den Cowboys

c) *Lassotechnik und Huttechnik:* Die Zugschraube am Calcar wirkt wie das Lasso um den Hals des Rindes, die beiden Zugschrauben im Kopf ziehen den Kopf „heran", d.h. in Valgusstellung

d) *Postoperatives Bild:* Leichte Valgusüberkorrektur der Kopfkalotte

e) *15 Monate nach Unfall:* Problemlose Frakturheilung

Hut-Haken-Mechanismus bei Schenkelhalsfraktur 37

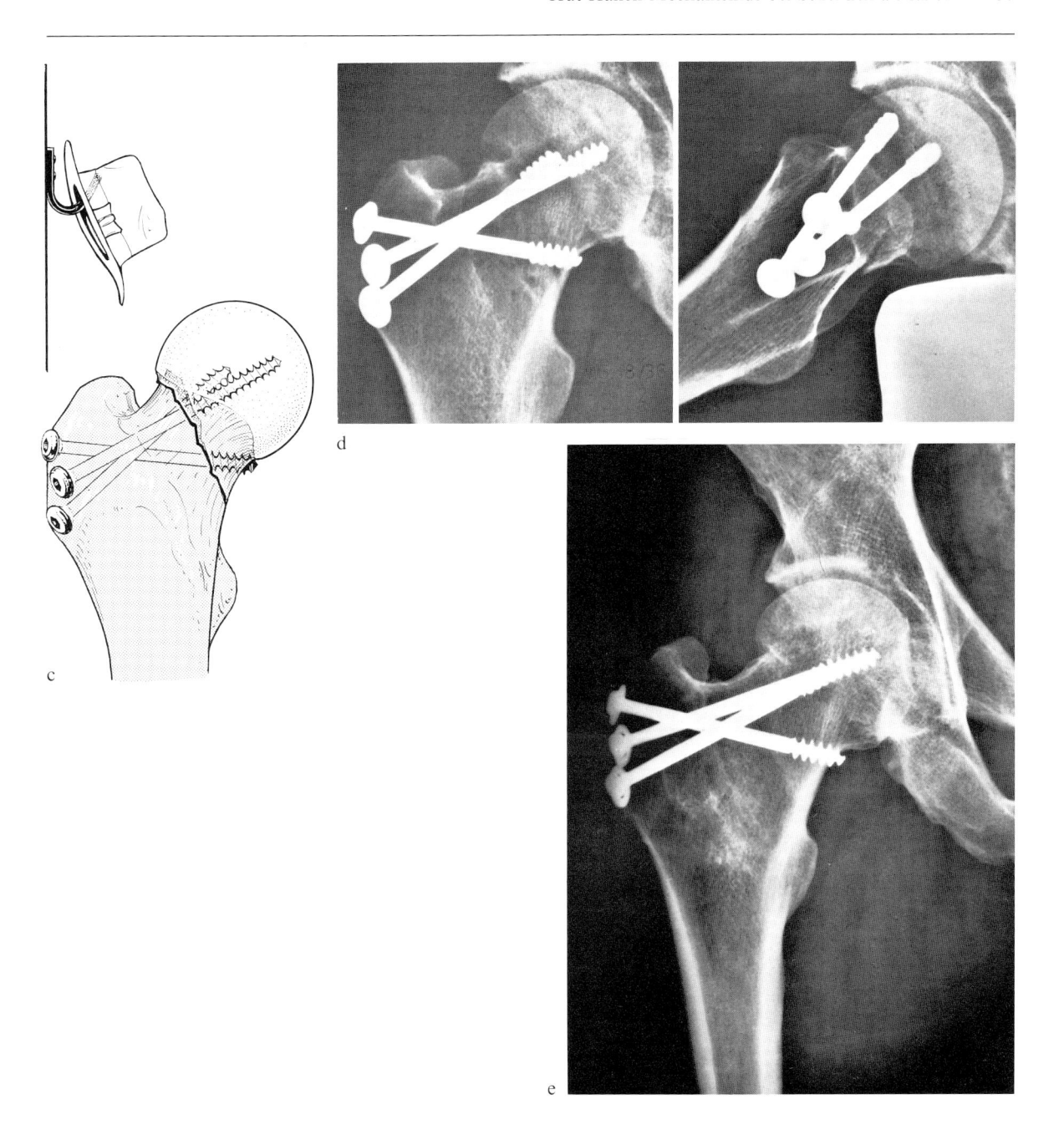

c

d

e

2 Drahtschlinge

2.1 Zuggurtungsdraht am Knochenschaft

Das Prinzip der Zuggurtung besteht in der Umwandlung von Biegespannungen, welche die Fraktur oder Osteotomie auf der einen Seite zum Klaffen bringen, in reine Druckspannungen. Dazu sind druckfeste Fragmente und zugfestes Metall nötig, entweder die Zuggurtungsplatte oder der Zuggurtungsdraht.

Beispiel 1: Volar flektierte, nach dorsal geknickte quere Metacarpalefraktur (Abb. 20)

Das Problem: Für eine funktionelle Nachbehandlung sollte die Osteosynthese genügend stabil sein und die normale Funktion der Strecksehnen nicht beeinträchtigen. Ein Zuggurtungsplättchen, dorsal angelegt, erfüllt zwar die erste Forderung, würde aber das Sehnenspiel eher stören als nur eine Drahtschlinge.

Die Lösung: Die reine Drahtzuggurtung stabilisiert die Fraktur ideal und stört die Sehnenfunktion nicht.

Abb. 20 a–d. *Zuggurtungsschlinge bei querer Metacarpalefraktur*

D.F.V., ♂, 32 J., Nr. 176315

a) *Metacarpaleschaftfraktur:* Typischer Knick wegen Zug der palmaren Muskulatur

b) *System der Drahtzuggurtung:* Der Dorsalzug der palmaren Muskulatur wird durch die Zuggurtungsdrahtschlinge neutralisiert, die Fraktur wird komprimiert

c) *Postoperatives Bild:* Dorsale 8er-Drahtschlinge

d) *13 Monate nach Unfall:* Restitutio ad integrum

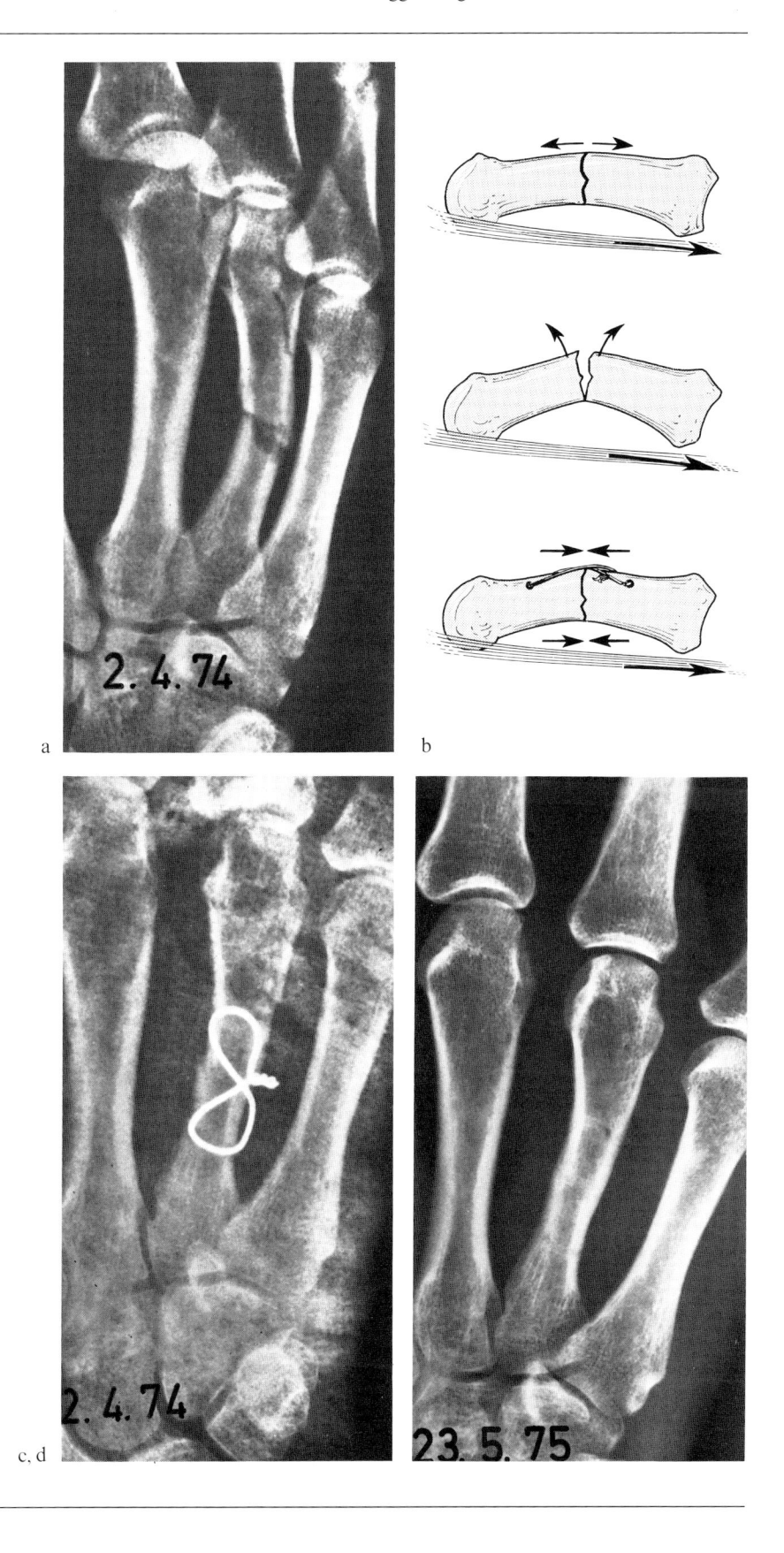

Zuggurtungsdraht am Knochenschaft 41

a

b

c, d

2.4.74

2.4.74

23.5.75

Beispiel 2: Versäumte Behandlung einer Monteggia-Fraktur bei einem Kind. Nach Frakturbehandlung wird die Ulnakorrektur notwendig (Abb. 21)

Das Problem: Eine Zuggurtungsplatte dorsoradial wäre nur von einem aufwendigen Zugang aus anzulegen und würde außerdem die Radiusdrehfunktion stören.

Die Lösung: Mit der Drahtzuggurtung ist die Keilosteotomie beim Kind genügend stabilisiert, zumal hier schadlos im Gipsverband nachbehandelt werden kann. Mit minimalem Aufwand ist das Ziel erreicht.

Abb. 21 a–d. *Drahtzuggurtung bei Korrekturosteotomie der Ulna bei einem Kind*

H.H.U., ♂, 7 J., Nr. 100361

a) Grünholzfraktur der Ulna. Ausheilung mit Verbiegung der Ulna und Luxation des Radiusköpfchens

b) *Therapie:* Korrekturosteotomie der Ulna mit radialem Keil, Osteosynthese durch Zuggurtungsdrahtschlinge: Radiusköpfchen spontan reponiert

c) *4 Monate nach Osteotomie:* Ulna geheilt, Radiusköpfchen in korrekter Beziehung zum Capitulum radiale humeri

d) *7 Jahre nach Osteotomie:* Restitutio ad integrum

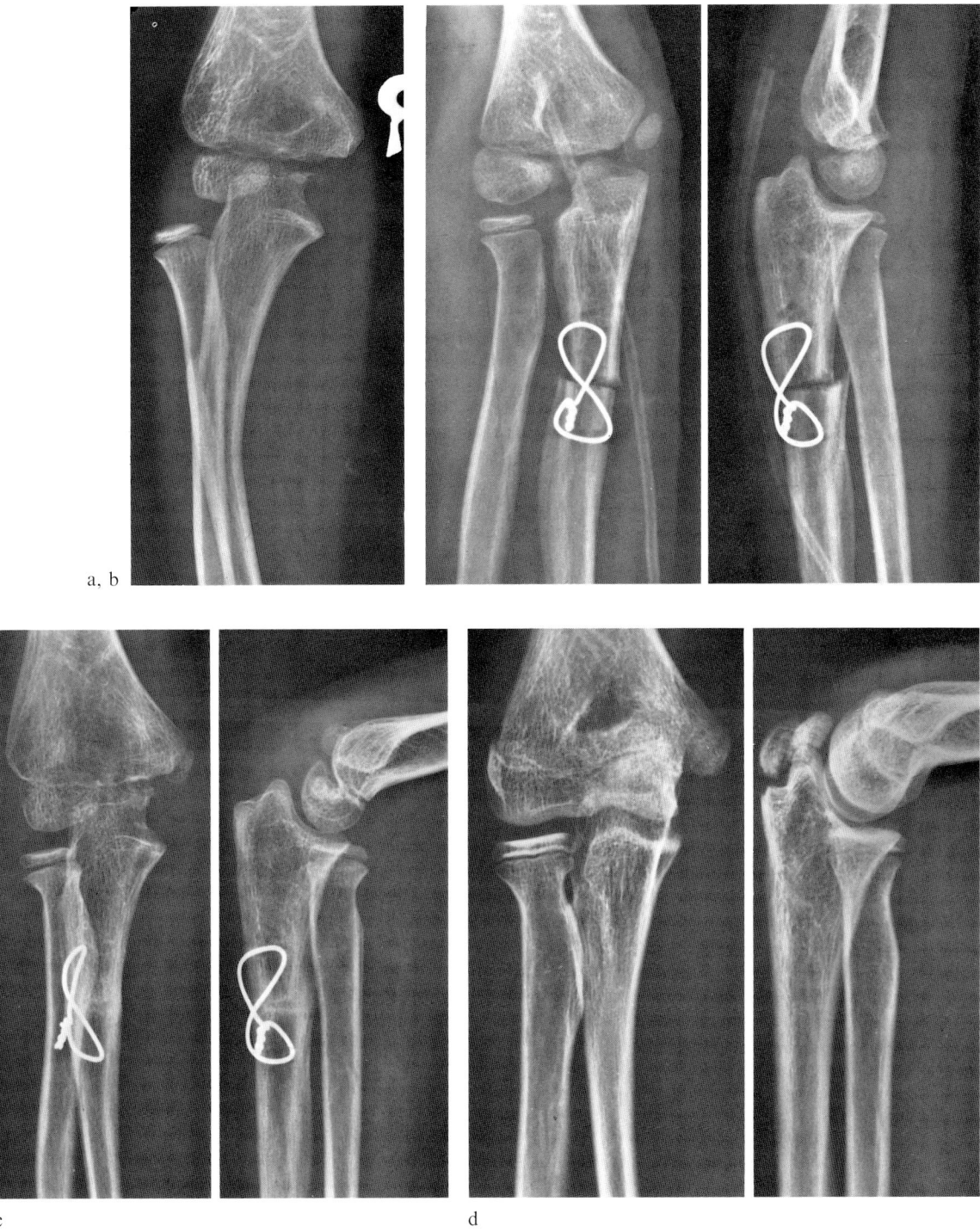

Zuggurtungsdraht am Knochenschaft   43

a, b

c

d

44 Drahtschlinge

28.5.73	28.6.73
23.11.73	31.5.74

a, b

c, d

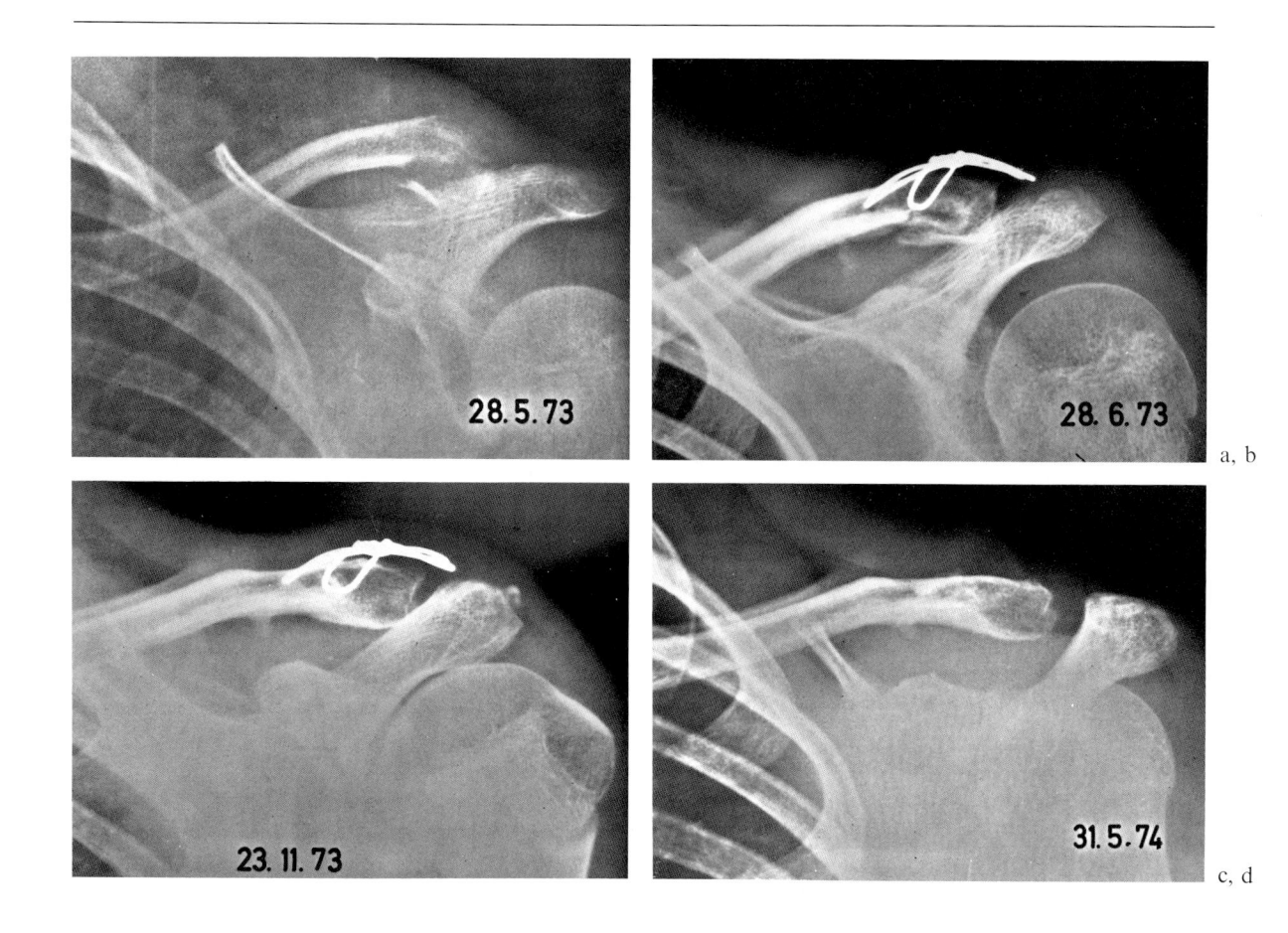

Beispiel 3: Extrem laterale Claviculafraktur mit kleinem, distalem Fragment (Abb. 22)

Das Problem: Weder eine Platten- noch die Spickdrahtosteosynthese ist realisierbar.

Die Lösung: Die doppelte Drahtzuggurtung, verankert in zwei Bohrkanälen im zentralen Fragment, faßt das periphere Fragment indirekt. Die Drähte erfassen die Gelenkkapsel, ähnlich wie bei der Olecranonfraktur die Tricepssehne erfaßt wird.

Abb. 22a–d. *Drahtzuggurtung der lateralen Mehrfragmentfraktur der Clavicula*
T.R., ♂, 17 J., Nr. 168296

a) Laterale Claviculamehrfragmentfraktur

b) *Operation:* Offene Reposition, doppelte Drahtzuggurtung. Die Drähte sind peripher in der Gelenkkapsel verankert, zentral in Bohrkanälen

c) *6 Monate nach Unfall:* Fraktur folgenlos geheilt

d) *1 Jahr nach Unfall, nach Metallentfernung:* Restitutio ad integrum

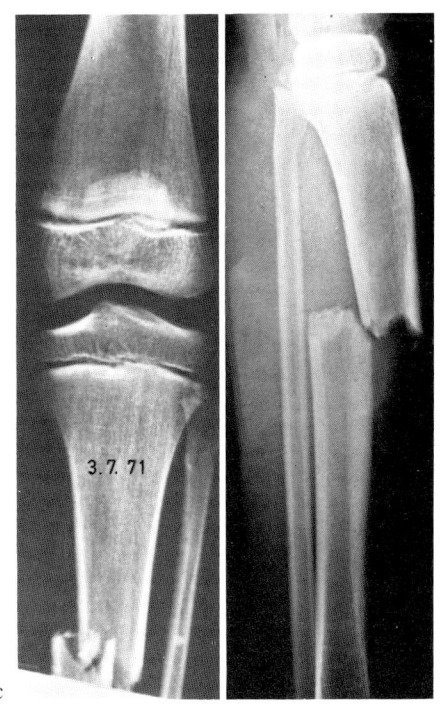

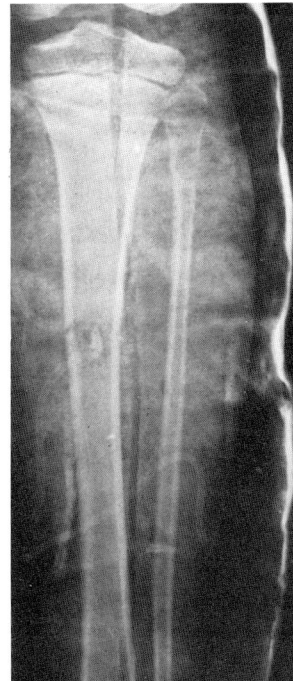

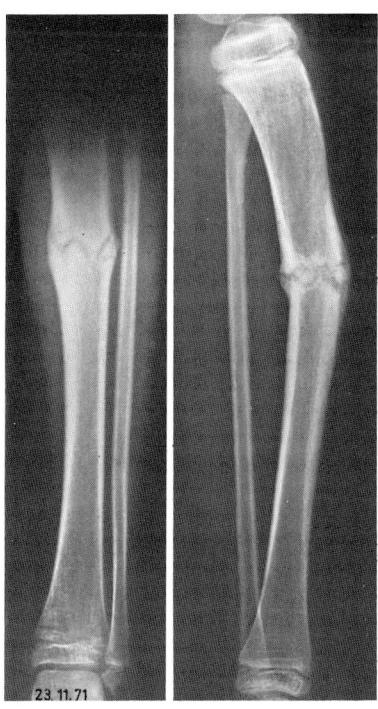

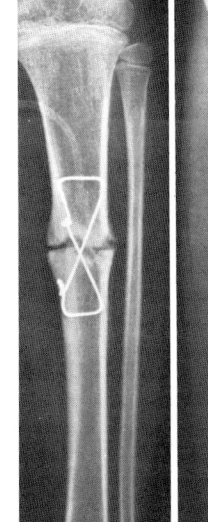

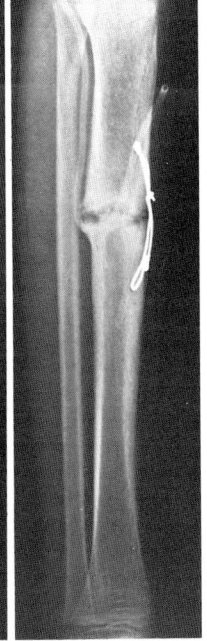

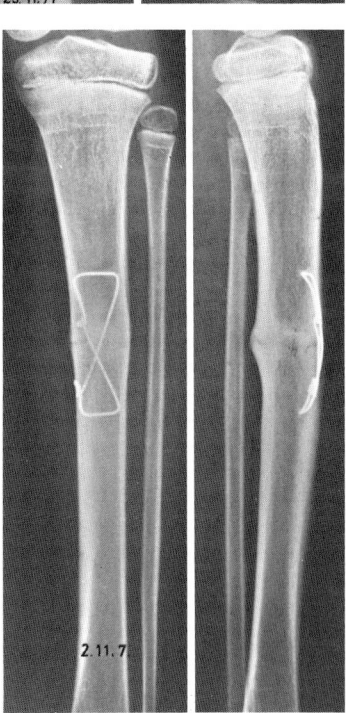

Abb. 23a–e. *Drahtzuggurtung einer antekurvierten Pseudarthrose der Tibia bei einem Kind*

Sch.J., ♀, 7 J., Nr. 150698

a) *Zweitgradig offene Tibiafraktur*

b) *Therapie:* Konservative Behandlung im Gipsverband

c) *4 Monate nach Unfall:* Hypertrophische, antekurvierte Pseudarthrose der Tibia

d) *Operation:* Korrektur der Fehlstellung durch manuelle Knickung. Einfache, gekreuzte Drahtschlinge als Zuggurtung

e) *12 Monate nach Operation:* Pseudarthrose problemlos geheilt

Beispiel 4: Antekurvierte, hyperaktive Pseudarthrose der Tibia bei einem Kind (Abb. 23)

Das Problem: Bei der äußerst seltenen Pseudarthrose einer kindlichen Tibia sollte so wenig Metall wie möglich verwendet werden, damit das Wachstum nicht unerwünscht stimuliert wird.

Die Lösung: Die Drahtzuggurtung erfüllt diese Forderung ideal.

2.2 Zuggurtungsdraht an der Wirbelsäule

Bei kyphotischer Instabilität ist die dorsale Drahtzuggurtung die einfachste Möglichkeit, eine instabile Deformierung zu beheben.

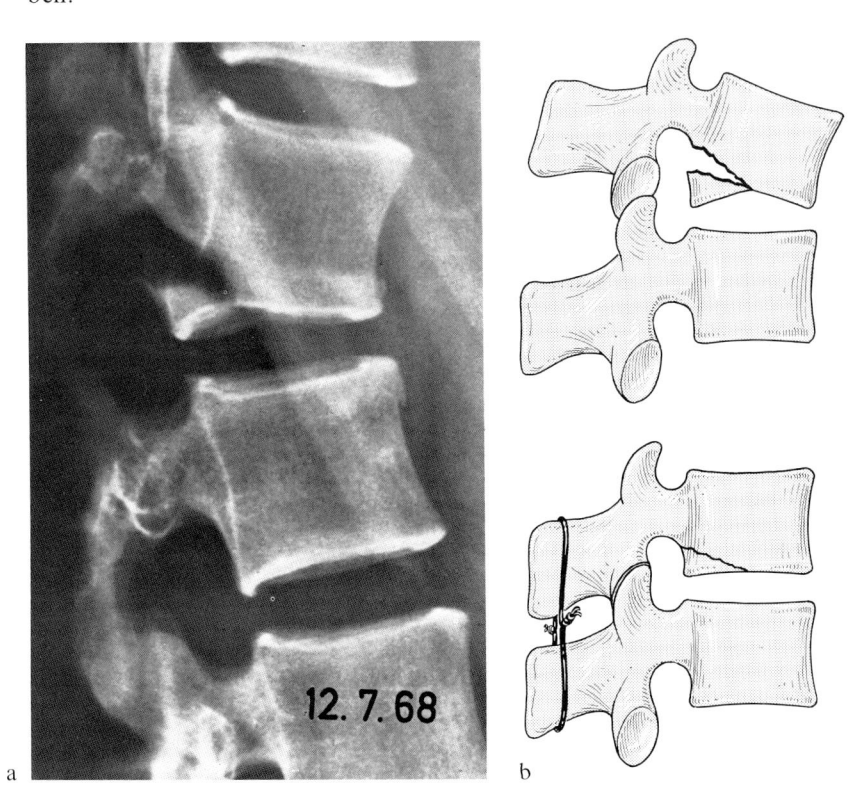

Beispiel 1: Luxationsfraktur mit Subluxation der kleinen Gelenke und Lockerung der Bandscheibe (Abb. 24)

Das Problem: Zur funktionellen Nachbehandlung der Wirbelsäulenverletzung sind die zerrissenen dorsalen, zugfesten Strukturen (Ligamente, Muskulatur) zu ersetzen.

Die Lösung: Von einem dorsalen Zugang aus werden die Dornfortsätze mit einer Drahtschlinge verbunden.

Abb. 24a–d. *Zuggurtung einer instabilen Luxationsfraktur L 1 mit Subluxation der kleinen Gelenke*

G.G., ♀, 21 J., Nr. 127248

a) Luxationsfraktur L 1 mit massiver Subluxation der kleinen Gelenke L 1/L 2

b) *Operative Technik:* Durch Lordosierung werden die kleinen Gelenke reponiert, die Drahtzuggurtung um die Dornfortsätze stabilisiert die reponierte Fraktur

c) *Postoperative Situation*

d) *17 Monate nach Unfall, 12 Monate nach Drahtentfernung:* Nur geringgradige Bandscheibenverschmälerung, ossär Restitutio ad integrum

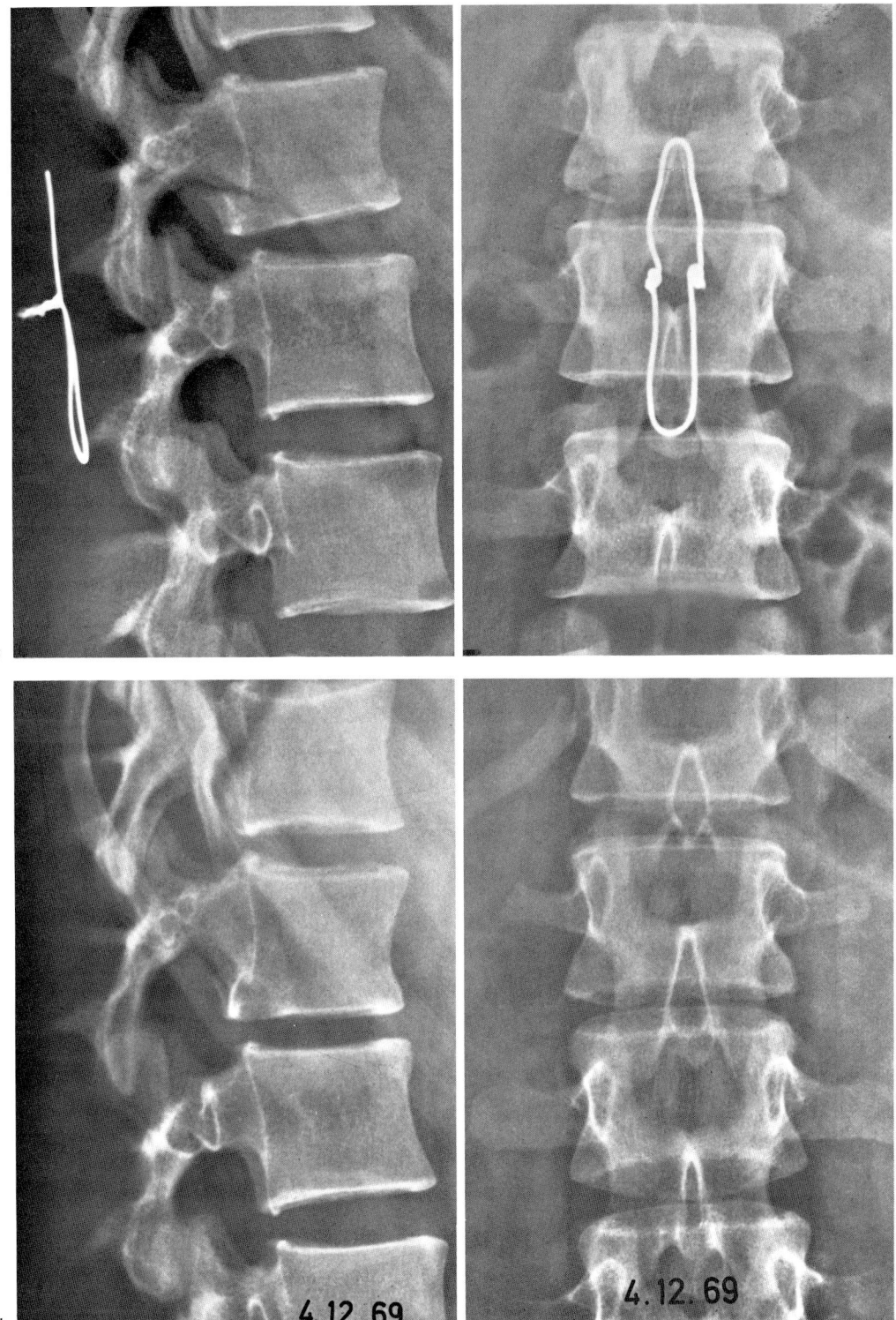

Zuggurtungsdraht an der Wirbelsäule 47

c

d 4.12.69 4.12.69

48 Drahtschlinge

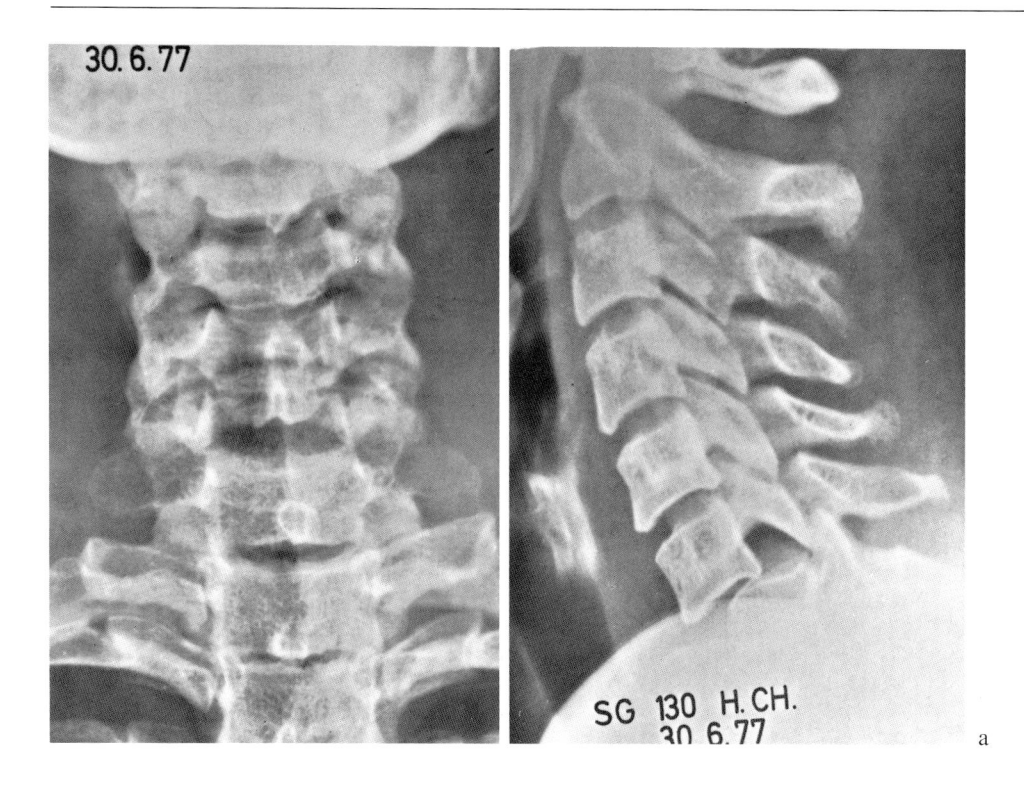

**Beispiel 2: Luxation der kleinen Gelenke
der Halswirbelsäule mit Bandscheibenruptur (Abb. 25)**

Das Problem: Weil die dorsalen Bandelemente zerrissen sind, droht nach Reposition ein Kyphoseknick. Bis zur fibrösen Festigung muß dorsal die Bandfunktion ersetzt werden.

Die Lösung: Der offenen Reposition von dorsal wird die Zuggurtung der Dornfortsätze angeschlossen.

Abb. 25a–c. *Temporäre Drahtungsspondylodese bei einer Luxation der Halswirbelsäule*

H.Ch., ♀, 30 J., Nr. 209372

a) Verhakte Luxation C 6/C 7 mit Paraparese

b) *Operation:* Offene Reposition der verhakten Luxation. Naht der Bänder, Sicherung durch Stabilisierung mittels Drahtzuggurtung. Craniale Verankerung um die Lamina von C 6, caudale Verankerung um den Dornfortsatz von C 7

c) *1 Jahr nach Unfall:* Deutliche Bandscheibenverschmälerung als Folge der Bandscheibenläsion durch das Trauma, stabile Verhältnisse im Bereiche der kleinen Gelenke. Der teilweise gerissene Draht kann entfernt werden

b

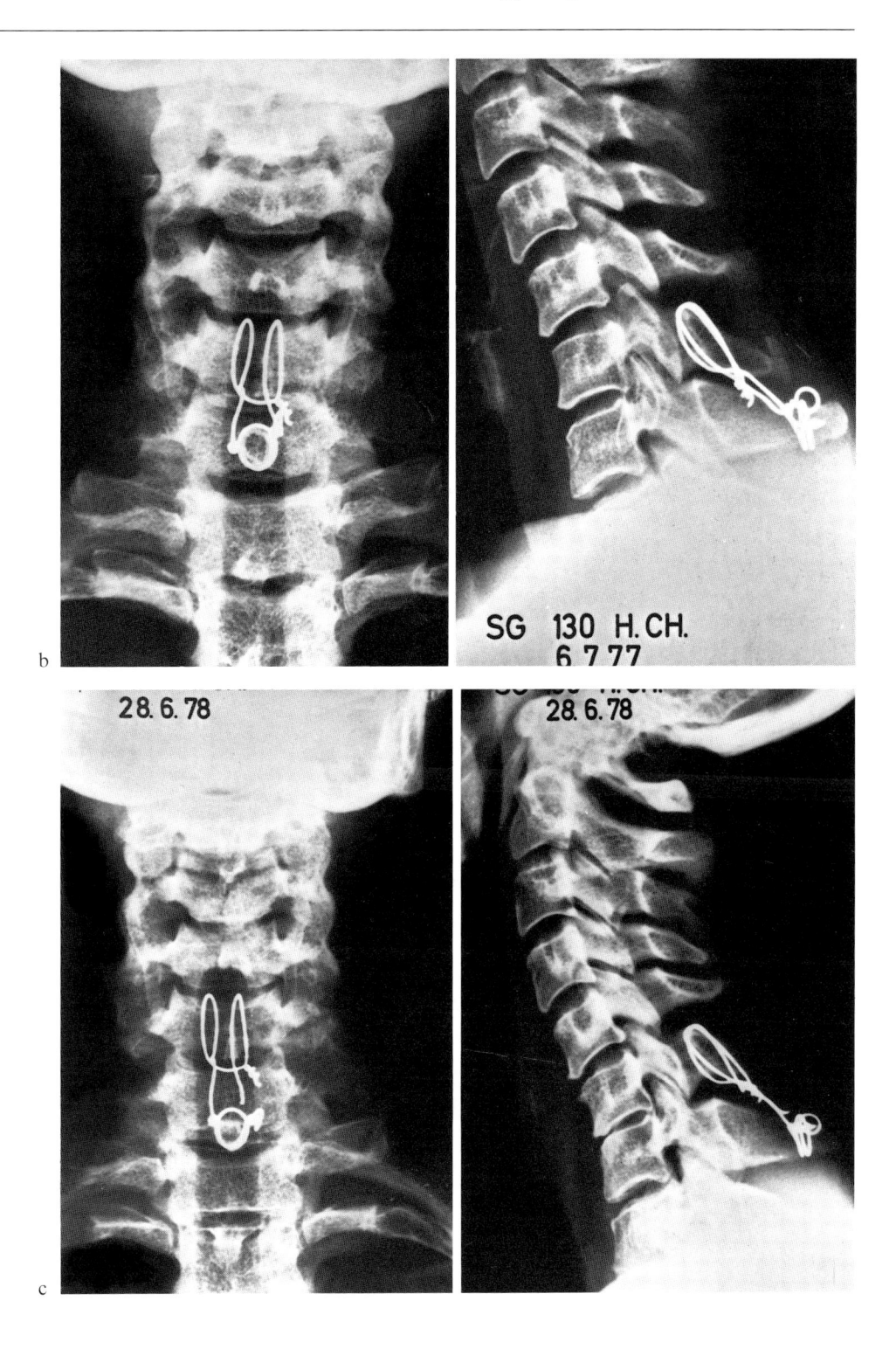

SG 130 H.CH.
6.7.77

28.6.78

28.6.78

c

2.3 Drahtschlinge im Band- oder Sehnenansatz

Zur Versorgung einiger Abrißfrakturen ist die Drahtschlinge das Material der Wahl.

Beispiel 1: Traumatische Symphysenruptur mit großer Diastase (Abb. 26)

Das Problem: Wegen der Lockerung im einen Iliosacralgelenk ist eine straffe Schließung der Diastase erforderlich. Starre Platten werden fast immer locker, weil der elastische Beckenring eine dynamische Symphysennaht verlangt.

Die Lösung: Die Drahtschlinge in den Ursprüngen des M. gracilis gibt genügend dynamischen Halt, um die Ruptur zu stabilisieren. Unter dem Schutz der Drahtschlinge können die Bandschäden an Symphyse und Iliosacralgelenk ungestört ausheilen.

Abb. 26a–d. *Sicherung der traumatischen Symphysenruptur mit einer Drahtschlinge*

B.H., ♂, 49 J., Nr. 155663

a) Symphysenruptur, Lockerung der Iliosacralgelenke

b) *Prinzip der Operation:* Die Fensterläden bleiben geschlossen, sobald der Riegel eingehängt wird

c) *Operation:* Die Drahtschlinge in den Sehnenansätzen der beiden Mm. graciles fixiert die Symphysenruptur und ermöglicht das Ausheilen der Weichteilläsionen

d) *4 Monate nach Unfall:* Symphyse und Iliosacralgelenke sind wieder stabil

Drahtschlinge im Band- oder Sehnenansatz   51

a

b

c

15. 1. 72

15. 1. 72

19. 5. 72

d

52 Drahtschlinge

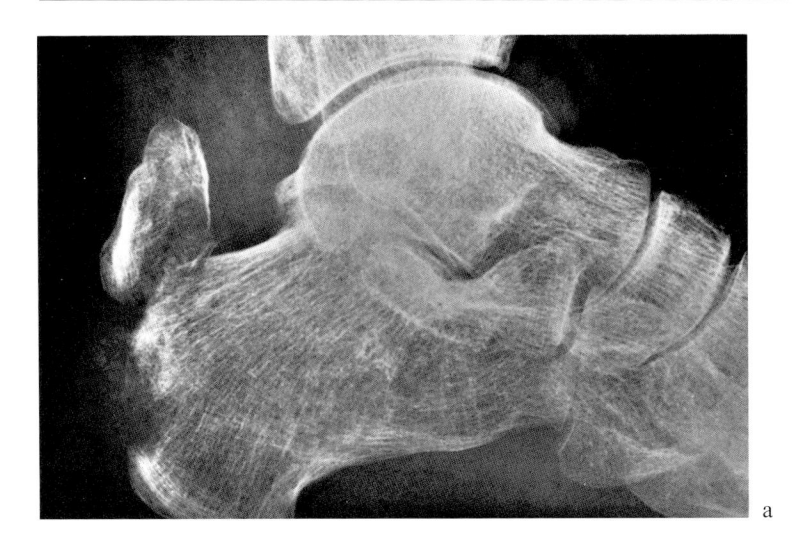

Beispiel 2: Knöcherne Abrißfraktur der Achillessehne (Abb. 27)

Das Problem: Das kleine Fragment kann mit einer Schraube nicht stabilisiert werden. Außerdem sind für den Zugang zur Fraktur nur kleine Incisionen zulässig.

Die Lösung: Von einem lateralen, paraachillären Schnitt aus wird das Fragment reponiert und eine Drahtschlinge darüber hinweg angelegt. Mit Hilfe einer gebogenen Hohlnadel und dreier kleiner Stichincisionen wird der Draht gekreuzt und unter dem Calcaneus durchgezogen, so daß er im Ursprung der Plantaraponeurose zugfest verankert ist. Diese Osteosynthesetechnik erlaubt die funktionelle Nachbehandlung.

Abb. 27a–d. *Knöcherner Achillessehnenausriß und Drahtschlinge*

N.F., ♂, 36 J., Nr. 141557

a) *Dislokation des knöchernen Sehnenansatzes*

b) *Operationstechnik:* Paraachillärer Hautschnitt. Mittels Hohlnadel und Stichincisionen wird der Draht schrittweise durchgezogen. Nach der Reposition wird der Draht gequirlt. Die Zugkräfte werden stabil aufgefangen

c) *Postoperative Röntgenkontrolle*

d) *5 Monate nach Unfall:* Restitutio ad integrum

Drahtschlinge im Band- oder Sehnenansatz   53

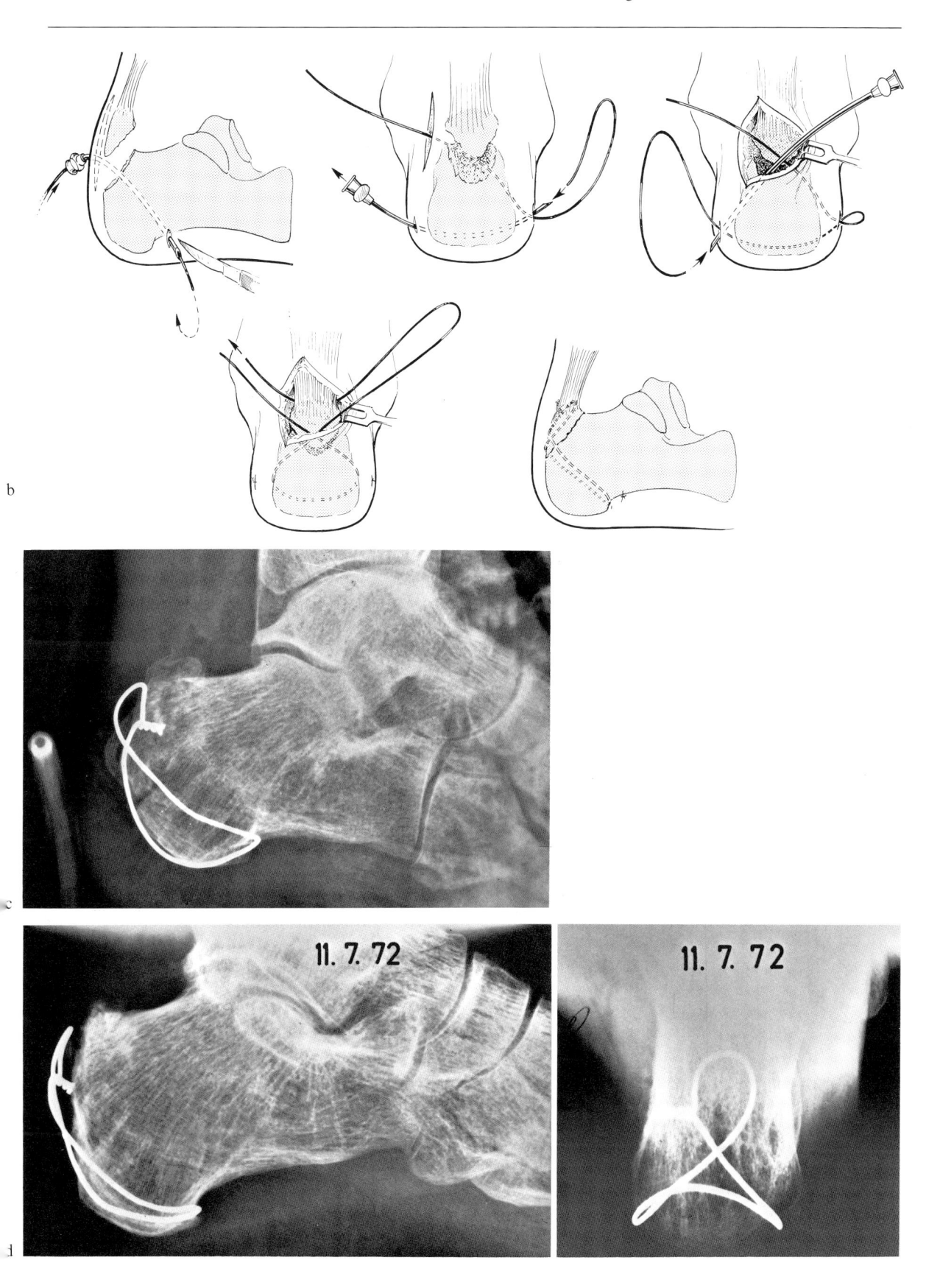

54   Drahtschlinge

a   b

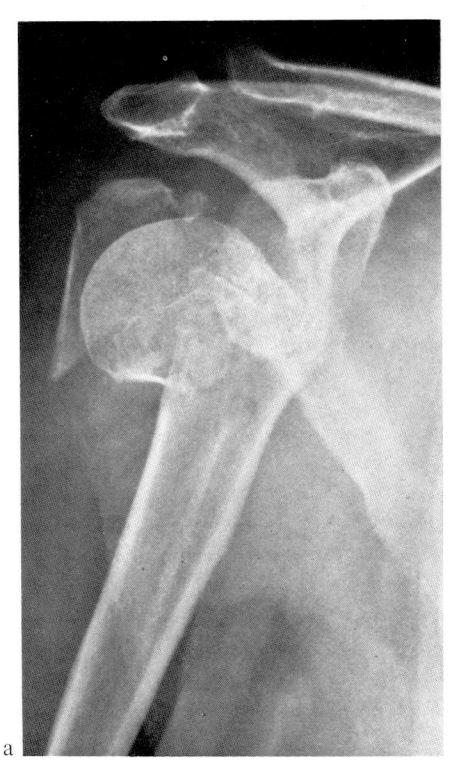

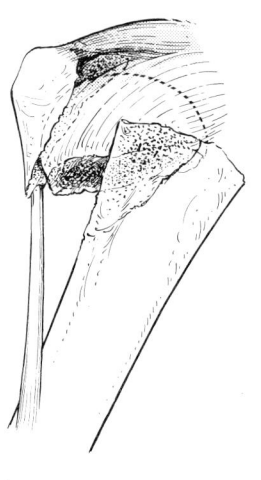

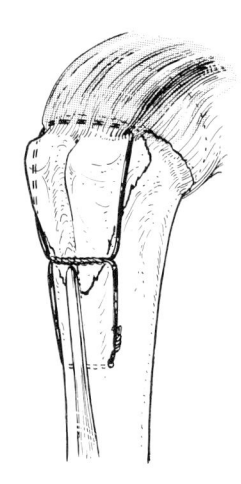

**Beispiel 3: Subcapitale Humerusfraktur
mit Abriß beider Tubercula (Abb. 28)**

Das Problem: Für solche Trümmerfrakturen ist uns kein konventionelles Osteosyntheseverfahren (Schrauben, Platte) bekannt.

Die Lösung: Deltopectoraler Zugang. Die Drahtschlinge wird durch die Sehnenansätze der Rotatorenmanschette an beiden Tubercula gezogen, der Humeruskopf auf den Schaft gesteckt und die Rotatorenmanschette mit der Drahtschlinge gegen den Schaft unter Zugspannung versetzt. Diese Osteosynthese erlaubt die funktionelle Nachbehandlung, und die Fraktur heilt ohne sekundäre Varisierung.

Abb. 28 a–d. *Zuggurtungsdrahtschlinge bei subcapitaler Humerusfraktur mit Abriß beider Tubercula*

E.H., ♀, 59 J., Nr. 154287

a) Luxationsfraktur mit Abriß der Tubercula

b) *Operationsschema:* Der Schaft wird in die Kopfkalotte eingestaucht, Reposition der Tubercula gegen den Schaft, Drahtzuggurtung: die Drahtschlinge erfaßt die Rotatorenmanschette

c) *Postoperative Situation*

d) *4 Monate nach Unfall:* Die Fraktur ist geheilt

Drahtschlinge im Band- oder Sehnenansatz 55

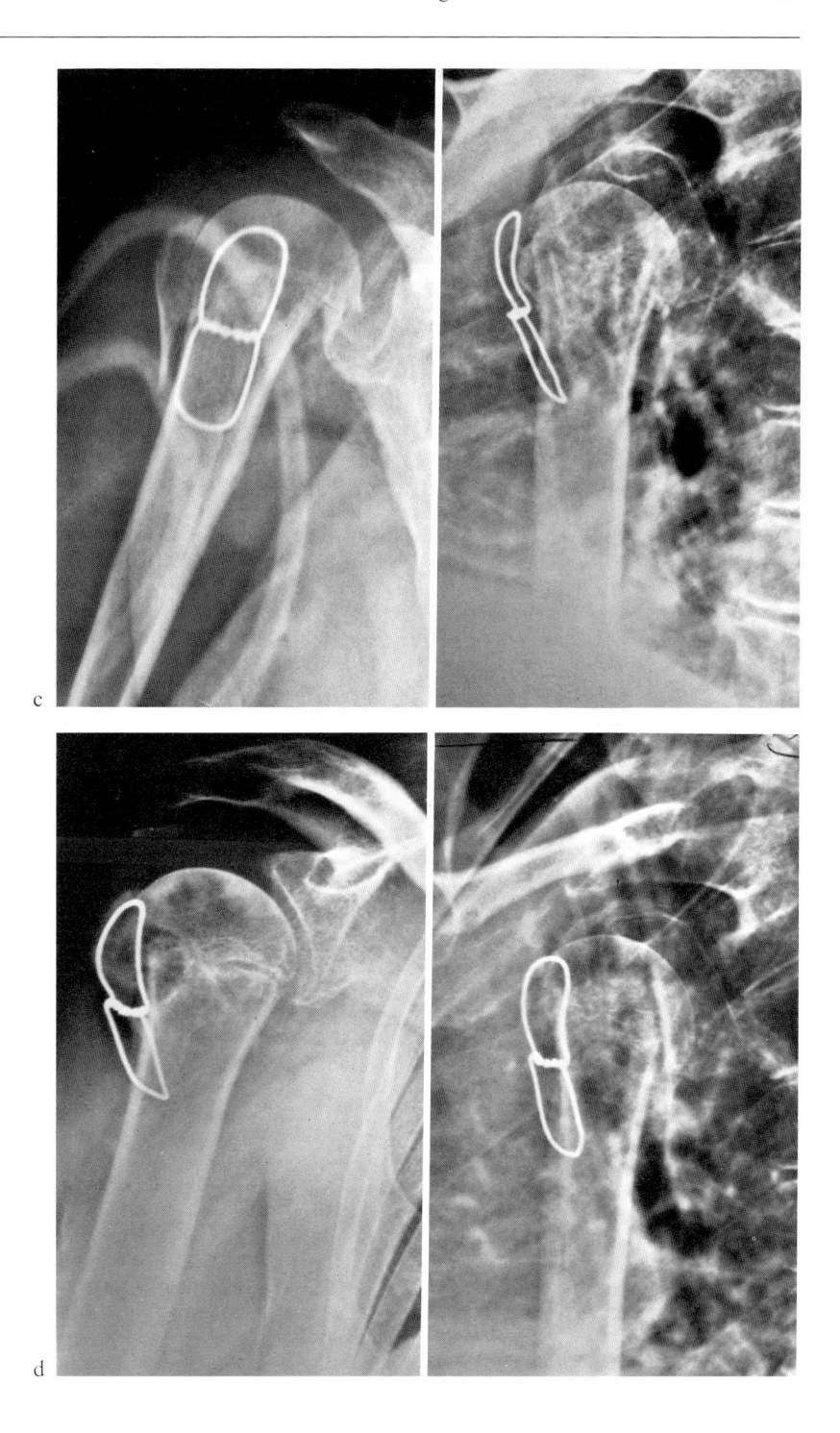

c

d

Beispiel 4: Schlaffe Pseudarthrose nach Humerusosteotomie (Abb. 29)

Das Problem: Nach einer fehlerhaften Osteotomie wegen habitueller Schulterluxation ist nicht nur eine Pseudarthrose aufgetreten, sondern auch der Humeruskopf luxiert. Die Rotatorenmanschette ist erschlafft, und der Knochen ist porotisch.

Die Lösung: Nach der Metallentfernung wird der Humeruskopf auf den Schaft in Valgusstellung reponiert. Beide Tubercula werden mit je einer Drahtschlinge in den Sehnenansätzen der Rotatoren gefaßt. Die Drähte werden nach distal um eine Schraube mit Unterlegscheibe herumgezogen und festgezurrt. Die Rotatoren sind wieder unter Spannung, und der Humeruskopf wird dadurch reponiert gehalten. Unter dem Schutz der Zuggurtung heilt die Pseudarthrose ohne weitere Ruhigstellung und ohne Knochenspanung.

Abb. 29 a–c. *Drahtzuggurtung einer subcapitalen Humeruspseudarthrose*

G.F., ♀, 56 J., Nr. 196522

a) Zustand nach Drehosteotomie wegen habitueller Schulterluxation, Pseudarthrose, schwere Osteoporose, Luxation des Schultergelenkes

b) *Die rettenden Drahtschlingen:* Nach Metallentfernung Einziehen von zwei Drahtschlingen in die Rotatorenmanschettenansätze an den Tubercula, Cerclage eines Zusatzfragmentes, Zuggurtung nach distal mit Verankerung am Schraubenkopf einer Corticalisschraube mit Unterlegscheibe

c) *11 Monate nach Operation:* Pseudarthrose geheilt, Schulterfunktion befriedigend

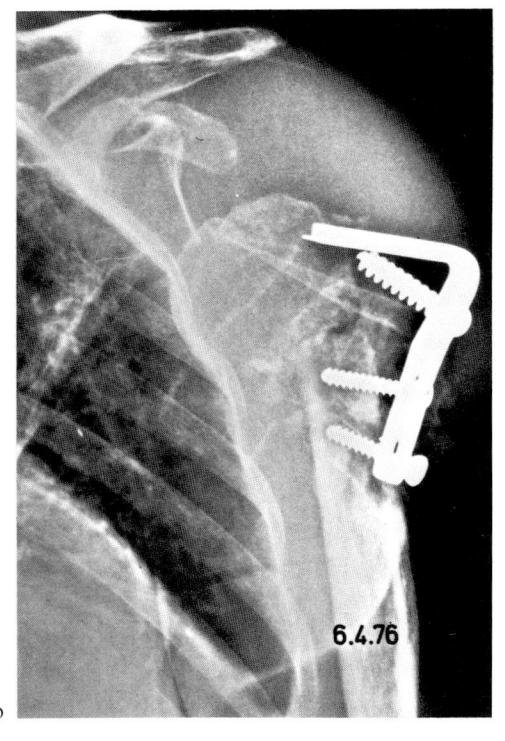

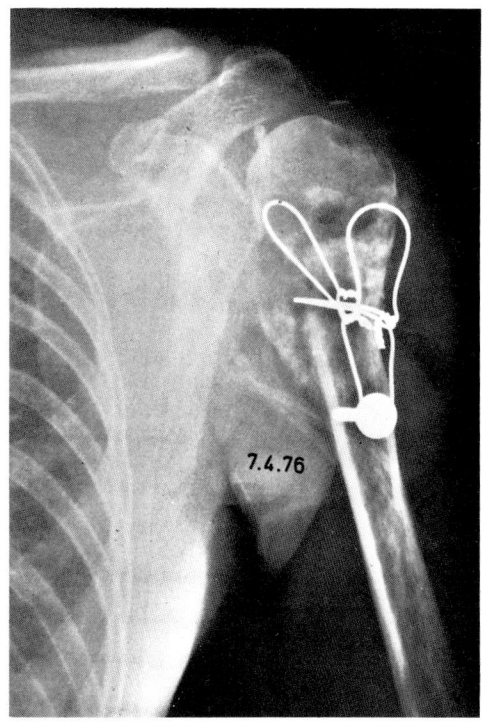

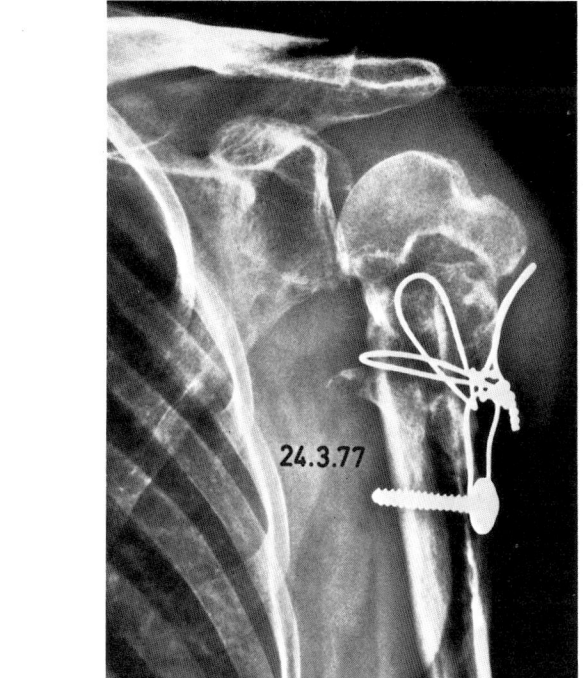

a, b

6.4.76

7.4.76

c

24.3.77

Beispiel 5: Abrißfraktur der Tuberositas des Os metatarsale V (Abb. 30)

Das Problem: Die Osteosynthese sollte die funktionelle Nachbehandlung erlauben und deshalb dem Zug der Peronaeus-brevis-Sehne entgegenwirken.

Die Lösung: Mittels der kleinen Drahtschlinge, die proximal durch den Sehnenansatz und distal durch ein Bohrloch im Os metatarsale V gezogen wird, wird die Fraktur anatomisch reponiert. Die Drahtzuggurtung gewährleistet die ungestörte Frakturheilung.

Abb. 30a–c. *Zuggurtung der Abrißfraktur der Peronaeus-brevis-Sehne*

C.D., ♀, 31 J., Nr. 121974

a) *Intraarticuläre Fraktur:* Der Zug der Peronaeussehne disloziert das Fragment

b) Drahtschlinge, proximal durch den Sehnenansatz, distal durch ein Bohrloch im Schaft gezogen

c) *22 Wochen nach Unfall:* Fraktur anatomisch geheilt, Restitutio ad integrum

Drahtschlinge im Band- oder Sehnenansatz 59

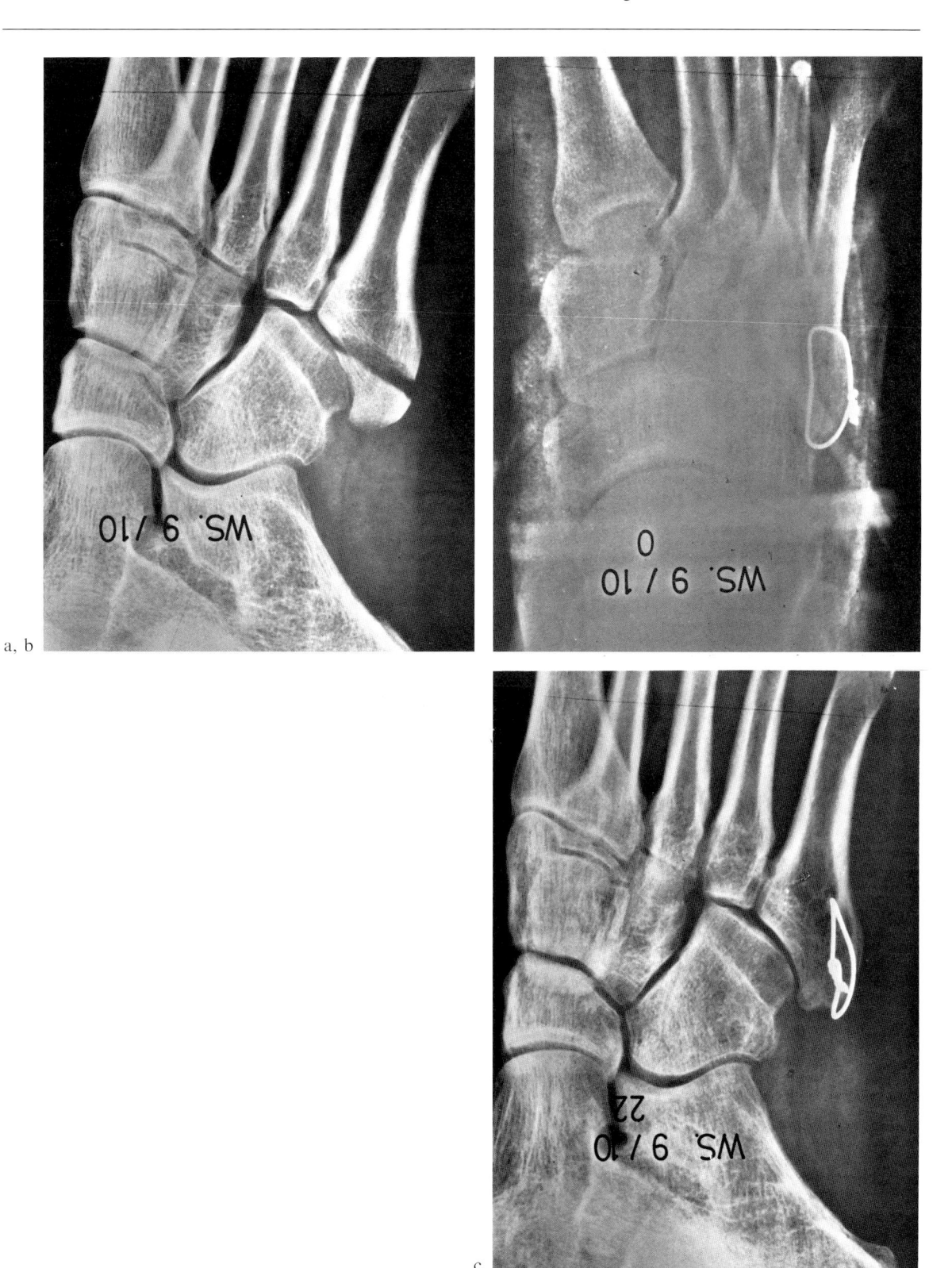

a, b

c

2.4 Drahtschlinge zur Sicherung der Sehnen- oder Ligamentnaht

Sehnennähte oder Ligamentnähte sollten während der ersten 6–8 Wochen vor einer Überdehnung geschützt sein. Wo eine Ruhigstellung nicht erwünscht oder nicht möglich ist, besteht die Gefahr, daß die Naht reißt oder das Ligament zu lang und damit funktionell ungenügend wird. Eine dynamisch belastbare Drahtschlinge kann in diesen Fällen die Naht solange schützen, bis das Substrat genügend revascularisiert ist und damit den Zugkräften widerstehen kann.

Beispiel 1: Luxation des Sternoclaviculargelenkes (Abb. 31)

Das Problem: Die Luxation des Sternoclaviculargelenkes ist mehr als nur ein kosmetisches Problem, ganz besonders beim manuell Arbeitenden und beim Sportler. Die Naht der zerrissenen kurzen Ligamente und der straffen Gelenkkapsel genügt nicht für die Aufrechterhaltung der Reposition. Erst die temporäre Fesselung der Clavicula gegen die erste Rippe gibt genügend Stabilität. Damit sowohl Ligamentnaht als auch Fesselung (Fascia-lata-Streifen) ungestört heilen können, ist eine zusätzliche Stabilisierung nötig.

Die Lösung: Ligamentnaht und Fesselung mit einem Fascia-lata-Streifen werden durch eine Drahtschlinge gesichert, welche ebenfalls um die Clavicula und um die erste Rippe geführt wird. Die Drahtschlinge wird nach 3 Monaten entfernt.

Abb. 31 a–c. *Bandplastik und Drahtschlingensicherung bei Sternoclavicularluxation*

Sch.I.G., ♀, 20 J., Nr. 184524

a) Funktionell und kosmetisch störende, mediale Claviculaluxation links

b) *Operation:* Offene Reposition und dynamische Fesselung der Clavicula mit Fascia-lata-Streifen gegen die 1. Rippe. Sicherung der Bandplastik mit einer Drahtschlinge um Clavicula und 1. Rippe

c) *6 Monate nach Unfall:* Funktionell und kosmetisch perfektes Resultat

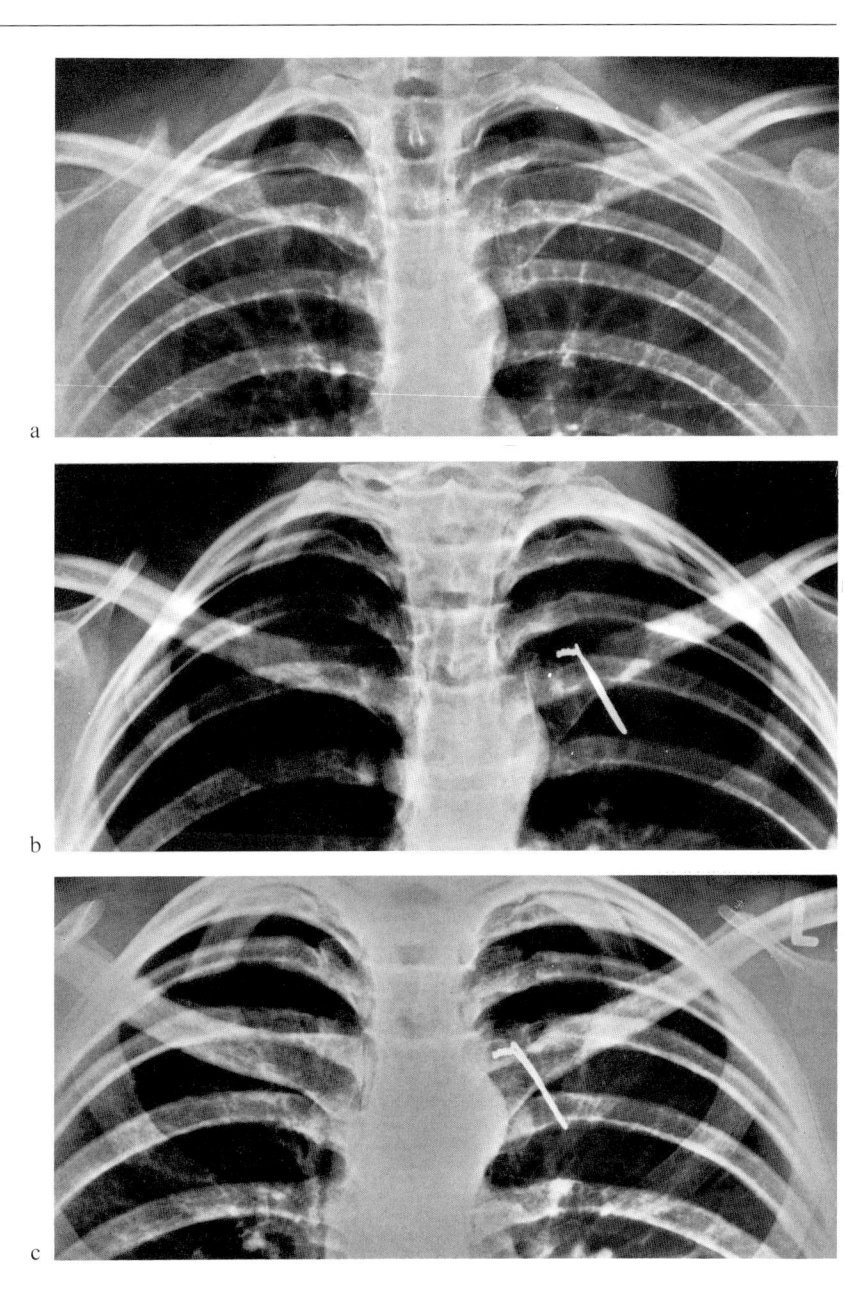

Drahtschlinge zur Sicherung der Sehnen- oder Ligamentnaht 61

a

b

c

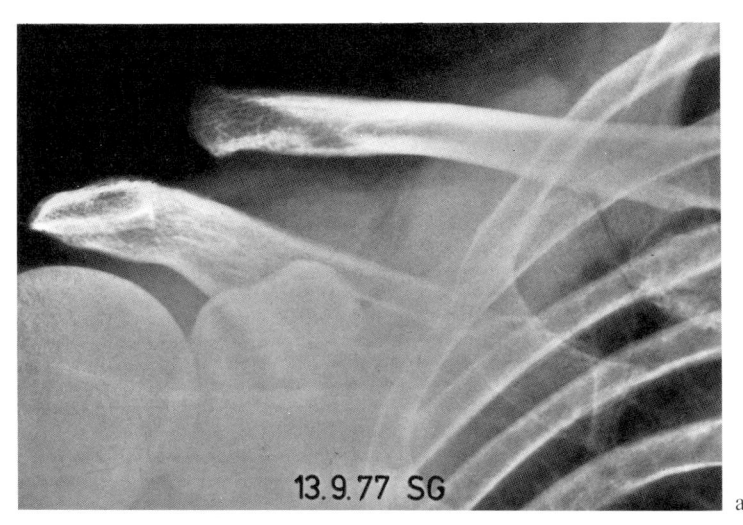

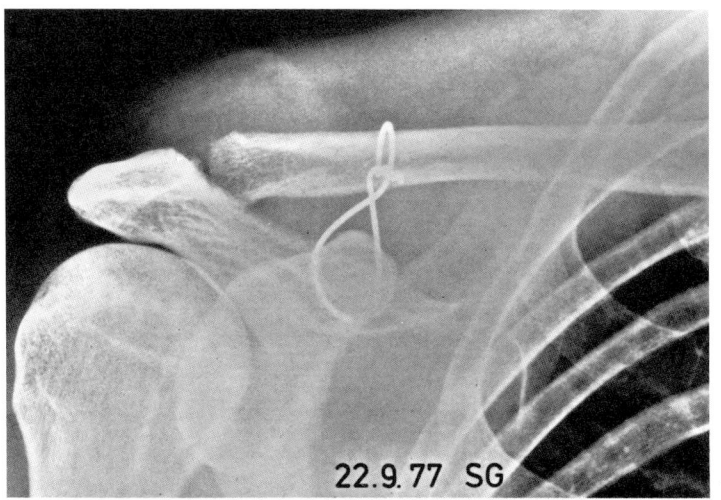

Beispiel 2: Habituelle Luxation des Acromioclaviculargelenkes – Bandplastik coracoclaviculär (Abb. 32)

Das Problem: Die Bandplastik zwischen Clavicula und Processus coracoideus sollte während 8–10 Wochen nicht belastet werden, damit die transplantierte Sehne revascularisiert werden kann.

Die Lösung: Die Drahtschlinge sichert dynamisch die in sich vernähte Plantarissehne oder Fascia lata so lange, bis sie wieder vascularisiert ist. Eine Ermüdungsfraktur des Drahtes tritt erst nach 8–10 Wochen auf. Zu dieser Zeit ist die Bandplastik funktionstüchtig.

Abb. 32a, b. *Bandplastik und Drahtschlingensicherung der Acromioclavicularluxation*

H.K., ♂, 47 J., Nr. 209317

a) Veraltete Acromioclavicularluxation

b) *Operation:* Coracoclaviculäre Bandersatzplastik mit Plantarissehne, Sicherung durch die Drahtschlinge um Clavicula und Coracoid

2.5 Drahtschlinge als Corticalisnaht

In ausgewählten Fällen kann eine einfache Drahtschlinge ein Osteosyntheseproblem denkbar einfach lösen oder zur Lösung wesentlich beitragen.

64 Drahtschlinge

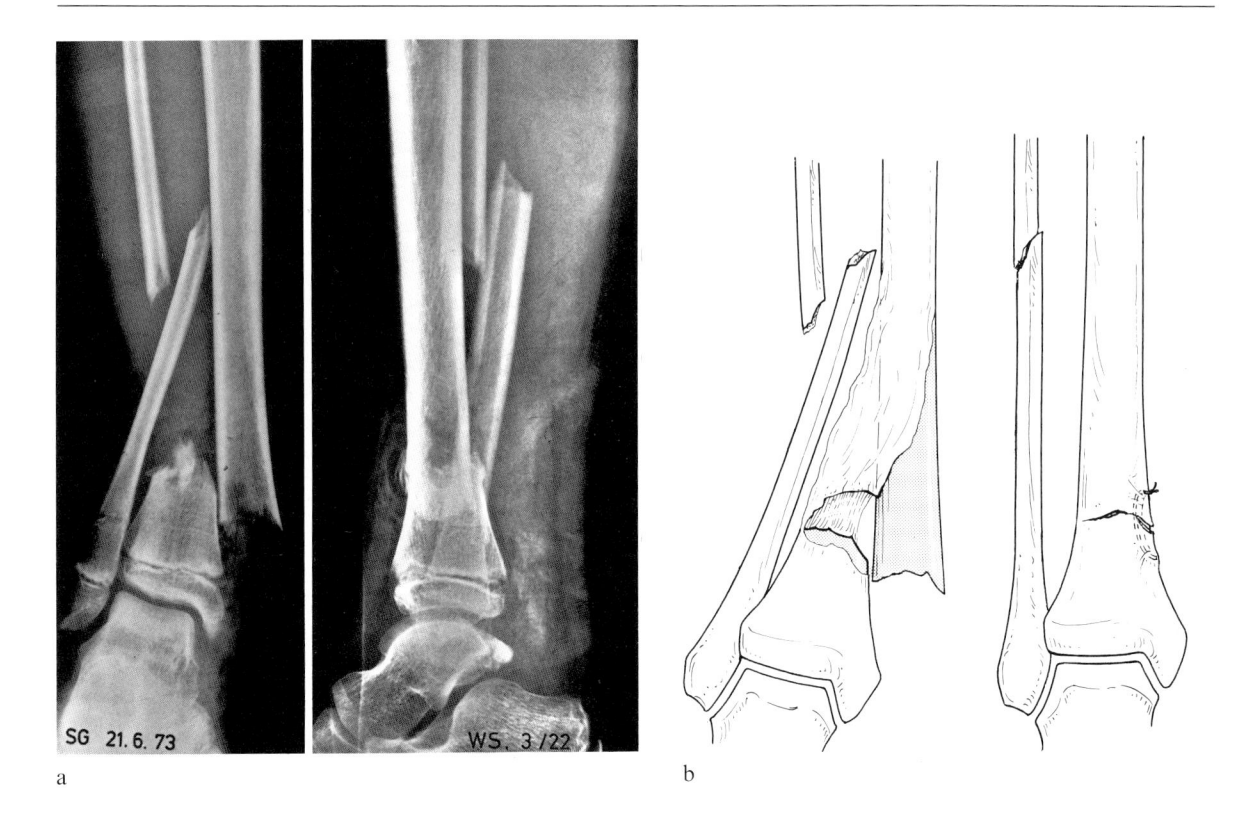

Beispiel 1: Offene Fraktur bei einem Kind mit einseitig noch intaktem Periost (Abb. 33)

Das Problem: Die massive Weichteilzerstörung auf der medialen Tibiaseite erlaubt keine Osteosynthese mit voluminösen Implantaten (Platte).

Die Lösung: Nach der Reposition wird transossär eine kleine Drahtschlinge angebracht. Die Stabilität ist einerseits durch das lateral noch intakte Periost, andererseits durch die kleine Schlinge medial gewährleistet.

Abb. 33a–e. *Corticalisdrahtnaht*
H.M., ♀, 9 J., Nr. 168939

a) Offene Fraktur zweiten Grades

b) *Osteosynthesetechnik:* Die reponierte Fraktur ist stabil, sobald das mediale Periost substituiert wird. Dies geschieht durch die Drahtnaht

c) *Die Drahtschlinge erfüllt die Funktion des Vorhängeschlosses:* Die Truhe ist nicht mehr zu öffnen, sobald das Vorhängeschloß angebracht ist

d) *Postoperatives Bild:* Anatomische Reposition

e) *1 Jahr nach Unfall:* Fraktur folgenlos ausgeheilt

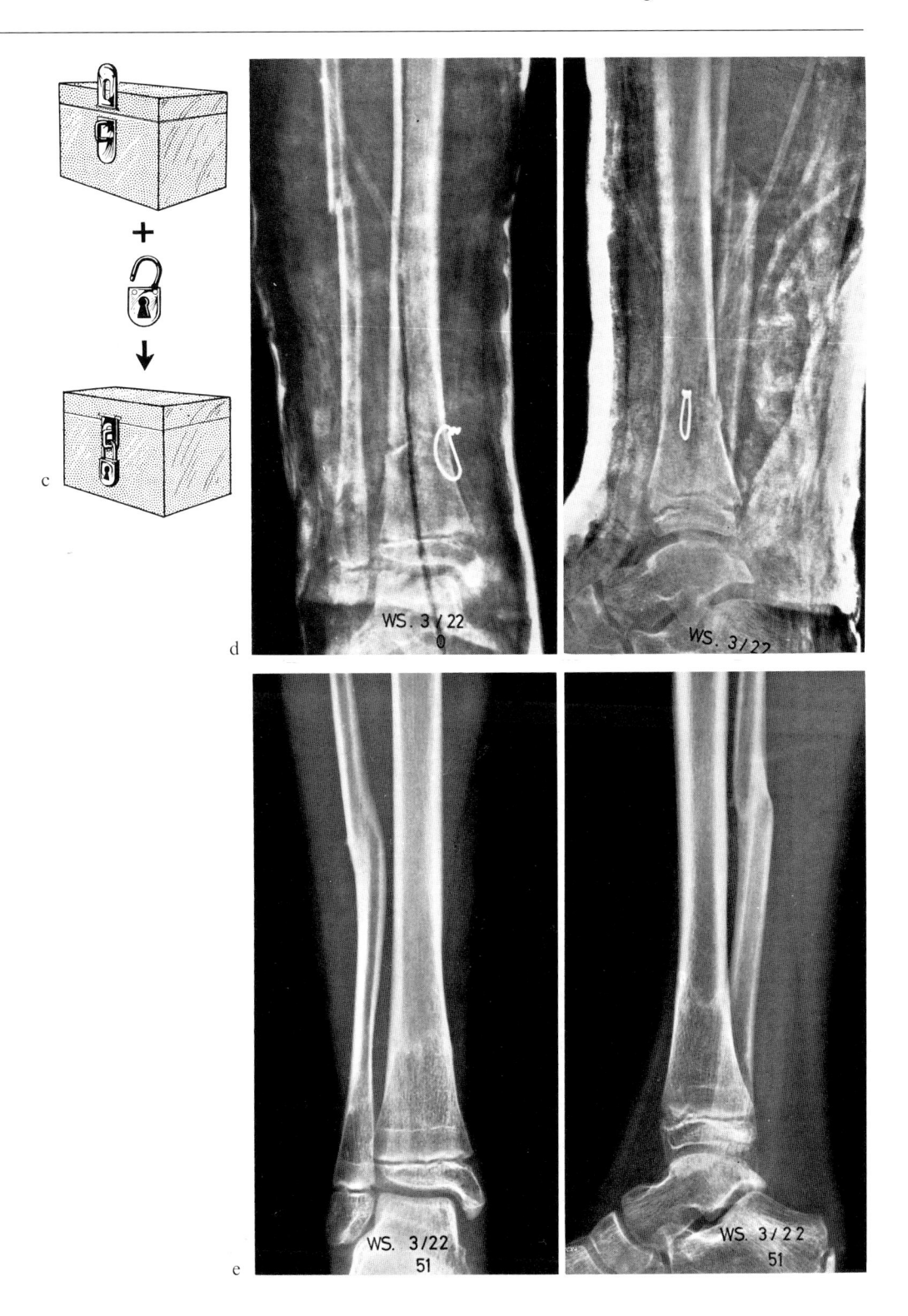

c

d WS. 3/22
0

e WS. 3/22
51

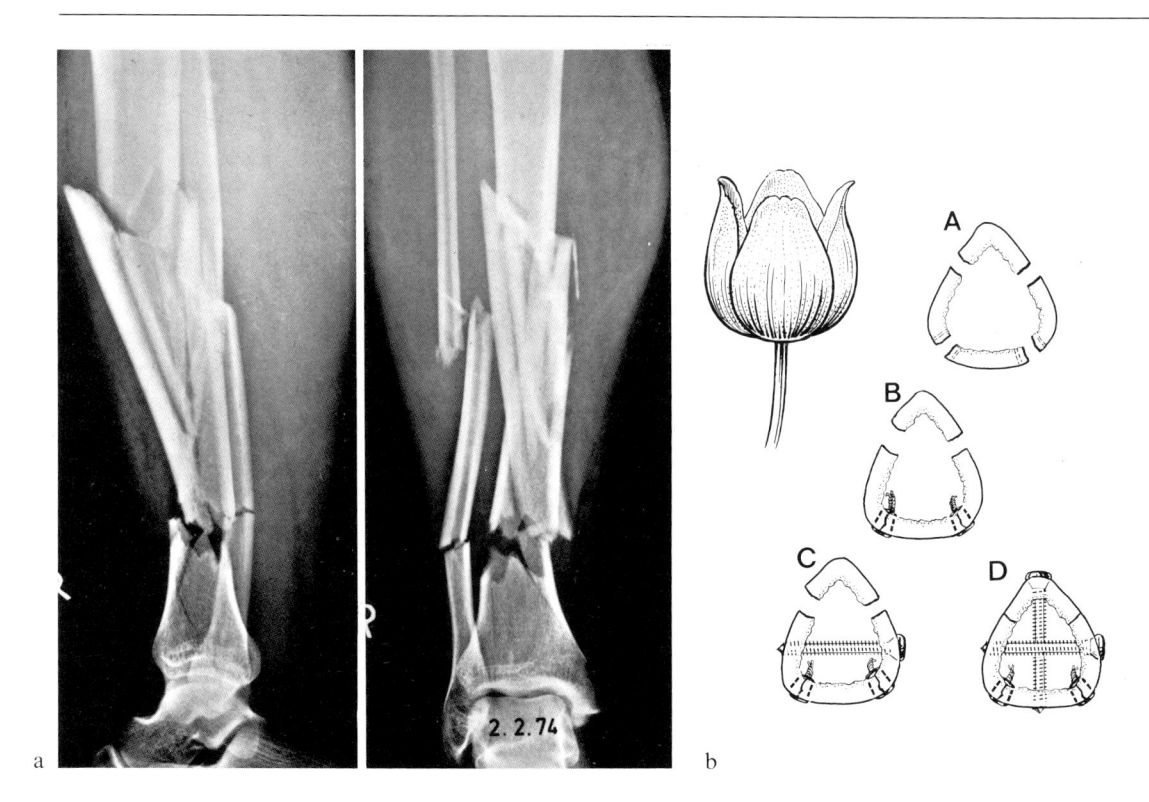

Beispiel 2: Segmenttrümmerfraktur des Unterschenkels mit beginnendem Tibialis-anterior-Logen-Syndrom (Abb. 34)

Das Problem: Wegen des Logensyndroms muß notfallmäßig die Logenfascie operativ breit gespalten werden. Damit wird eine stabile Osteosynthese für eine optimale Nachbehandlung dieser schweren Weichteilschädigung um so wichtiger. Nun ist aber das besonders wertvolle intermediäre Fragment wie eine offene Tulpenblume in sich gespalten und deshalb die Fraktur operationstechnisch sehr problematisch.

Die Lösung: Für den Wiederaufbau der Röhre werden zuerst drei Fragmente durch je eine Corticalisdrahtnaht miteinander verbunden und dann mit einer „Stellschraube" zu einer Halbröhre vereinigt. Dieser Aufbau geschieht von der Markhöhle aus ohne Ablösen der Muskulatur am Periost. Das vierte Fragment schließt diese Röhre und kann mit einer Zugschraube fixiert werden. Erst jetzt wird eine übliche Plattenosteosynthese angeschlossen. Die Haut wird primär über der eröffneten Tibialis-anterior-Loge verschlossen. Ein Entlastungsschnitt wird dorsal über der Wade und der gesunden Wadenmuskulatur durchgeführt und offen gelassen.

Abb. 34a–e. *Tulpenphänomen*
St.G., ♂, 29 J., Nr. 75738

a) *Unfallbild:* Schwere 2-Etagen-Trümmerfraktur der Tibia

b) *Operationstechnik:* Das Mittelfragment präsentiert sich wie eine geöffnete Tulpenblüte (A): Durch zwei Corticalisnähte werden die beiden seitlichen und das hintere Fragment gegeneinander stabilisiert (B), die beiden seitlichen Fragmente können nun durch eine Schraube festgestellt werden, so daß die Halbröhre stabil ist (C). Jetzt läßt sich der Deckel aufsetzen und mit einer Zugschraube stabil versorgen (D). Die „Stellschraube" kann jetzt ebenfalls in eine Zugschraube umgewandelt werden. Damit ist das Mittelfragment anatomisch reponiert und stabil versorgt

c) *Postoperatives Bild:* Die drei Hauptfragmente werden durch eine lange Neutralisationsplatte fixiert

d) *11 Monate nach Unfall:* Frakturen problemlos geheilt

e) *2 Jahre 6 Monate nach Unfall:* Restitutio ad integrum

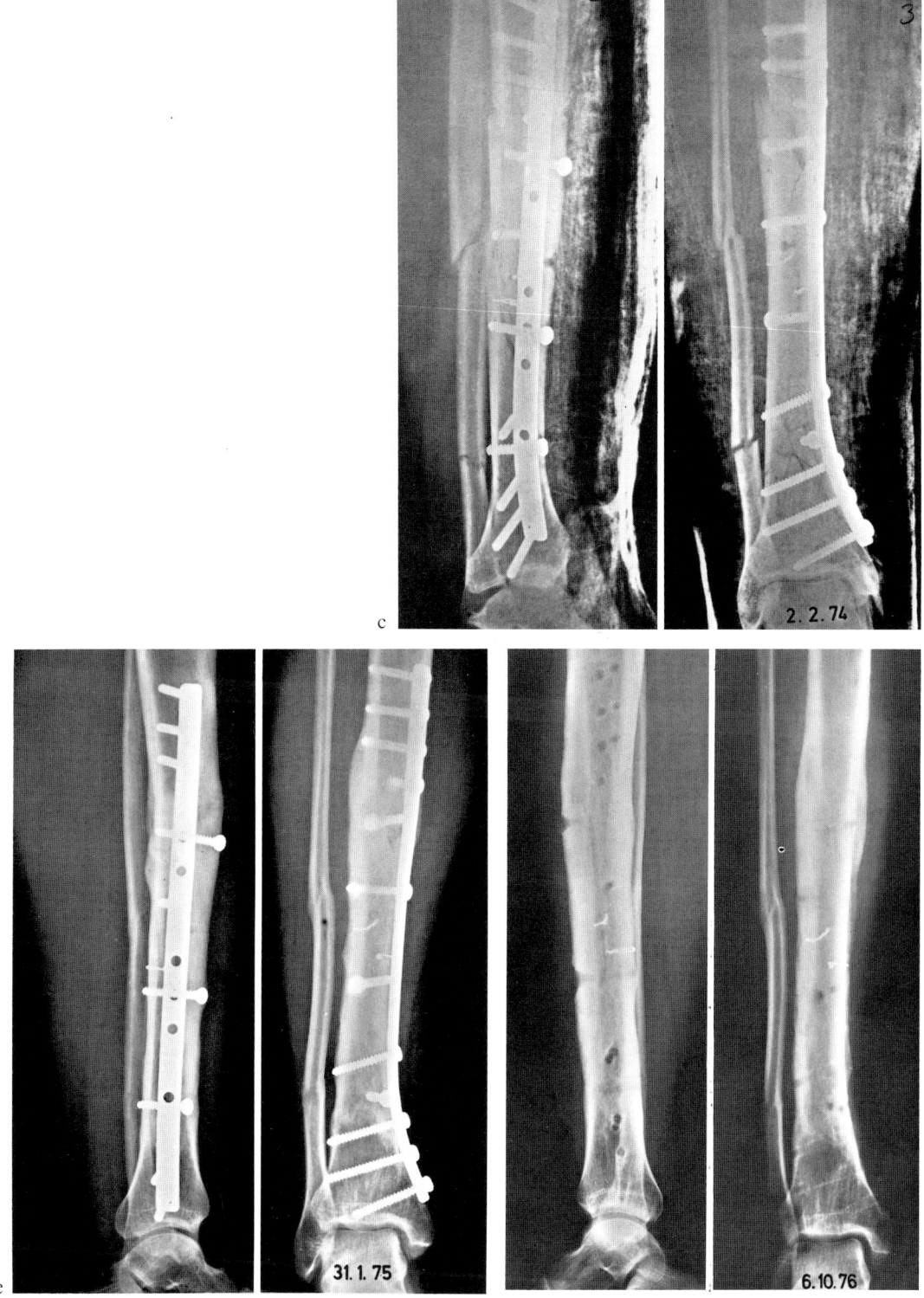

Drahtschlinge als Corticalisnaht 67

c

2. 2. 74

d, e

31. 1. 75

6. 10. 76

3 Kombination von Drahtschlinge und Schraube

3.1 Schraube als Drahtverankerungspunkt

Manchmal wird die biomechanische Absicht der Drahtzuggurtung erst dadurch möglich, daß ein Schraubenkopf als Drahtverankerungspunkt herangezogen wird. Durch das Eindrehen der Schraube kann der Draht entweder zusätzlich oder überhaupt erst gespannt werden.

Beispiel 1: Tibiakopfosteotomie bei Varusgonarthrose (Abb. 35)

Das Problem: Bei intakt belassenem medialem Periost ist die Osteotomie übungsstabil versorgt, wenn lateral ein zugfestes Element zuverlässig angebracht ist.

Die Lösung: Eine der Möglichkeiten: Der Zuggurtungsdraht erfaßt proximal den Tractus iliotibialis und die tibiale Insertion des lateralen Collateralbandes und distal den Schraubenkopf. In der Tibia hat die Schraube einen zuverlässigen Halt.

Abb. 35a–d. *Drahtschlinge und Schraube mit Flaschenzugwirkung*
N.K., ♀, 72 J., Nr. 131447

a) Varusgonarthrose

b) *Operation:* Tibiakopfosteotomie. Eine Drahtschlinge wird proximal durch den Seitenbandansatz geführt, distal um den Kopf der langen, schräg eingeführten Schraube gelegt und verquirlt

c) Durch das Eindrehen der Schraube entsteht die Flaschenzugwirkung

d) *4 Monate nach Operation:* Osteotomie geheilt

Schraube als Drahtverankerungspunkt 71

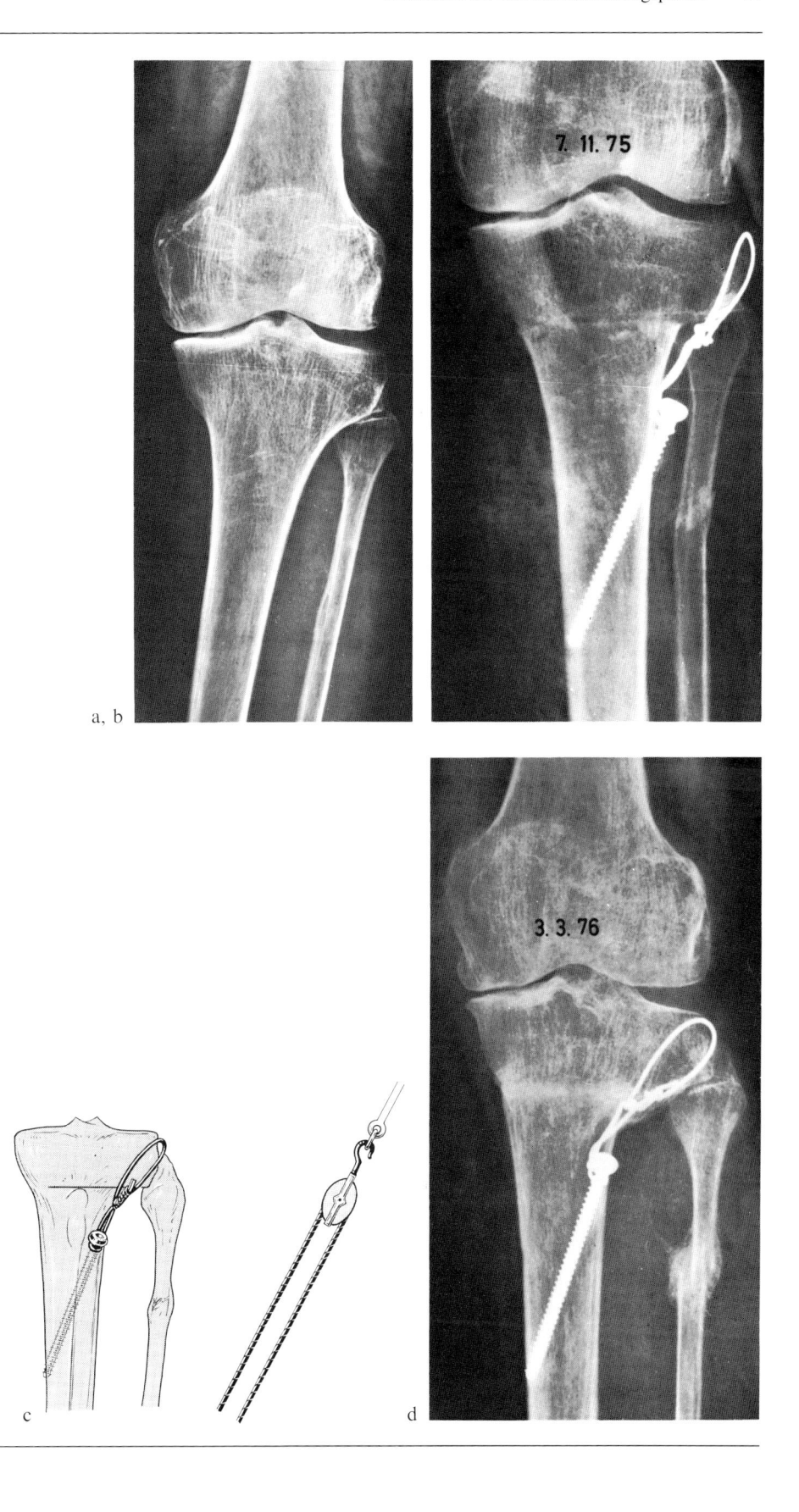

7. 11. 75

a, b

3. 3. 76

c d

Beispiel 2: Ausrißfraktur des Trochanter minor (Psoassehnenausriß) bei einem Jugendlichen (Abb. 36)

Das Problem: Im allgemeinen würde mit Bettruhe und langer Schonung diese Fraktur selbst bei recht erheblicher Dislokation ausheilen. Manchmal zwingt jedoch die soziale Situation den Arzt zum operativen Vorgehen, wenn eine möglichst kurzfristige Immobilisation gewünscht wird (Schule etc.).

Die Lösung: Mit Draht und Schraube wird eine Zugkraft erzeugt, so daß die Fixation des Trochanter minor optimal zugfest wird.

Abb. 36a–c. *Zugwirkung von Draht und Schraube*

W.G., ♂, 13 J., Nr. 191108

a) Ausrißfraktur der Psoassehne. Der 13jährige steht vor der Mittelschulaufnahmeprüfung und wird wegen des Zeitdruckes operiert

b) *System:* Die mit Draht angeschlungene Psoassehne wird angespannt, sobald die Schraube am anderen Ende des Drahtes eingedreht wird

c) *4 Monate nach Operation:* Fraktur geheilt, Patient beschwerdefrei

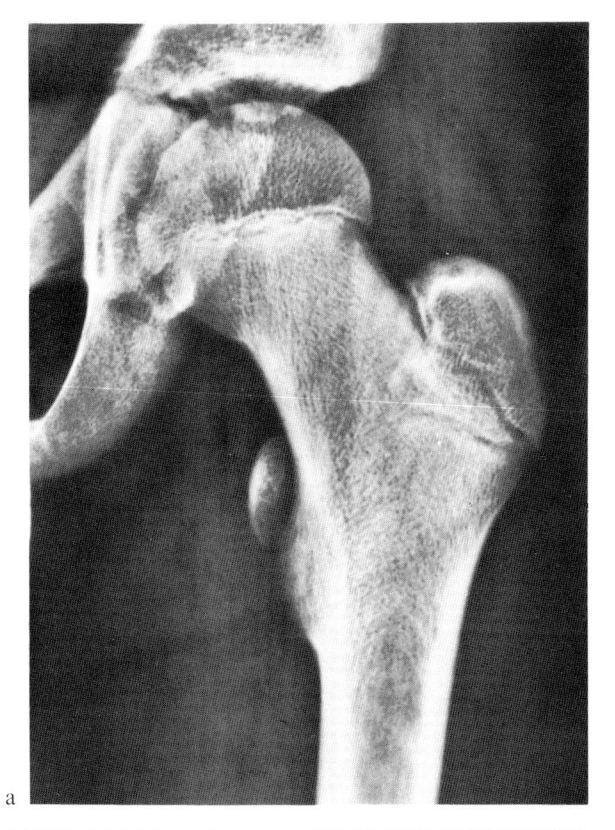

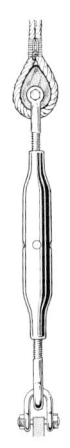

Schraube als Drahtverankerungspunkt 73

a

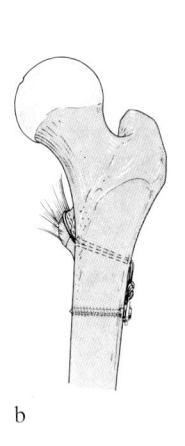

b 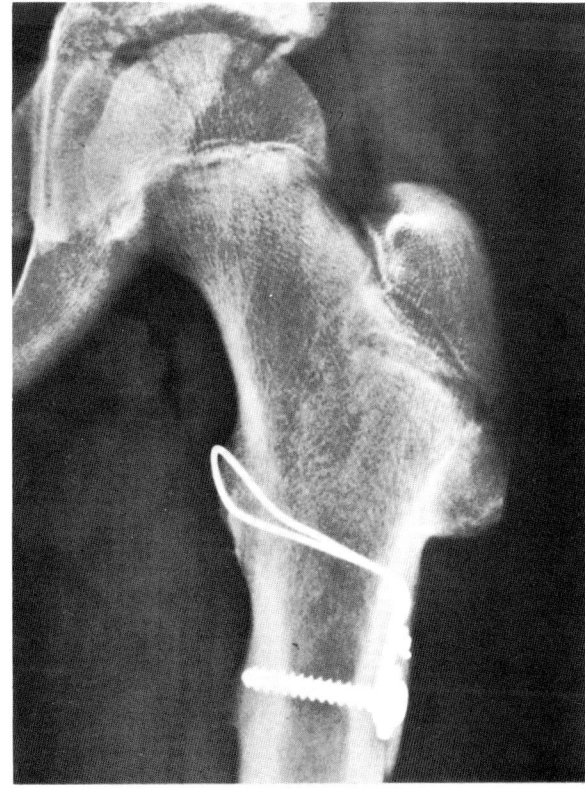 c

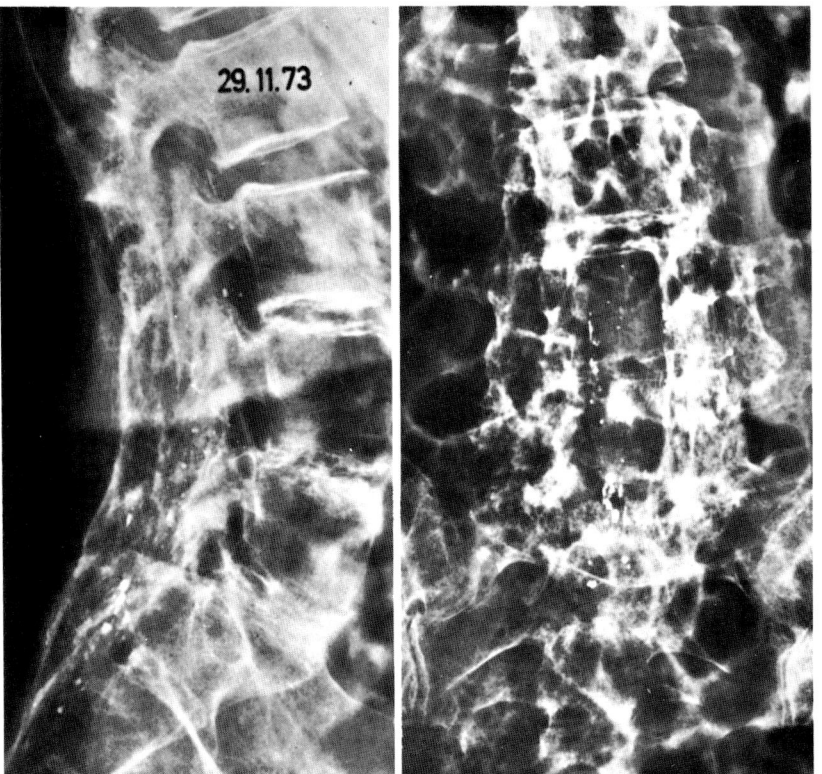

74 Kombination von Drahtschlinge und Schraube

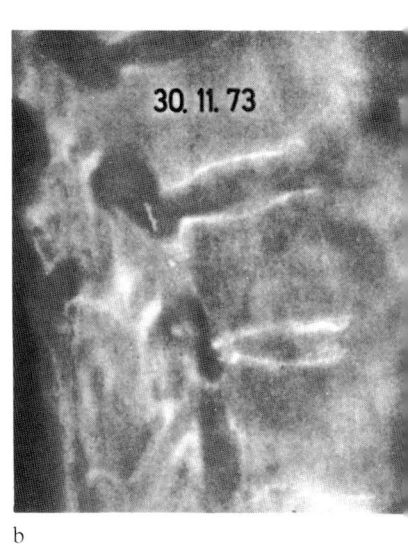

Beispiel 3: Spanpseudarthrose in Höhe L 2/L 3 (Abb. 37)

Das Problem: Die Pseudarthrose einer posterolateralen Spondylodese kann nur ausheilen, wenn dorsal ein zugfestes Element wirkt. Fehlen die hinteren vertebralen Elemente, wie in diesem Beispiel (Status nach ausgedehnter Laminektomie von L 3/L 5), muß die autologe Spananlagerung mit einer Zuggurtung geschützt werden.

Die Lösung: Zwei Schrauben finden im Sacrum einen guten Halt, die Drahtschlinge läßt sich proximal um die Lamina von L 2 legen. Die angefrischte Pseudarthrose heilt unter dem Schutz der Drahtzuggurtung aus.

Abb. 37 a–e. *Draht und Schrauben: Stabilisierung des „Kranauslegers"*

Sch.G., ♀, 59 J., Nr. 139530

a) *Ausgangssituation:* Instabile, schmerzhafte Wirbelsäule nach wiederholten Discushernienoperationen und dorsaler Spanung

b) *Tomographie:* Pseudarthrose der Spondylodese in Höhe L 2/L 3

c) *Operation:* Verankerung zweier Schrauben im Sacrum und des Zuggurtungsdrahtes um die Lamina L 2, erneute posterolaterale Spondylodese in Höhe L 2/L 3

d) Das System ist vom Auslegerkran entlehnt

e) *11 Monate nach Operation:* Pseudarthrose geheilt

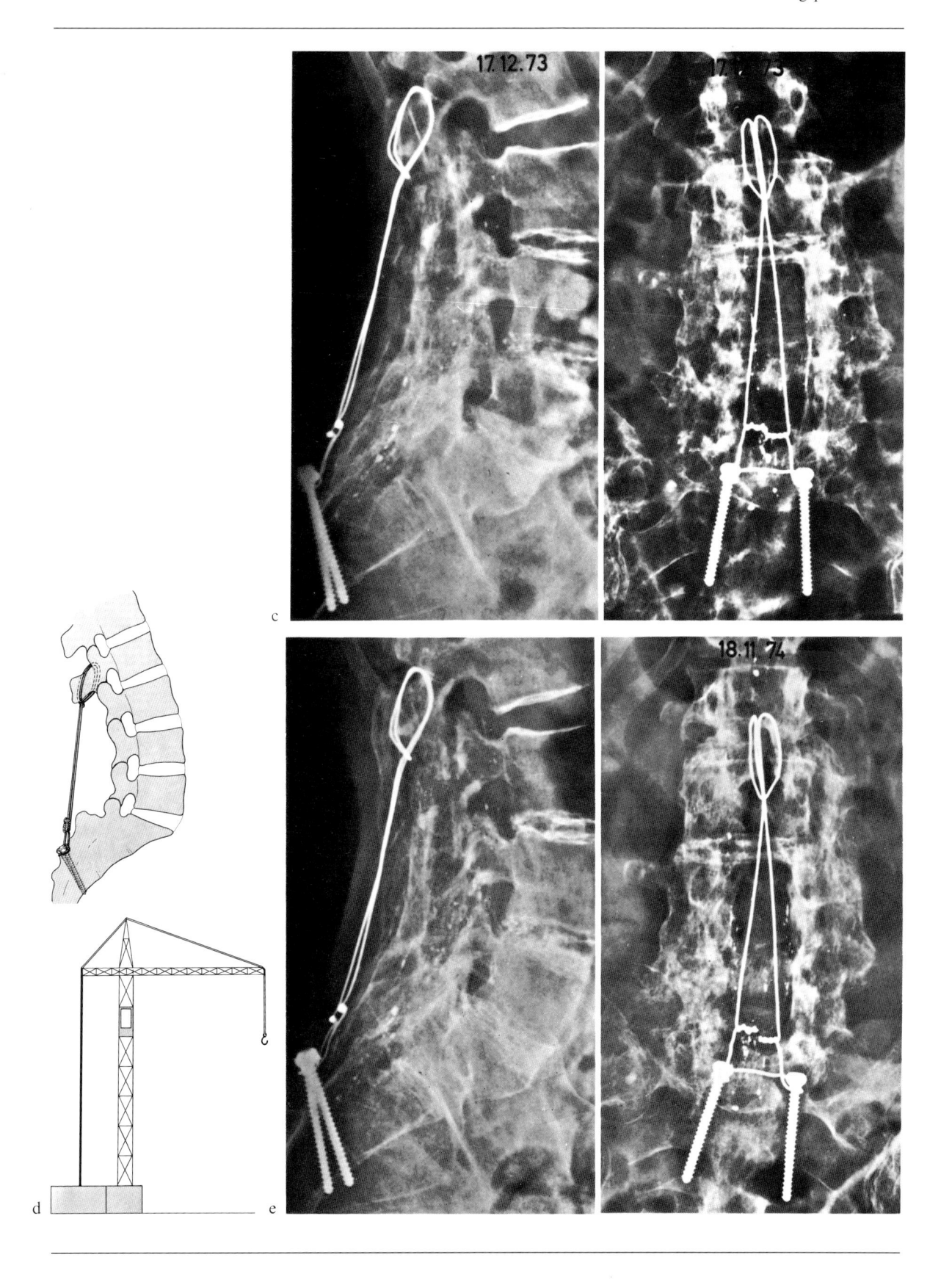

Schraube als Drahtverankerungspunkt 75

3.2 Zugschraube und Drahtzuggurtung

Bei dieser Kombination erhält die Schraube zusätzlich zur Ankerfunktion für den Draht noch die Aufgabe, interfragmentäre Kompression zu erzeugen.

Beispiel 1: Schrägfraktur an der Basis des Acromions (Abb. 38)

Das Problem: In der Fraktur muß gleichzeitig distrahierenden und Biegekräften entgegengewirkt werden.

Die Lösung: Die kurze Schrägfraktur des Acromions wird durch eine Zugschraube, eingedreht von der Spina scapulae her, fixiert. Zugkräfte werden durch die Drahtzuggurtung aufgefangen. Der Draht ist in einem Bohrloch der Spina scapulae diesseits der Fraktur fixiert und erfaßt den Schraubenkopf jenseits der Fraktur.

Abb. 38a–d. *Verschraubung und Zuggurtung mit Draht bei Acromionfraktur*
W.A., ♂, 35 J., Nr. 150035

a) Unfallbild

b, c) *Osteosynthese:* Kompression der Schrägfraktur durch eine kleine Corticaliszugschraube, Neutralisation der Zugkräfte durch die cranial gelegene Drahtzuggurtung. Verankerung des Drahtes dies- und jenseits der Fraktur am Schraubenkopf und in einem Bohrloch

d) *4 Monate nach Operation:* Restitutio ad integrum

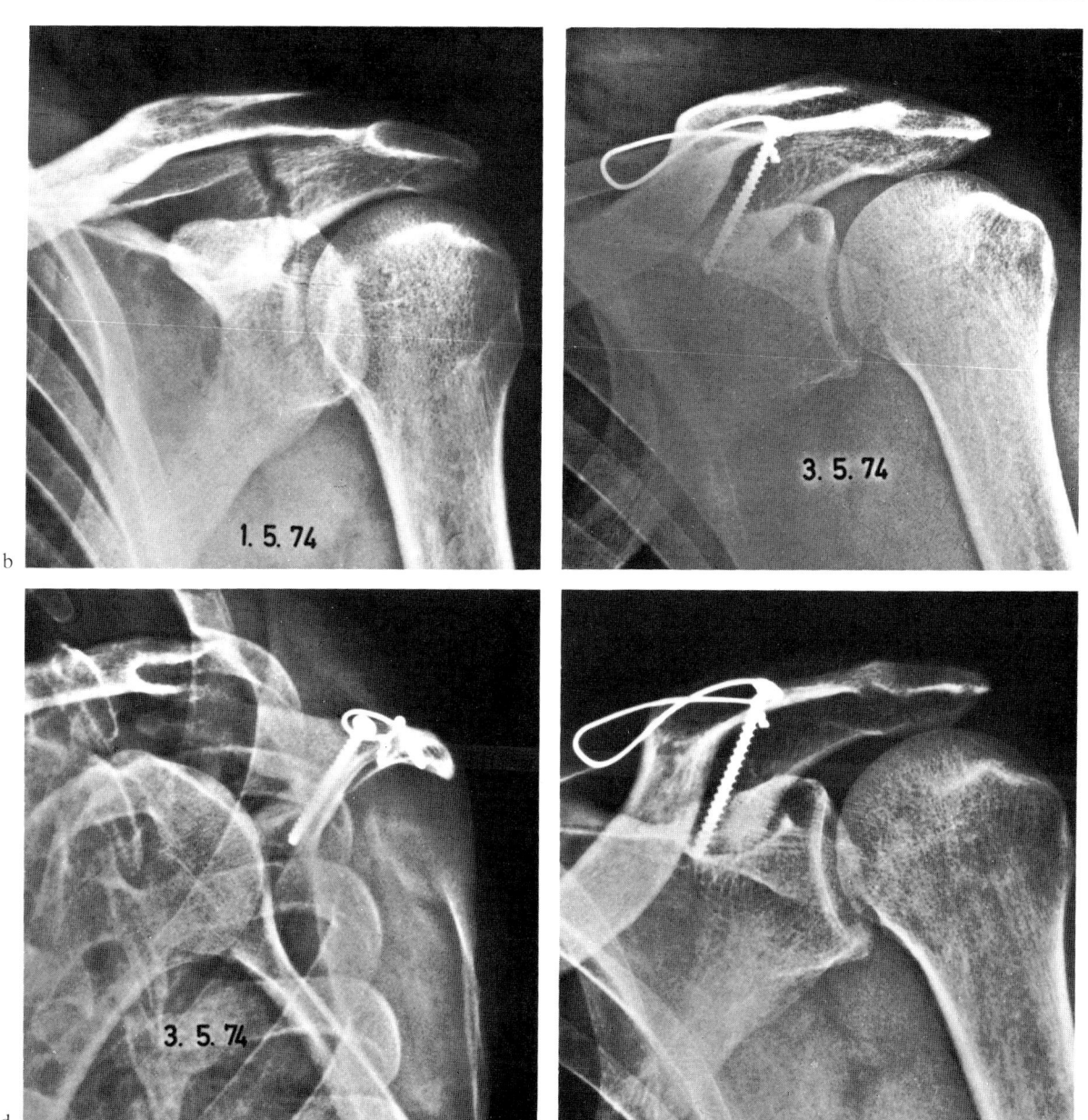

Zugschraube und Drahtzuggurtung   77

1. 5. 74

3. 5. 74

3. 5. 74

a, b
c, d

Beispiel 2: Offene Fraktur zweiten Grades bei einem Kind (Abb. 39)

Das Problem: Zur optimalen Weichteilheilung sollte die Fraktur stabilisiert werden, die Osteosynthese jedoch so minimal wie möglich sein.

Die Lösung: Die Schrägfraktur wird durch eine kleine Corticaliszugschraube stabilisiert und das medial zerrissene Periost durch die Zuggurtungsdrahtschlinge substituiert. Lateral ist das Periost intakt geblieben und wirkt als stabilisierender Gegenzug.

Abb. 39a–d. *Minimalosteosynthese mit Zugschraube und Drahtzuggurtung bei offener distaler Unterschenkelfraktur bei einem Kind*

P.M., ♂, 9 J., Nr. 171928

a) Zweitgradig offene Unterschenkelfraktur

b) *Operation:* Zugschraubenosteosynthese mit medialer Drahtzuggurtung. Verankerung am Schraubenkopf und in einem Bohrloch

c) *7 Wochen nach Operation:* Bereits knöcherne Heilung, Weichteile folgenlos geheilt

d) *1 Jahr nach Unfall:* Knochen und Weichteile geheilt, aber deutliche Beinverlängerung

Zugschraube und Drahtzuggurtung 79

a, b

16. 10. 73

16. 10. 73

c

6. 12. 73

d

4. 10. 74

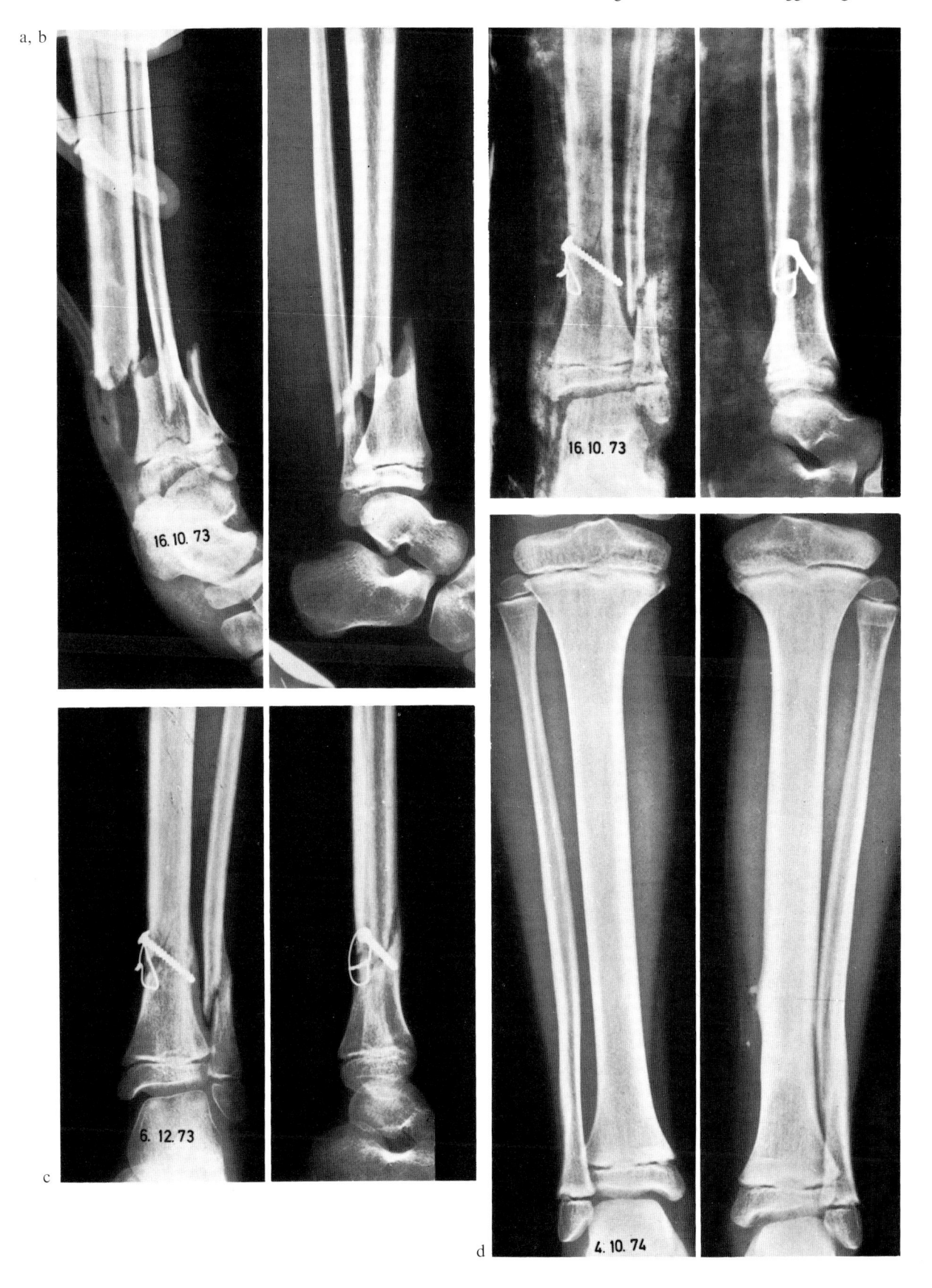

3.3 Prinzip der interfragmentären Druckerzeugung mit zwei Schrauben und einer Drahtschlinge

Nicht so selten stellt sich das Problem, zwei Fragmente zu stabilisieren, obwohl eine übliche Druckosteosynthese (Zugschraube, Druckplatte) nicht möglich oder nicht erwünscht ist.

Diese Aufgabe ist mit zwei Schrauben und einer Drahtschlinge zu lösen: In jedes Fragment wird eine Schraube unvollständig eingedreht, wobei die Schraubenrichtungen von der Frakturspalte oder Osteotomiefläche aus divergieren. Um die Schraubenköpfe herum wird eine Drahtschlinge gelegt. Werden die Schrauben definitiv eingedreht, wird die Drahtcerclage gespannt und dadurch interfragmentärer Druck erzeugt (Abb. 40).

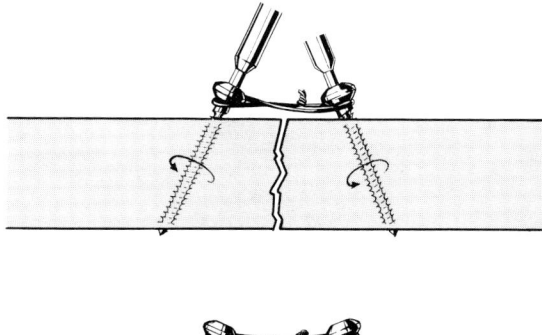

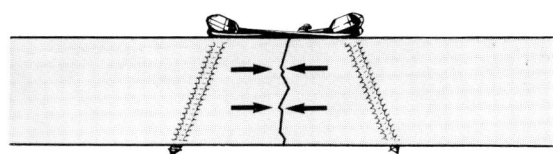

◁ Abb. 40. *Interfragmentäre Druckerzeugung mit zwei Schrauben und einer Drahtschlinge*

Mit divergierenden Schrauben, um deren Köpfe die Drahtschlinge gelegt ist, kann Kompression im Osteotomie- oder Frakturspalt erzeugt werden, sobald die Schrauben definitiv eingedreht werden

Beispiel 1: Druckosteosynthese bei intercorporaler Spondylodese (Abb. 41)

Das Problem: Nach einer intercorporalen Spondylodese sind die Späne nicht immer zuverlässig verklemmt, weil die Lordosierung die beiden Nachbarwirbel ventral klaffen.

Die Lösung: Durch das Einbringen der beiden Schrauben in den oberen und unteren Wirbelkörper in Kombination mit der Drahtschlinge wird ventrales Klaffen verhindert und die Spondylodese dadurch stabil.

Abb. 41 a–c. *Druckosteosynthese mit* ▷ *Draht und Schrauben bei intercorporaler Spondylodese*

H.M., ♀, 31 J., Nr. 192804

a) Osteochondrose L 5/S 1

b) *Operation:* Druckosteosynthese bei intercorporaler Spanspondylodese mit dem Schraubendrahtsystem

c) *12 Monate nach Operation:* Spondylodese durchgebaut

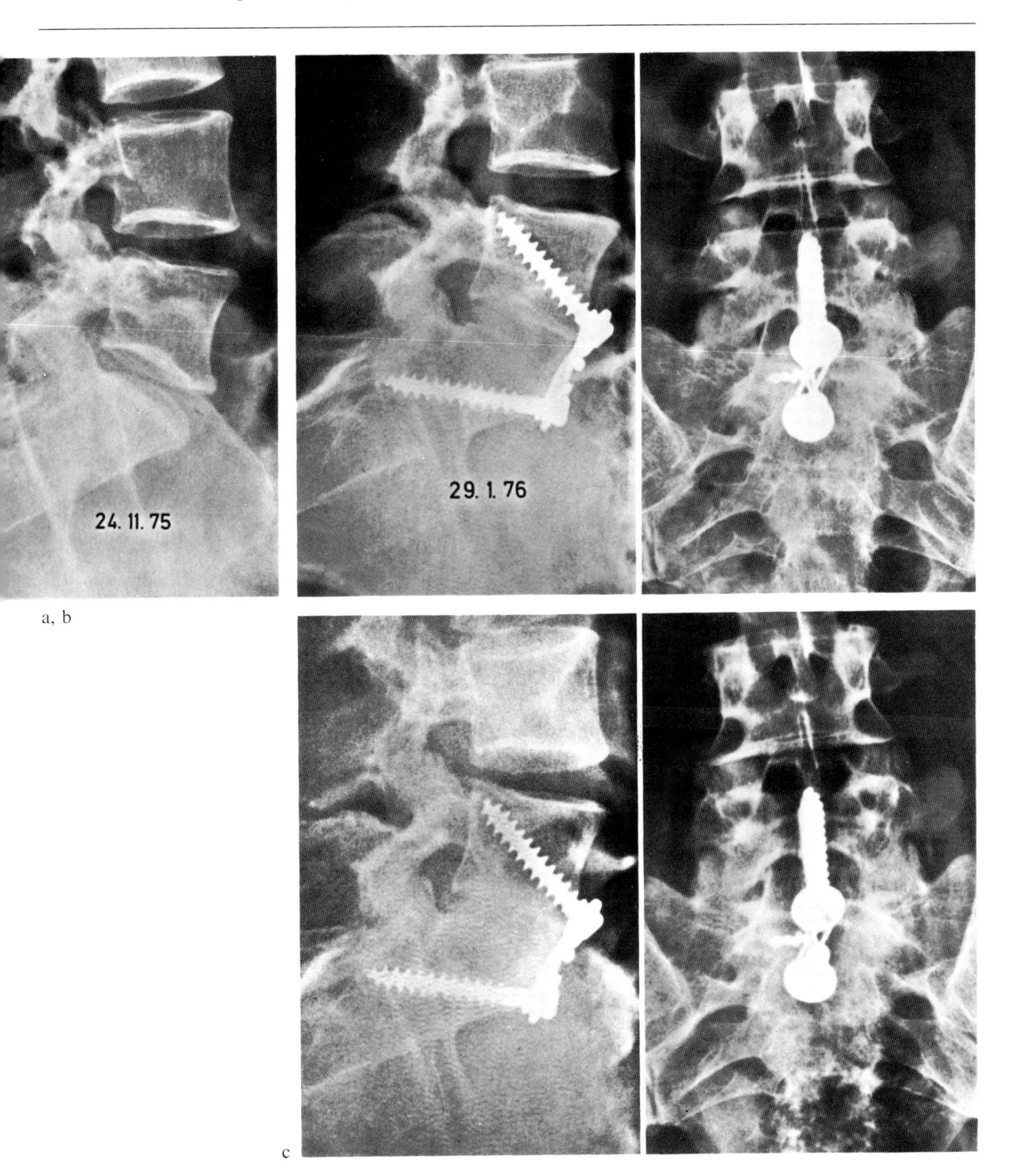

Prinzip der interfragmentären Druckerzeugung mit zwei Schrauben und einer Drahtschlinge 81

a, b

c

Beispiel 2: Hüftpfannenfraktur (Abb. 42)

Das Problem: Nach offener Reposition von dorsal her gelingt nur die anatomische Reposition des Kantenfragmentes, die Pfannengrundquerfraktur klafft weiterhin. Nur durch ausgedehntes Freilegen wäre eine anatomische Reposition und Plattenfixation möglich.

Die Lösung: Durch Anbringen der beiden divergierenden Schrauben, der Drahtschlinge und durch Anziehen der Schrauben kann die Reposition vervollständigt werden.

Abb. 42a–e. *Schrauben-Draht-Technik bei Hüftpfannenfraktur mit hinterem Kantenabbruch und Pfannengrundfraktur* C.D., ♂, 34 J., Nr. 177067

a, b) Die a.-p., die Ala- und die Obturatoraufnahme zeigen die Subluxation des Femurkopfes nach dorsal und das dafür verantwortliche, eher kleine Fragment

c) *Operation:* Dorsaler Zugang, anatomische Reposition des Kantenfragmentes und Zugschraubenosteosynthese. Die klaffende Pfannengrundfraktur wird mittels des Schrauben-Draht-Prinzips reponiert

d) *4 Monate nach Operation:* Frakturen bereits geheilt

e) *1 Jahr nach Unfall:* Restitutio ad integrum

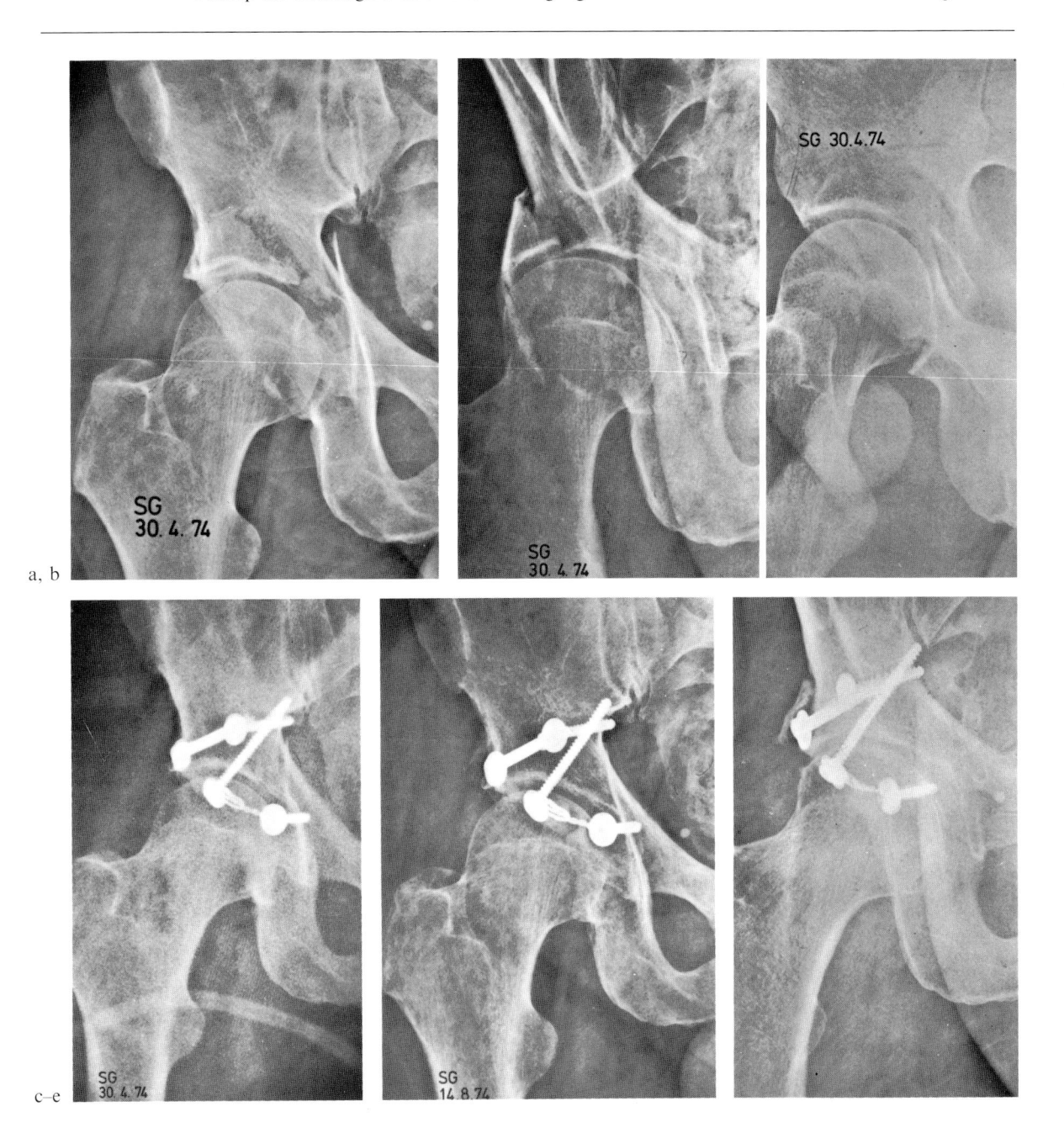

Prinzip der interfragmentären Druckerzeugung mit zwei Schrauben und einer Drahtschlinge 83

a, b

c–e

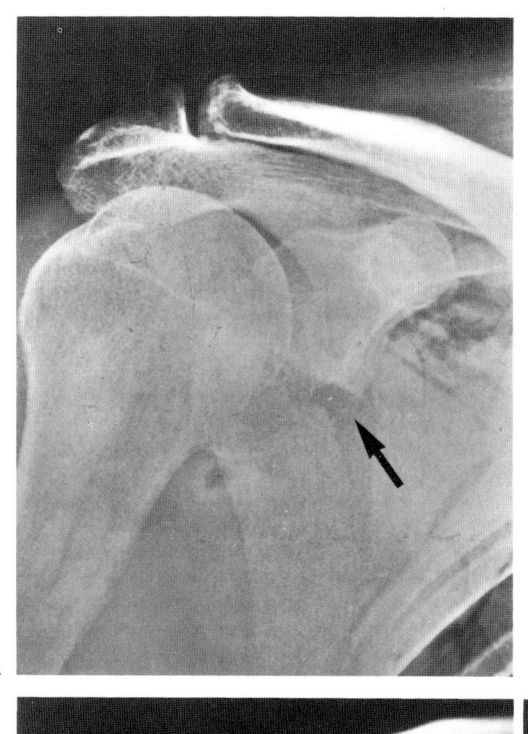

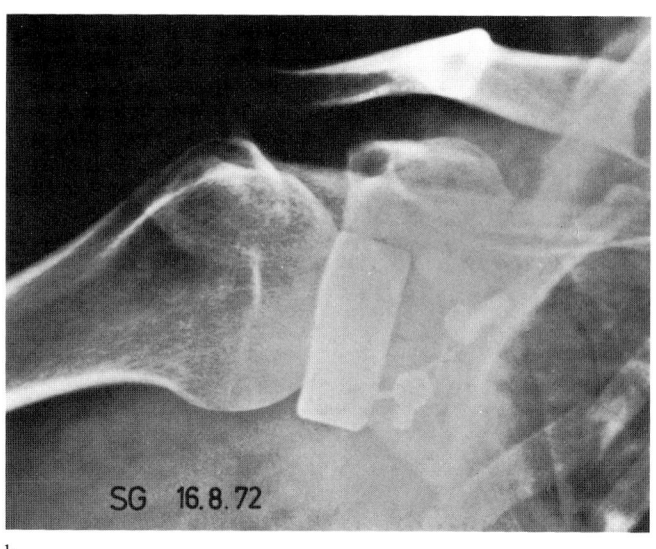

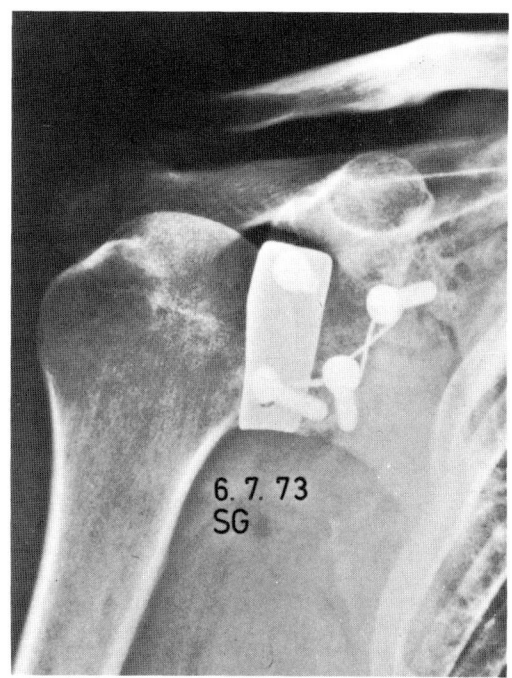

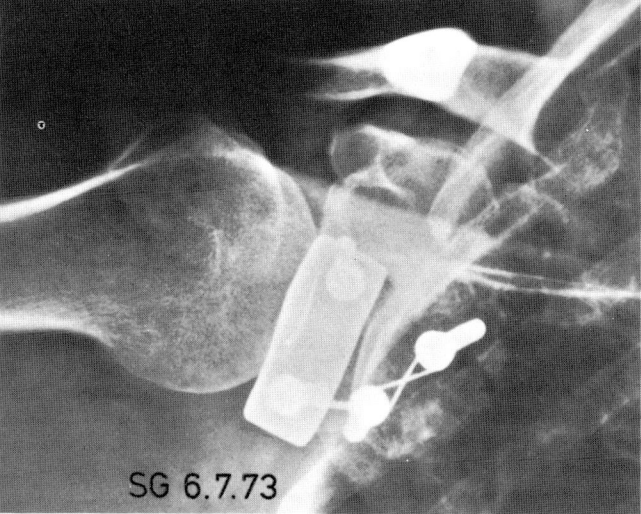

Beispiel 3: Scapulalängsfraktur (Abb. 43)

Das Problem: Selbst nach gelenknaher, stabiler Osteosynthese mit der Platte bleibt hier die Hauptfrakturspalte gelenkfern klaffend. Die Fraktur ist ungenügend stabil.

Die Lösung: Durch das beschriebene Schrauben-Draht-System läßt sich die Plattenosteosynthese wirkungsvoll ergänzen.

Abb. 43a–c. *Schrauben-Draht-Technik bei Fraktur der Schulterpfanne*
R.G., ♂, 65 J., Nr. 160708

a) Quere Pfannenfraktur mit kleinen Trümmerzonen

b) *Operation:* Anlegen einer 2-Loch-Halbrohrplatte von einem dorsalen Zugang aus; zur Verbesserung der Reposition und der Stabilität zusätzlich Schrauben-Draht-Osteosynthese

c) *9 Monate nach Unfall:* Freie Schulterbeweglichkeit; Frakturen folgenlos geheilt

3.4 Instabile Plattenosteosynthese, Stabilität durch Schraube und Draht verbessert

Bei einer offenen Unterschenkelfraktur kann nicht immer eine Osteosyntheseplatte dort angelegt werden, wo die Plattenlage biomechanisch ideal wäre. Es fehlt dann meist ein zugfestes Element auf der der Platte gegenüberliegenden Seite.

a b c

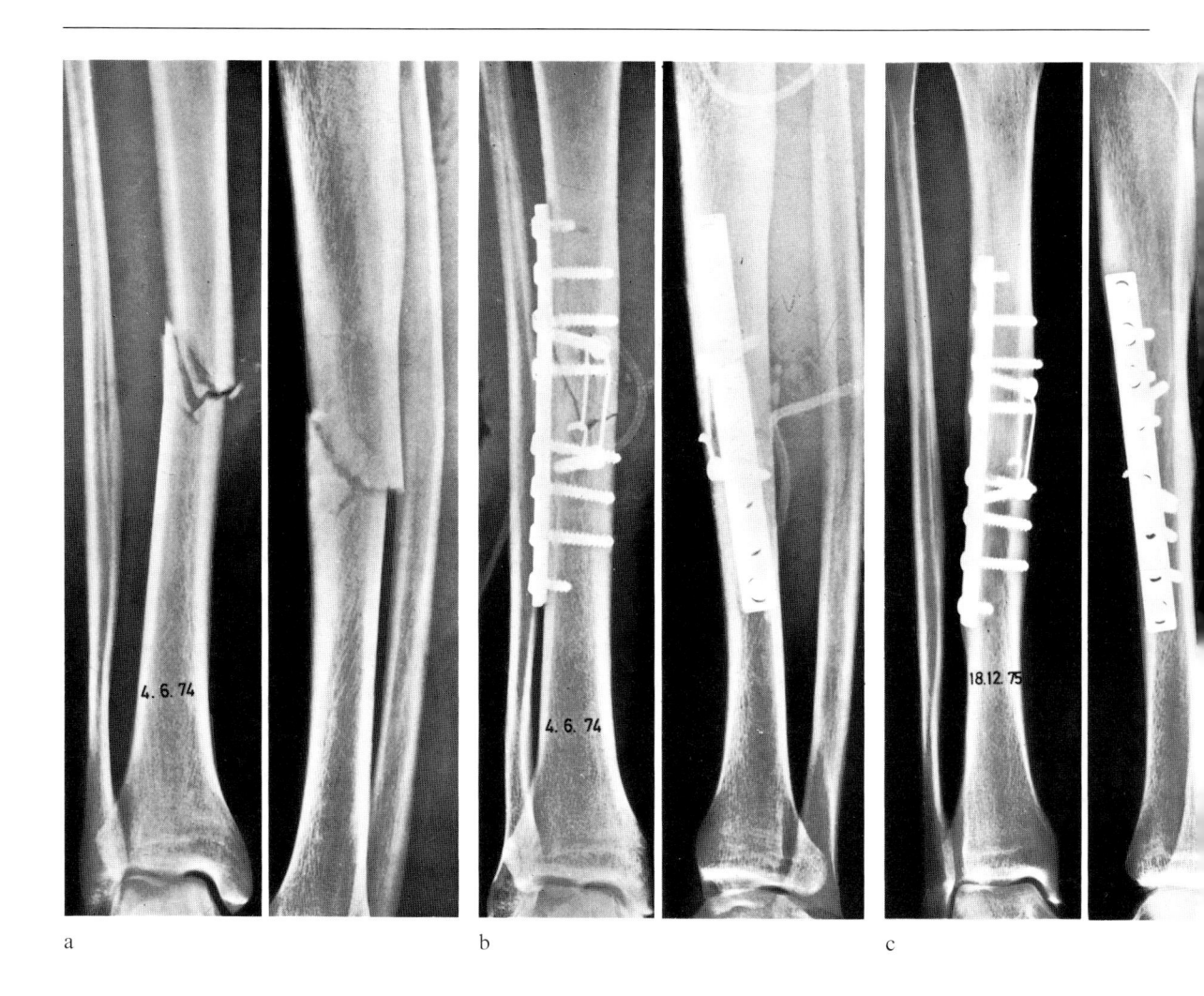

Beispiel 1: Offene Tibiafraktur (Abb. 44, 45)

Das Problem: Bei der medial offenen Tibiafraktur muß die Platte auf der lateralen Tibiaseite liegen. Weil medial kleine devitalisierte Fragmente vorhanden sind, würde die Osteosynthese selbst durch Überbiegen der Platte nicht stabil, im Gegenteil.

Die Lösung: Zwei separate Zugschrauben bilden die Verankerungspunkte für eine Drahtschlinge. Unter Spannung gesetzt, wird der Draht zur stabilisierenden Zuggurtung. Die Osteosynthese wird stabil.

Manchmal läßt sich das gleiche Verfahren ohne zusätzliche Schrauben durchführen, da eine etwas zu lang gewählte Schraube mit ihrem Gewinde ebenfalls als Verankerungspunkt dienen kann (Abb. 45).

Abb. 44a–c. *Schrauben-Draht-Technik bei medial offener Tibiafraktur*

T.H., ♂, 18 J., Nr. 177999

a) Im Bereich der Fraktur ist medial die Haut durchtrennt; es liegt eine zweitgradig offene Fraktur vor. Eine Platte darf hier nicht angelegt werden

b) *Operationstechnik:* Plattenlage lateral in Beziehung zu vitalem Gewebe. Eine Zuggurtungsdrahtschlinge anteromedial im Bereich noch guter Hautverhältnisse erhöht die Stabilität. Drahtverankerung an zwei Schrauben

c) *18 Monate nach Unfall:* Weichteile und Knochen folgenlos geheilt

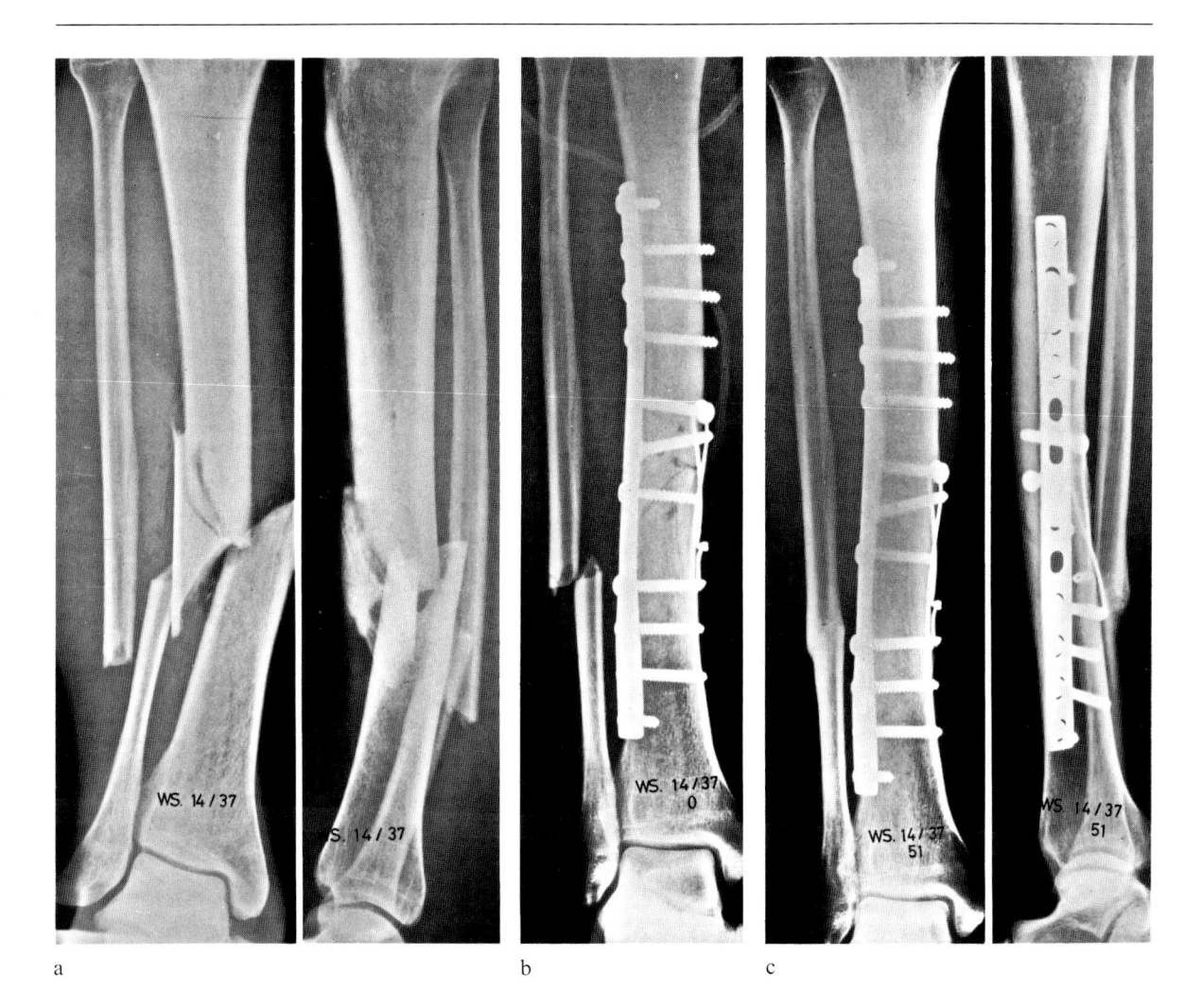

Instabile Plattenosteosynthese, Stabilität durch Schraube und Draht verbessert 87

Abb. 45a–c. *Schrauben-Draht-Technik bei zweitgradig offener Unterschenkelfraktur*

C.A., ♂, 22 J., Nr. 180727

a) Unterschenkeltrümmerfraktur, medial Hautschaden zweiten Grades

b) *Operation:* Wegen des Hautschadens Plattenlage lateral. Der Berstungskeil wird durch Zugschrauben fixiert. Die Drahtschlinge wird um den einen Schraubenkopf und eine Schraubenspitze gelegt. Beim Anziehen der separaten Zugschraube wird der Draht gespannt und die Stabilität der Osteosynthese dadurch erhöht

c) *1 Jahr nach Unfall:* Restitutio ad integrum

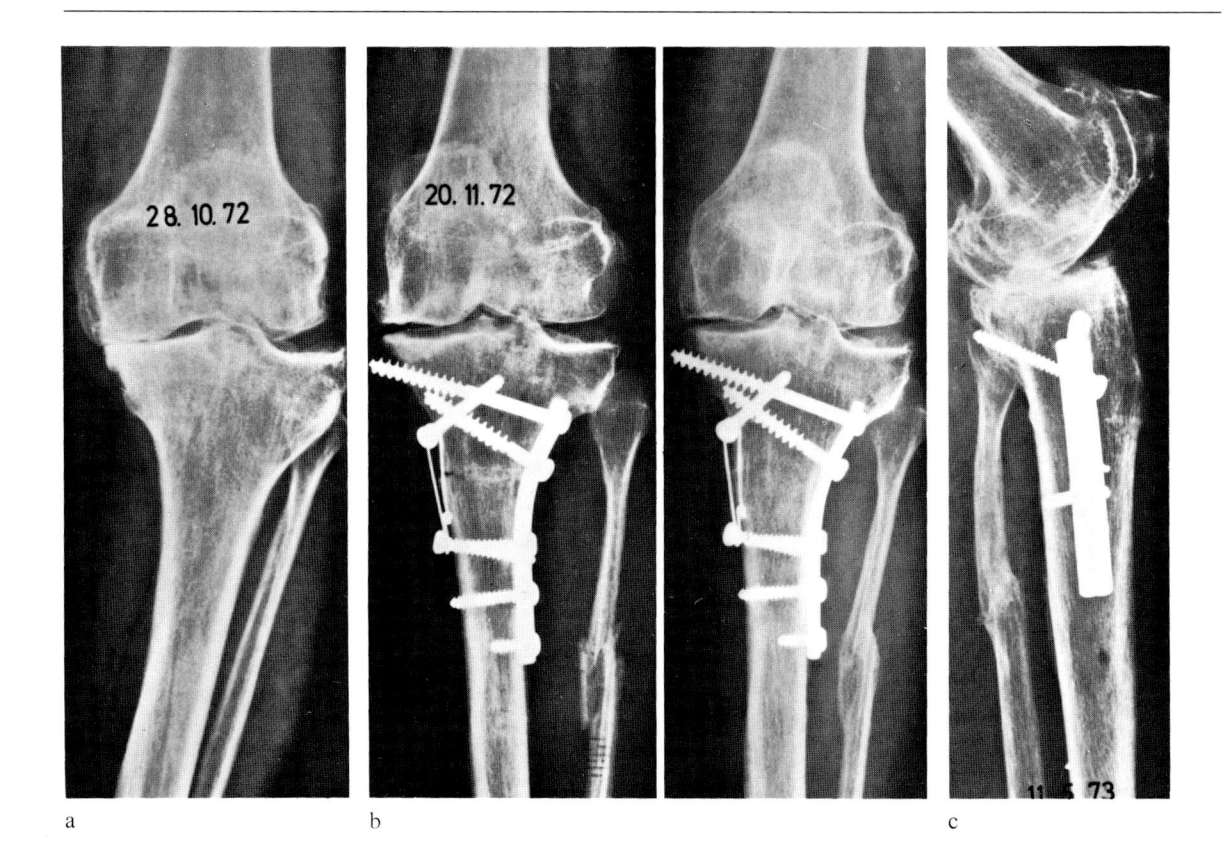

Beispiel 2: Tibiakopfosteotomie mit medialer Instabilität (Abb. 46)

Das Problem: Wenn das mediale Periost nicht mehr intakt ist, kann es zum Klaffen der Osteotomie medial (fehlende Zuggurtung) und damit zur Pseudarthrose kommen.

Die Lösung: Das Schrauben-Draht-System ersetzt das medial gerissene Periost und erlaubt dadurch der lateral gelegenen Platte, wieder als Zuggurtungsplatte zu wirken.

Abb. 46a–c. *Schrauben-Draht-Technik bei proximaler Tibiaosteotomie*
Z.H., ♀, 67 J., Nr. 155760
a) Varusgonarthrose
b) *Operation:* Valgisierende Tibiakopfosteotomie. Zur Vermeidung medialen Klaffens der Osteotomie wird hier eine Zuggurtung angelegt
c) *6 Monate nach Osteotomie:* Osteotomie geheilt. Patientin beschwerdefrei

3.5 Temporäre Epiphysiodese zum Ausgleich einer gelenknahen Fehlstellung bei Kindern

Epiphysiodesen können definitiv sein (z.B. mittels der Umkehrspanepiphysiodese nach PHEMISTER) oder temporär, so daß nach einer gewissen Zeit oder erreichtem Korrektureffekt die Epiphysiodese wieder aufgehoben werden kann.
Die gebräuchlichste temporäre Epiphysiodesetechnik verwendet die Epiphysenfugenklammern nach BLOUNT. Eine Gefahr dieser Methode ist die Lockerung der Klammern durch den Wachstumsdruck. Dieser Gefahr läßt sich durch das Schrauben-Draht-System begegnen.

Beispiel 1: Residuale Valgusverkrümmung bei einem Jugendlichen (Abb. 47)

Das Problem: Bei einer posttraumatischen Valgusverkrümmung des Unterschenkels mit relativer Längenvermehrung ist die temporäre, exzentrische Wachstumshemmung indiziert.

Die Lösung: Je zwei Schrauben werden in die Epiphyse und in die Metaphyse eingedreht, ohne die Fuge zu berühren. Durch Anspannen der Drahtcerclage entsteht die gewünschte Verklammerung. Die temporäre Epiphysiodese wird nach erreichter Korrektur wieder aufgehoben, sobald Schrauben und Drähte entfernt sind.

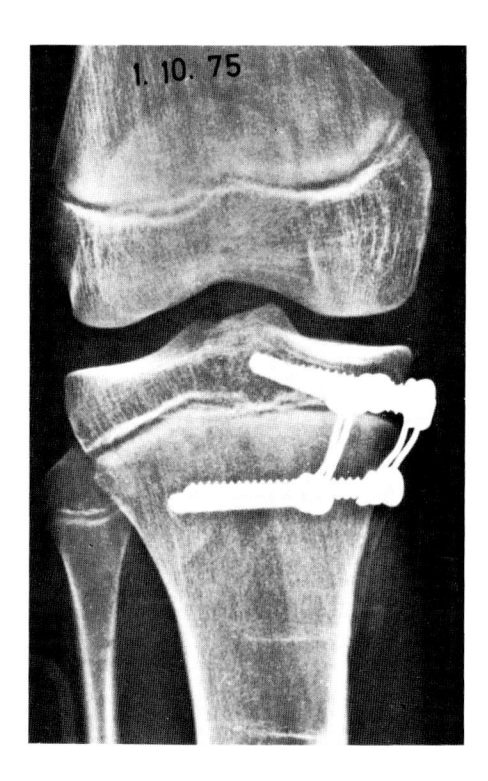

Abb. 47. *Temporäre einseitige Epiphysiodese mit Schrauben-Draht-Technik*
A.R., ♂, 13 J., Nr. 100828
Tibia valga nach hoher Tibiafraktur. Temporäre Epiphysiodese mit dem Schrauben-Draht-System: Je zwei Schrauben, eine dies- und eine jenseits der Wachstumsfuge, werden mit einer Zuggurtungsdrahtschlinge verbunden, analog zu einer Klammer nach BLOUNT

90 Kombination von Drahtschlinge und Schraube

3.6 Andere Techniken mit Draht

Nicht für jede erdenkliche Osteosyntheseaufgabe ist ein spezielles Implantat wünschbar – uferlos würde das Instrumentarium. Mit einfachen Mitteln, mit Schraube und Draht, kann oftmals wirkungsvoll improvisiert werden.

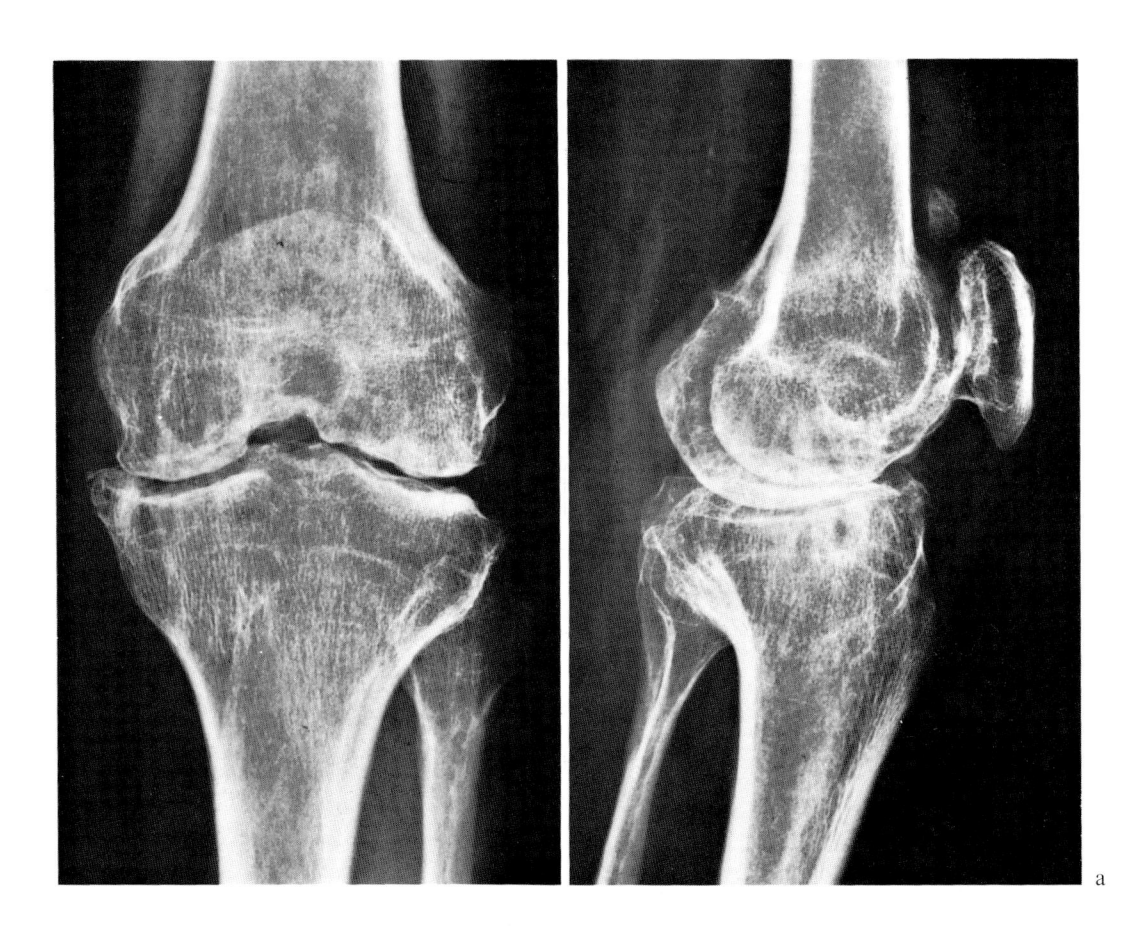

Beispiel 1: Knickosteotomie im Tibiakopf (Abb. 48)

Das Problem: Eine Streckosteotomie bei Gonarthrose benötigt zur Stabilisierung eine kräftige ventrale Zuggurtung, sofern die Corticalis dorsal nur einknickt und deshalb zugfest bleibt.

Die Lösung: Zwei Schrauben werden parallel zur Keilosteotomie eingeführt. Sie müssen in der ventralen Knochenhälfte liegen und etwas zu lang sein; um die Schraubenköpfe und die Schraubenspitzen wird ein Draht geschlungen und über der Tuberositas tibiae gespannt, so daß eine Zuggurtung entsteht.

Abb. 48a–c. *Schrauben-Draht-Technik bei Streckosteotomie im Tibiakopf*
B.K., ♀, 50 J., Nr. 203143

a) Gonarthrose mit vorwiegendem Streckdefizit

b) *Operation:* Ventrale Keilentnahme, Osteotomie inkomplett; die beiden überlangen Schrauben liegen ventral und parallel zum Gelenk, die an ihnen verankerten Drähte wirken als Zuggurtung

c) *3 Monate nach Osteotomie:* Knöcherne Heilung problemlos, Beugung 90°, Streckung voll, Patient schmerzfrei

b

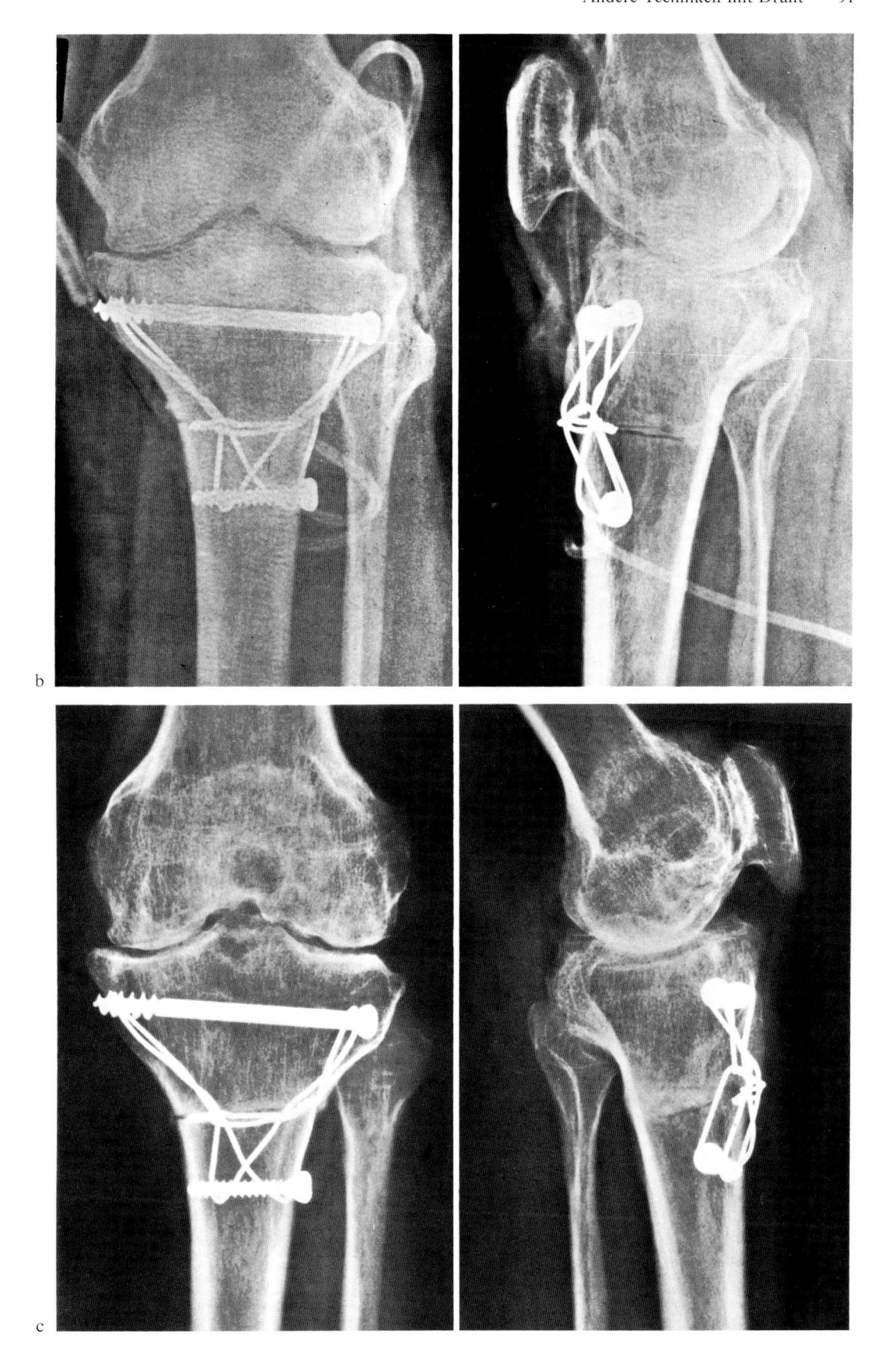

c

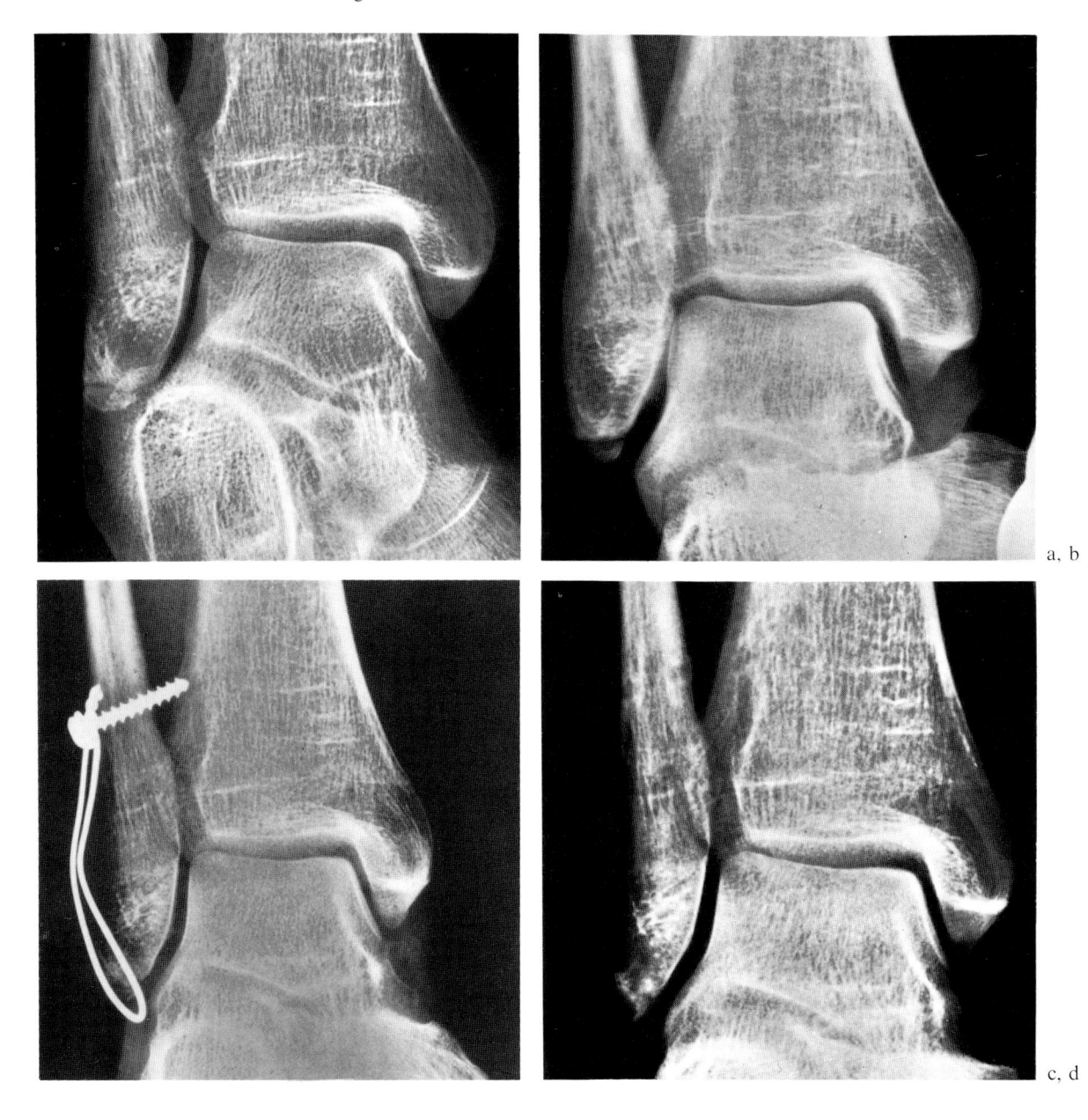

Beispiel 2: Fibulaspitzenpseudarthrose (Abb. 49)

Das Problem: Das Fragment wäre für eine Druckosteosynthese mit einer axialen Schraube zu klein.

Die Lösung: Die Drahtschlinge im Bandansatz wird durch die Schraube in der Fibula optimal gespannt, d.h. die Pseudarthrose wird stabilisiert.

Abb. 49 a–d. *Drahtzuggurtung bei einer Fibulaspitzenpseudarthrose mit sehr kleinem, knöchernem Fragment*

Z.W., ♂, 51 J., Nr. 209141

a) Fibulaspitzenpseudarthrose

b) *Gehaltene Supinationsaufnahme:* Bewegliche Pseudarthrose

c) *Operation:* Das kleine Fragment wird mit der Drahtschlinge gefaßt und durch den Zug der Schraube angepreßt

d) *6 Monate nach Operation:* Pseudarthrose geheilt, Patient beschwerdefrei

4 Kirschner-Draht

4.1 Kirschner-Draht-Spickung

Im allgemeinen ist die reine Kirschner-Drahtspickung keine stabile Osteosynthese und muß mit einer Gipsfixation geschützt werden. Manchmal ist sie jedoch wegen der Kleinheit der Fragmente die einzige Möglichkeit, eine Osteosynthese überhaupt durchzuführen.

Beispiel 1: Subcapitale Fraktur der Großzehengrundphalanx (Abb. 50)

Das Problem: Weder eine direkte Verschraubung noch eine Plattenosteosynthese ist möglich.

Die Lösung: Die beiden fast parallel eingebrachten Kirschner-Drähte sind umgebogen und in den Seitenbandansätzen zuverlässig verankert.

Abb. 50 a–d. *Kirschner-Draht im Bandansatz*

I.M., ♂, 18 J., Nr. 168364

a) Quere subcapitale Fraktur der Grundphalanx der Großzehe

b) *Operation:* Die umgebogenen Kirschner-Drähte finden guten Halt distal in den Bandansätzen und proximal in der subchondralen Knochenschicht

c) *Postoperativ:* Gute Reposition und Retention der Fraktur

d) *1 Jahr nach Unfall:* Fraktur folgenlos geheilt, normales Interphalangealgelenk

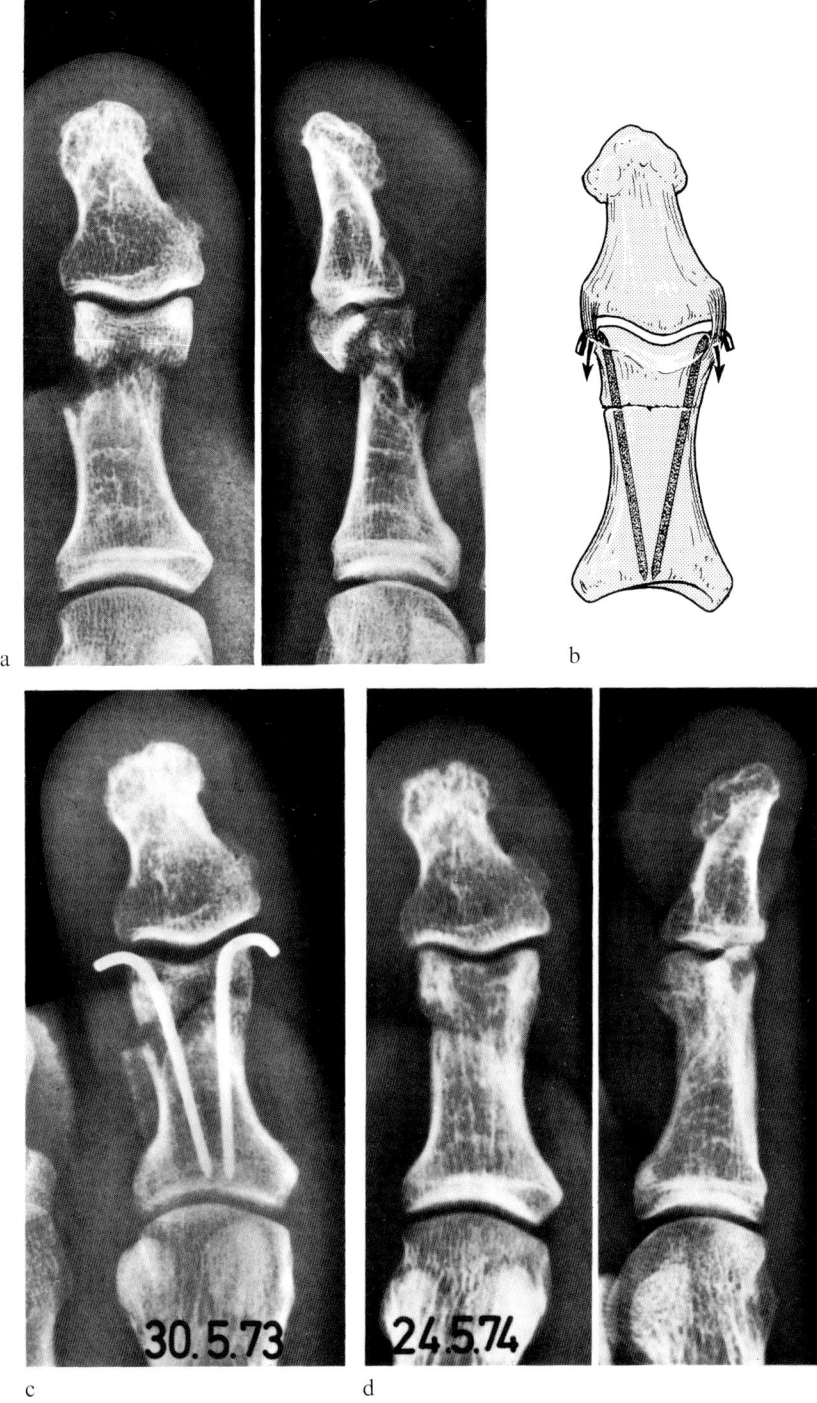

a b

c 30.5.73   d 24.5.74

4.2 Beziehung Kirschner-Draht zu Schraubenkopf

Oft könnte die Metallentfernung nach Frakturosteosynthese einfacher durchgeführt werden, wenn die verschiedenen Implantate leicht aufzufinden wären und nicht allzuweit auseinander liegen würden. Durch die besondere Anordnung von Schraubenkopf und Kirschner-Drahtende kann das Metall leichter aufgefunden werden.

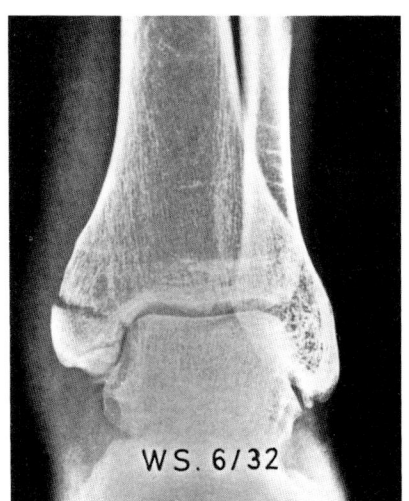

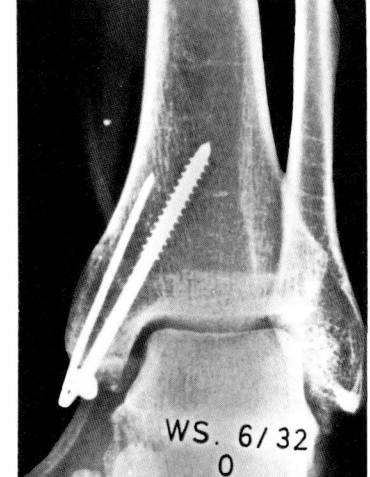

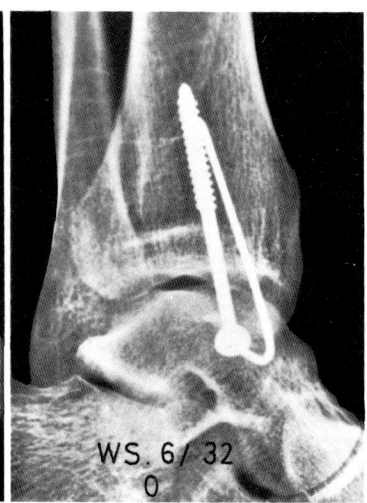

a, b

Beispiel 1: Osteosynthese des Malleolus medialis (Abb. 51)

Das Problem: Die Osteosynthese muß folgende Aufgaben erfüllen: Neutralisation von Zug- und Scherkräften und Neutralisation von Torsionskräften. Bei größeren Fragmenten genügen dazu zwei Schrauben oder eine Schraube und ein Draht.

Die Lösung: Das freie Kirschner-Drahtende wird so umgebogen, daß es in den Schraubeninbus zu liegen kommt. Der Schraubenkopf ist in der Regel leicht auffindbar, so daß die Metallentfernung von Draht und Schraube sehr leicht durchgeführt werden kann.

Abb. 51 a–d. *Kirschner-Drahtende im Schraubenkopfinbus*

I.J., ♂, 19 J., Nr. 172065

a) Querfraktur des Malleolus medialis

b) *Osteosynthese:* Kompression mit der Schraube, Rotationsstabilität durch den Kirschner-Draht. Dessen Ende ist umgebogen in den Schraubenkopfinbus gesteckt

c) $4^1/_2$ *Monate nach Unfall:* Fraktur geheilt

d) *Technik der Metallentfernung:* Lokalanaesthesie, Stichincision und müheloses Entfernen von Draht und Schraube, da beide an derselben Stelle zu finden sind

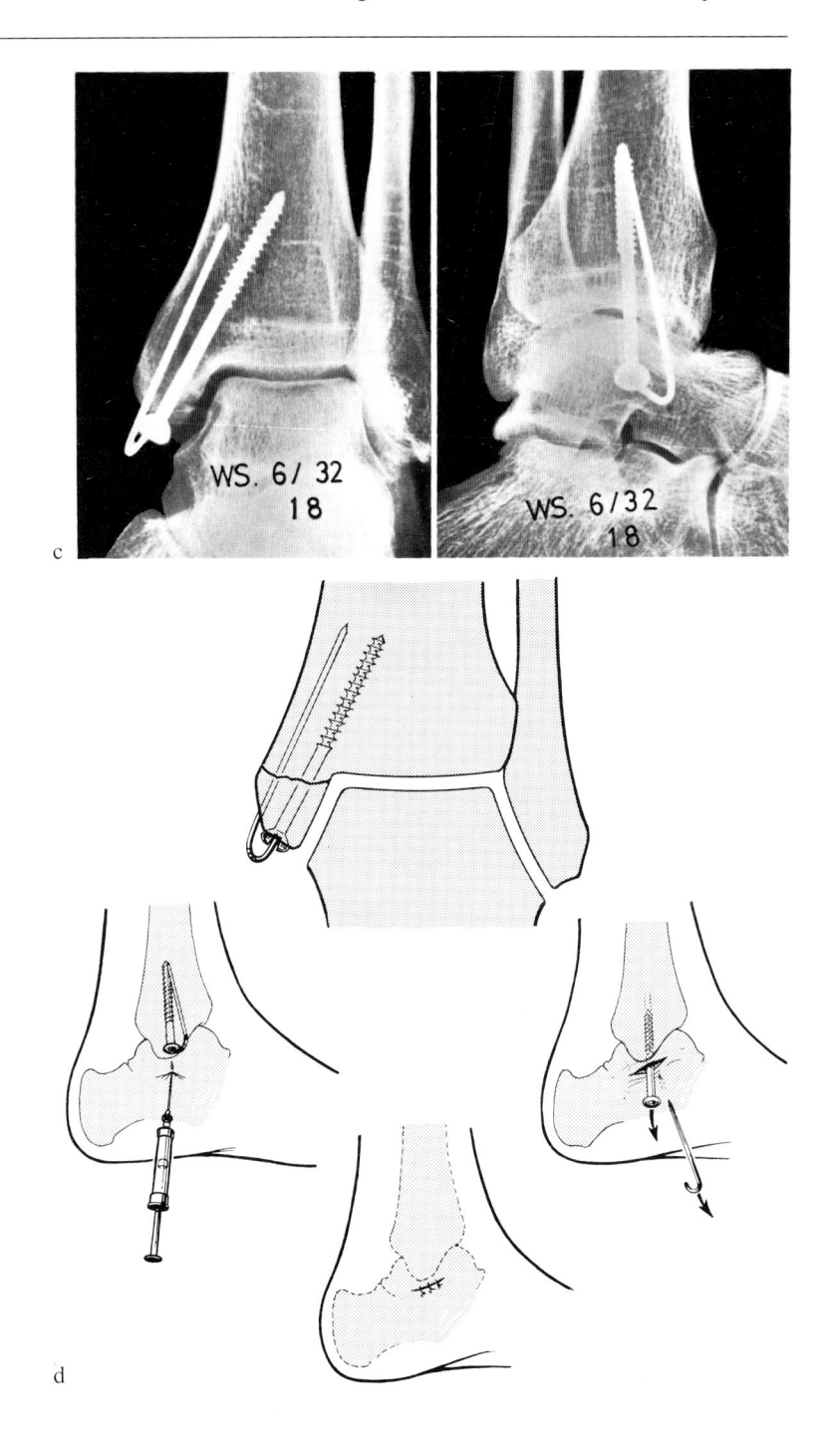

Beziehung Kirschner-Draht zu Schraubenkopf 97

c

d

4.3 Umgebogenes, stabilisierendes Kirschner-Drahtende

Wenn ein Kirschner-Draht ein Gelenk überkreuzt, kommt es wegen der kleinen Bewegungen immer zum Wandern des Drahtes. Am Schultergürtel hat dieses Phänomen schon oft zu schweren Komplikationen geführt. (Die Schweizerische Unfallversicherungsanstalt SUVA führt in ihrer Statistik sogar einen Todesfall auf, der auf das Wandern eines solchen Drahtes bis ins Myokard zurückzuführen war.)
Ein Draht muß so eingebracht sein, daß ein Verschieben unmöglich wird.

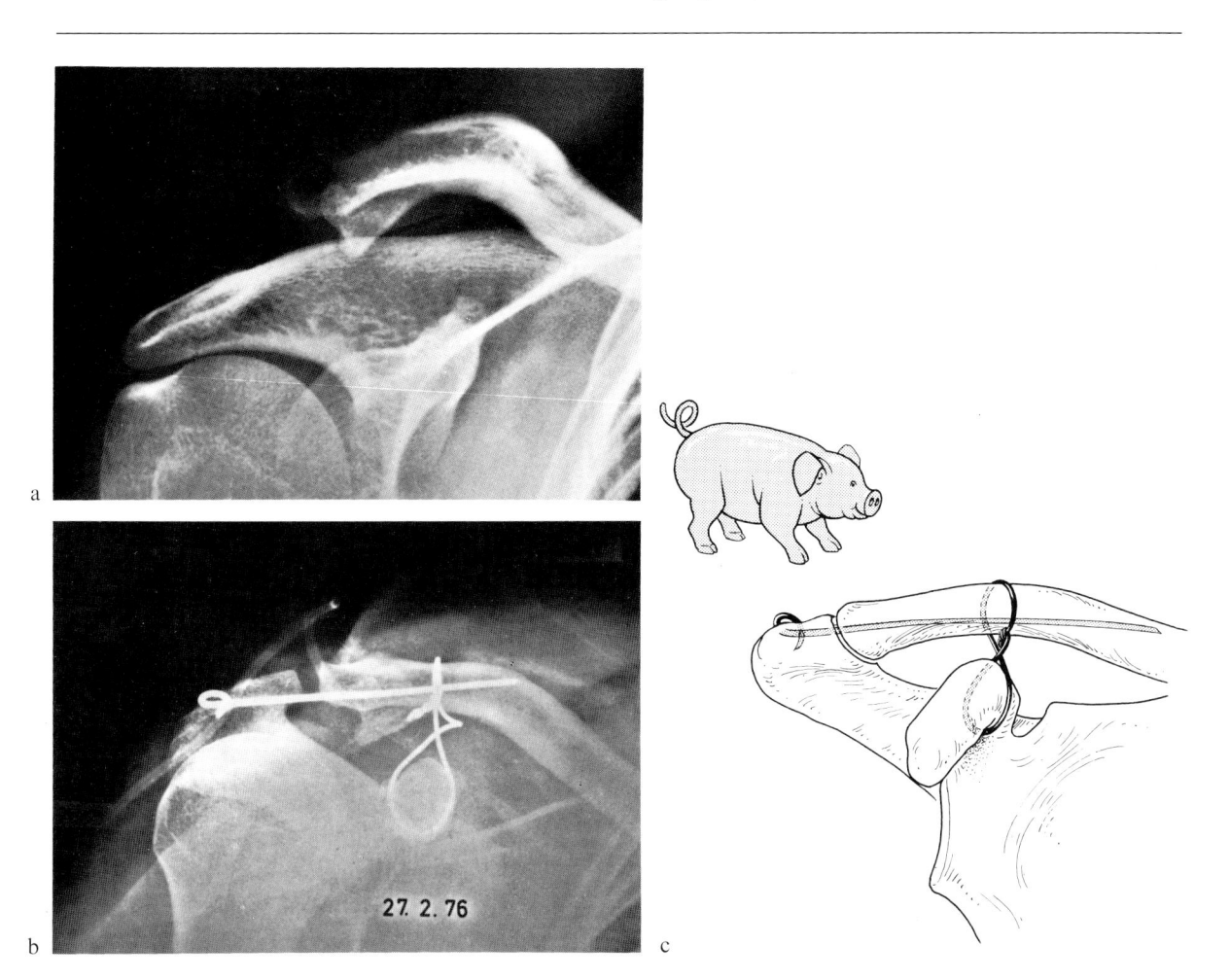

Abb. 52a–c. *Kirschner-Draht mit „Schweineschwänzchen"*

Sp.R., ♂, 25 J., Nr. 163472

a) Acromioclavicularluxation

b) *Offene Reposition:* Alle Bänder werden genäht. Die coracoclaviculären Bänder sind durch die Drahtschlinge, das Acromioclaviculargelenk mit einem axialen Draht gesichert

c) *Trick gegen das Wandern eines Kirschner-Drahtes:* Das zu einem „Schweineschwänzchen" umgebogene Drahtende verhindert das Wandern in beiden Richtungen

Beispiel 1: Luxation des Acromioclaviculargelenkes (Abb. 52)

Nach offener Reposition, Naht der coracoclaviculären Bänder und Sicherung dieser Bandnaht durch die Drahtschlinge, welche um Coracoid und Clavicula geht, muß auch das Acromioclaviculargelenk stabilisiert werden.

Das Problem: Eine axiale Spickung stabilisiert das Gelenk an und für sich genügend, es besteht aber die Gefahr der Drahtwanderung.

Die Lösung: Das Kirschner-Drahtende am Acromion wird in der Form eines Schweineschwanzes umgebogen. Dadurch kann der Draht weder vor- noch rückwärts wandern.

5 Kombination von Kirschner-Draht und Drahtschlinge

5.1 Intertrochantäre Osteosynthese beim Kind

Zur Stabilisierung einer intertrochantären Fraktur oder Osteotomie im Kindesalter werden zahlreiche Typen von Osteosyntheseplatten empfohlen, welche alle auf dem Zuggurtungsprinzip beruhen (Winkelplatten). In geradezu idealer Art und Weise läßt sich dieses Prinzip aber auch mit Kirschner-Draht und Drahtschlinge verfolgen.

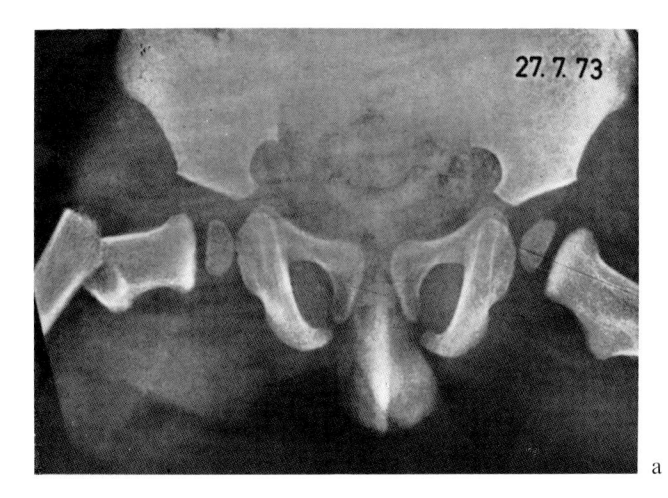

Beispiel 1: Intertrochantäre Fraktur bei einem 13 Monate alten Säugling (Abb. 53)

Das Problem: Für einen Patienten im Säuglingsalter muß eine Osteosynthese ausgesprochen bewegungsstabil sein, denn selbst im Becken-Bein-Gips werden erstaunlich kräftige Strampelbewegungen ausgeführt.

Die Lösung: Offene Reposition der Fraktur, Spicking vom Trochanter major her und Anlegen einer Zuggurtungsdrahtschlinge durch ein Bohrloch seitlich im Femur und um die umgebogenen Drahtenden.

Abb. 53a–d. *Drahtzuggurtung einer intertrochantären Femurquerfraktur bei einem Säugling*

H.D., ♂, $1^{1}/_{12}$ J., Nr. AK KS

a) Polytrauma mit Thorax- und Abdominalverletzungen und intertrochanterer Femurfraktur

b) *Osteosynthese nach dem Zuggurtungsprinzip:* Die Fraktur ist stabil versorgt, so daß kein Beckenbeingips notwendig und damit die Überwachung des Abdomens erleichtert ist

c) *Prinzip der Zuggurtung:* Die Kirschner-Drähte schienen die Fraktur, die Drahtschlinge neutralisiert den Zug der pelvitrochantären Muskulatur und verhindert eine Varuskippung. In der Fraktur besteht nur noch reiner Druck

d) *2 Jahre nach Unfall:* Fraktur folgenlos geheilt

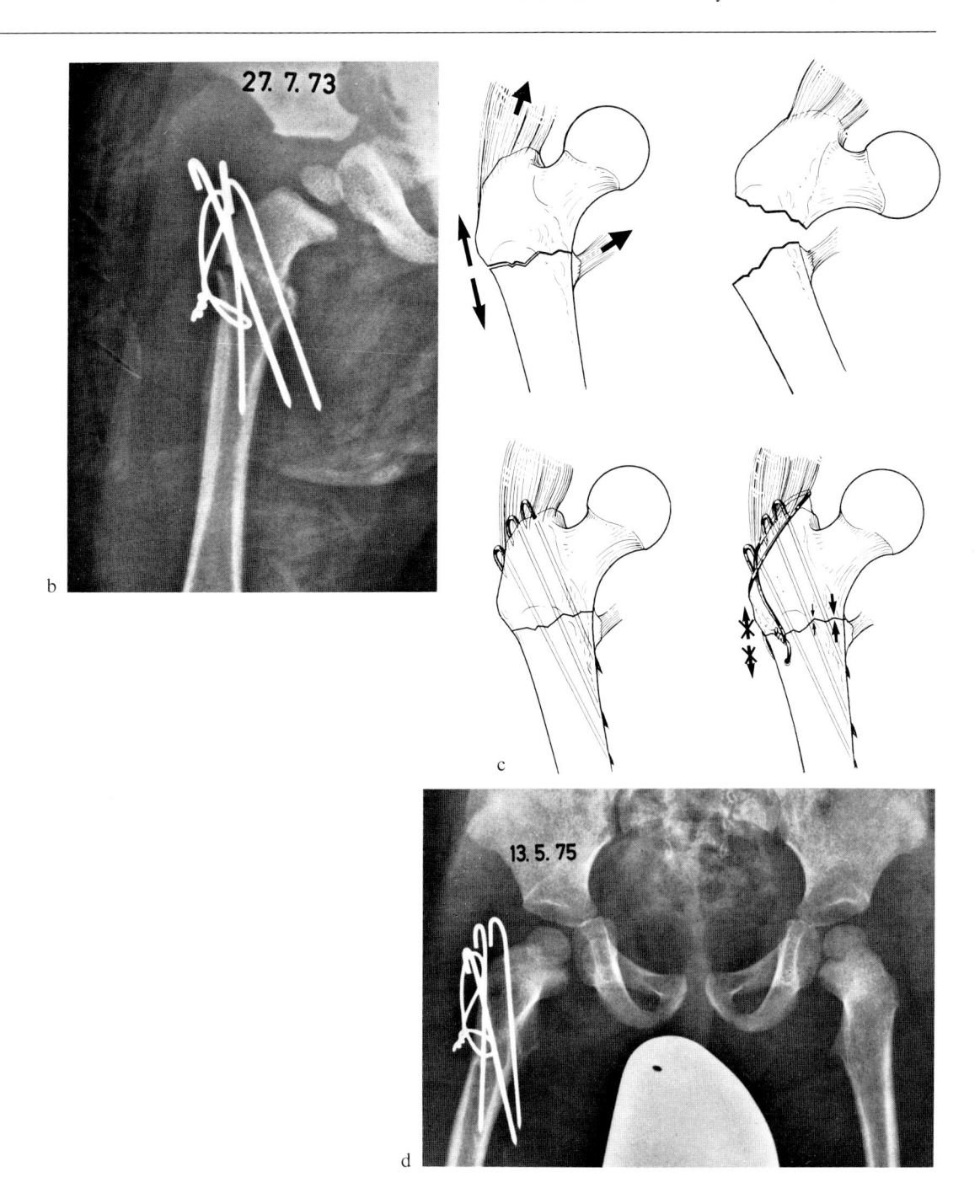

Intertrochantäre Osteosynthese beim Kind 103

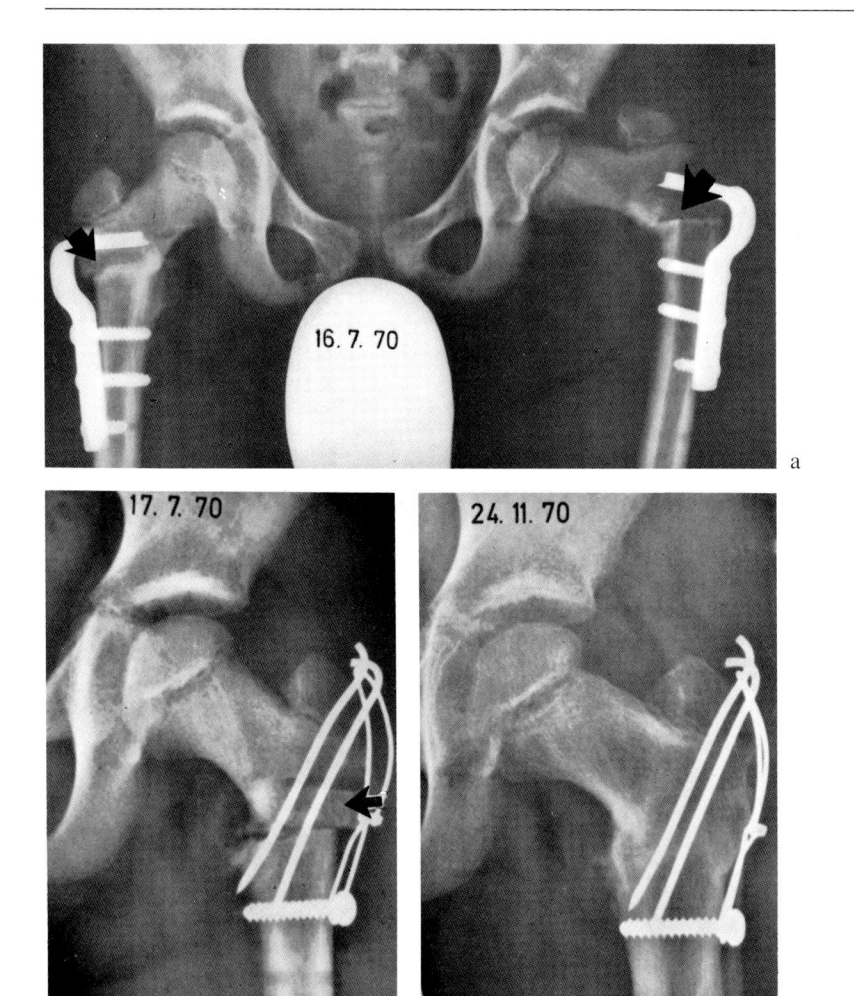

**Beispiel 2: Instabil gewordene Plattenosteosynthese
nach intertrochantärer Osteotomie beim Kind (Abb. 54)**

Das Problem: Die den entscheidenden Halt bietende Knochenbrücke zwischen Plattenklinge und Osteotomie ist ausgebrochen, so daß für die Reoperation eine andere Operationstechnik angewandt werden muß.

Die Lösung: Offene Reposition der Osteotomie noch bei liegender Platte und Spickung mit Kirschner-Drähten, danach Entfernung der Platte. Anbringen der Drahtschlinge als Zuggurtung. Das ausgebrochene Fragment ist an richtiger Stelle verklemmt. Verwendung der proximalen Schraube zur Verankerung des Drahtes.

Abb. 54a–c. *Drahtzuggurtung nach instabiler Plattenosteosynthese einer intertrochantären Osteotomie bei einem Kind* L.N., ♂, 9 J., Nr. 90855

a) *Postoperative Instabilität:* Die tragende Knochenbrücke zwischen Plattenklinge und Osteotomie ist ausgebrochen

b) *Operation:* Reposition bei liegender Platte. Transfixation der drei Fragmente mit zwei Kirschner-Drähten. Plattenentfernung und Drahtzuggurtung. Verankerung an Kirschner-Drähten und Schraubenkopf. Das ausgebrochene Fragment ist unter Druck eingeklemmt

c) *4 Monate nach Reoperation:* Osteotomie problemlos geheilt

5.2 Kirschner-Drähte und Drahtschlinge anstelle einer Winkelplatte

Für das proximale Femur beim Kind ist es möglich, intraoperativ, sozusagen „nach Maß", mit Kirschner-Drähten eine „Winkelplatte" herzustellen.

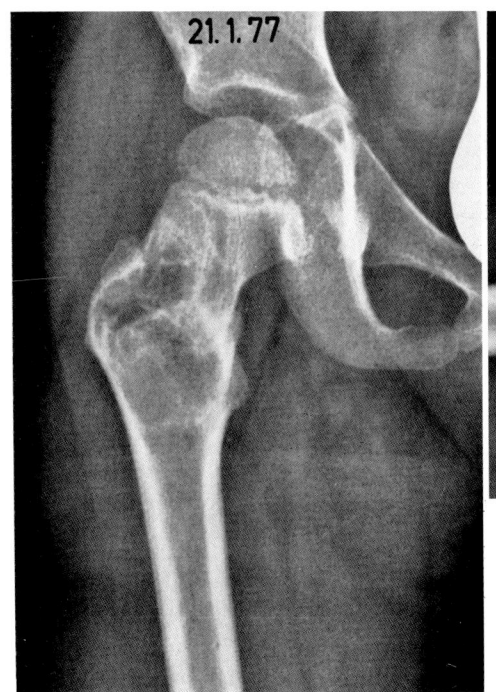

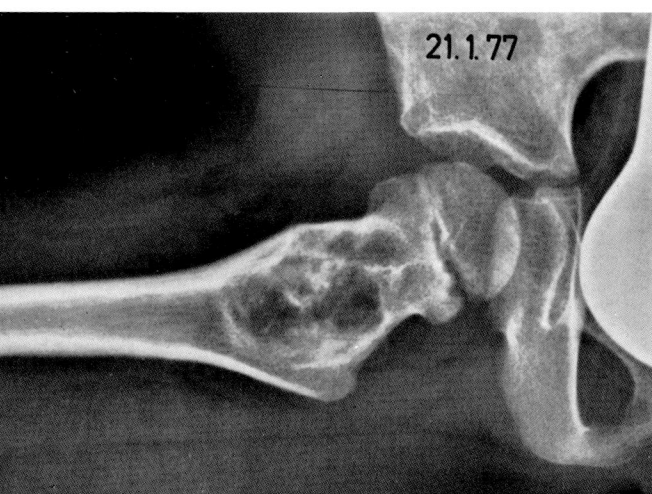

106 Kombination von Kirschner-Draht und Drahtschlinge

a

Beispiel 1: Armierte Spanung nach Ausräumen eines cystischen Tumors der Intertrochantärgegend (Abb. 55)

Das Problem: Nach radikaler Ausräumung des Tumors verbleibt trotz Auffüllung mit Eigenspongiosa eine hochgradige mechanische Schwächung mit dem Risiko einer Fraktur.

Die Lösung: In der Achse des Schenkelhalses werden drei 3 mm dicke Kirschner-Drähte bis in die Wachstumsfuge eingedreht, so daß der Schenkelhals zuverlässig geschient ist. Die Biegefestigkeit der Intertrochantärgegend wird dadurch erhöht, daß die drei Drähte abgeknickt und unter Vorspannung am Femurschaft mit zwei Drahtschlingen befestigt werden.

Abb. 55a–e. *Schienung des Schenkelhalses eines Kindes mit Kirschner-Drähten* B.M., ♀, 9 J., Nr. 204636

a) Osteofibrom mit Schwächung des Schenkelhalses

b) *Operation:* Tumorausräumung, Spongiosaplastik. Schienung des geschwächten Schenkelhalses mit drei dikken Kirschner-Drähten. Die umgebogenen Drähte werden mit zwei Drahtschlingen gegen den Femurschaft stabilisiert

c) *Schematisch:* Die innere Schienung entspricht jener einer 130°-Winkelplatte. Die Cerclagen verhindern das Wandern der Drähte

d) *2 Monate nach Operation:* Die Spongiosa ist eingeheilt

e) *19 Monate nach Operation:* Kein Tumorrezidiv, Schenkelhals normal

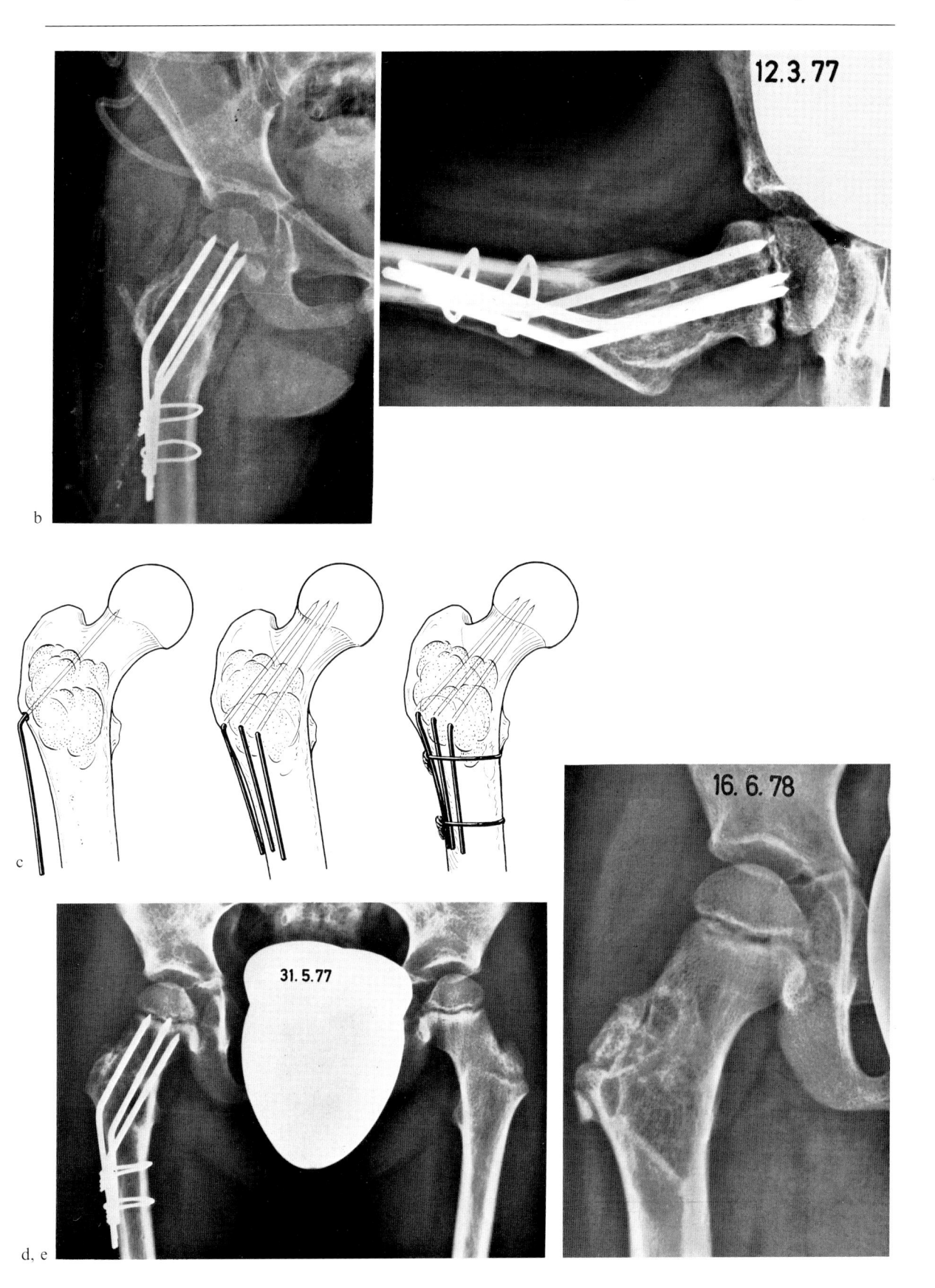

Kirschner-Drähte und Drahtschlinge anstelle einer Winkelplatte 107

12.3.77

b

c

31.5.77

16.6.78

d, e

5.3 Kombination von Kirschner-Draht, Drahtschlinge und Fixateur externe

Die dargestellten Osteosynthesen mit Kirschner- und Cerclagedraht sind an druckfeste Knochenfragmente gebunden. Fehlt die Druckfestigkeit, wie im folgenden Beispiel eines Tumors, dann werden die beiden Fragmente mit dem Fixateur externe „auf normale Distanz" gehalten, und der Defekt wird mit Knochenspänen aufgefüllt.

Beispiel 1: Aneurysmatische Knochencyste der Intertrochantärgegend mit Fraktur bei einem Kind (Abb. 56)

Das Problem: Die Fraktur mit Defekt sollte ohne Achsenfehler und ohne Verkürzung zur Heilung gebracht werden.

Die Lösung: Nach der offenen Reposition werden zwei Schanz-Schrauben eingedreht und mit zwei äußeren Spannern so stabilisiert, daß eine Verkürzung verhindert wird, d.h. der Fixateur externe wirkt als Distraktor. Zur Sicherung der Fragmentstellung werden vom Trochanter major her vier Kirschner-Drähte bis ins distale Fragment eingebohrt. Der Defekt wird mit autologer Spongiosa aufgefüllt. Schließlich werden die proximal herausragenden Enden der Kirschner-Drähte mit Cerclagedraht umfaßt und die Drähte als Zuggurtung zum Schaft seitlich durch Bohrlöcher heruntergeführt. Die Zuggurtung ist für die Nachbehandlungszeit gedacht, wenn die percutan liegenden Schanz-Schrauben entfernt sein werden, d.h. ab 5 Wochen nach der Operation.

Abb. 56a–d. *Kombinierte Osteosynthese mit Drahtzuggurtung und Fixateur externe bei pathologischer pertrochantärer Fraktur bei einem Kind*

A.S., ♂, 6 J., Nr. 173341

a) *Fraktur:* Juvenile Knochencyste in der proximalen Femurmetaphyse

b) *Operationsplan:* Die fehlende mediale Abstützung wird durch den Distraktionsdruck von Schanz-Schrauben und Fixateur externe übernommen; die laterale Zuggurtung erzeugt die Drahtschlinge. Die innere Schienung gewährleisten die Kirschner-Drähte

c) *Postoperatives Bild*

d) *13 Monate nach Operation:* Keine Rezidivzeichen, Fraktur geheilt

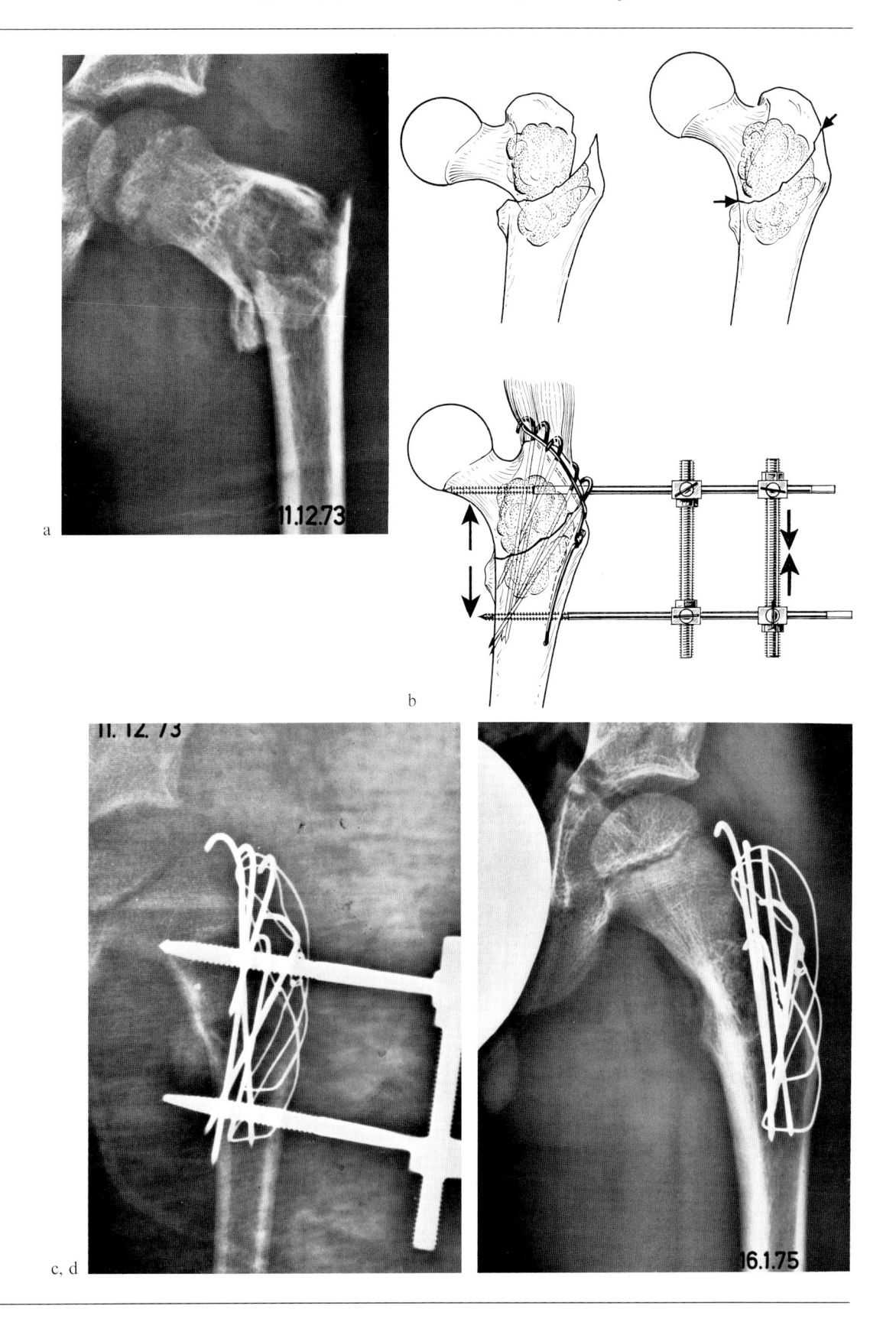

Kombination von Kirschner-Draht, Drahtschlinge und Fixateur externe

5.4 Zuggurtung mit Draht an ungewohnter Stelle

Wenn sehr kleine Fragmente oder Fragmente mit ausgesprochener Osteoporose zu stabilisieren sind und Schrauben nicht verwendet werden können, kann man sich oft mit Drahtzuggurtungen behelfen. Besonders in der Handchirurgie sind solche Osteosynthesen eine nützliche Hilfe.

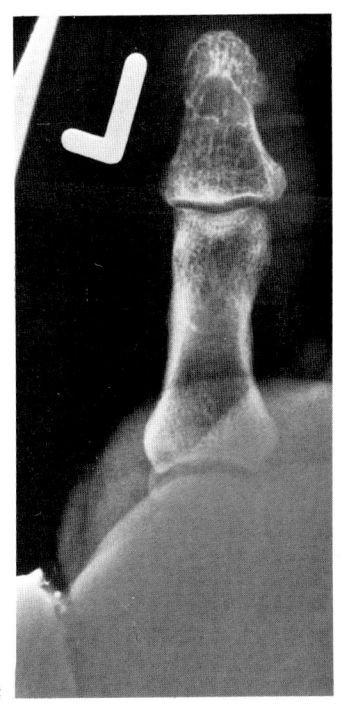

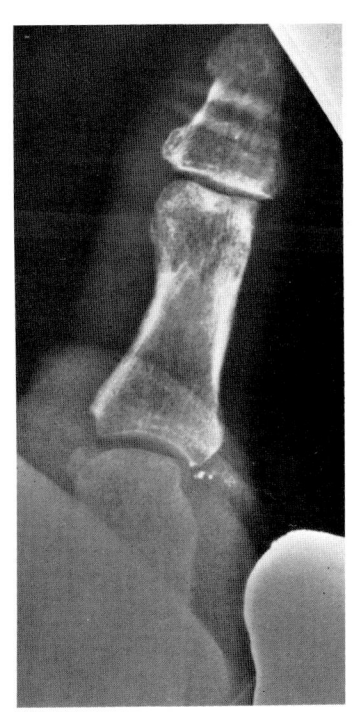

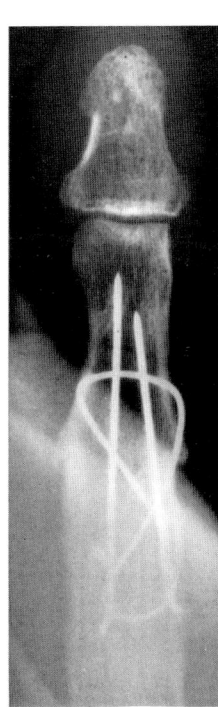

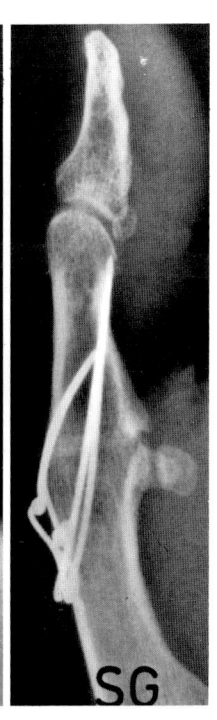

a–c

Abb. 57a–c. *Drahtzuggurtung zur Fingerarthrodese bei Osteoporose*
B.G., ♂, 57 J., Nr. 180480
a) Instabiles und schmerzhaftes Daumengrundgelenk nach ulnarer Seitenbandruptur
b) Gehaltene Aufnahme
c) Geheilte Arthrodese

Beispiel 1: Fingerarthrodesen (Abb. 57)

Das Problem: Bei chronischer Instabilität besteht immer eine Osteoporose, und die beiden Phalangen sind sehr klein.

Die Lösung: Die beiden nahezu parallelen Kirschner-Drähte bestimmen die Stellung der Arthrodese, die Drahtschlinge nimmt Zugkräfte auf und erzeugt interfragmentären Druck.

**Beispiel 2: Handgelenksarthrodese
bei chronischer Polyarthritis (Abb. 58)**

Das Problem: Im osteoporotischen Knochen sind Schrauben und Platten nicht verwendbar.

Die Lösung: Zwei dicke Kirschner-Drähte, vom Carpus her eingedreht, überbrücken die Arthrodese. Die Drahtschlinge, um die freien Drahtenden geschlungen und gegen den Radiusschaft dorsal unter Spannung versetzt, erzeugt als Zuggurtung, zusammen mit den Flexoren des Handgelenkes, stabilisierenden axialen Druck in der Arthrodese.

Abb. 58 a–c. *Drahtzuggurtung zur Handgelenksarthrodese bei massiver Osteoporose*

M.M., ♀, 65 J., Nr. 146892

a) Schwere chronische Polyarthritis generalisata; instabile, stark schmerzhafte Handgelenke

b) *Operation:* Arthrodese des Handgelenks mit Spaninterposition. Die dicken Kirschner-Drähte wirken als Schienung und bilden mit der dorsalen Drahtzuggurtung als vorgespanntes System eine stabile Osteosynthese

c) *1 Jahr nach Operation:* Arthrodese zuverlässig durchgebaut

Zuggurtung mit Draht an ungewohnter Stelle   113

a

b   c

6 Antigleitplatte

Je nach der Funktion, die eine Platte übernimmt, werden unterschieden (*Manual der Osteosynthese,* MÜLLER et al. 1977):
1. Statische Kompressionsplatte,
2. dynamische Kompressionsplatte,
3. Neutralisationsplatte,
4. Abstützplatte.

Hinzu kommen die besonderen Funktionen der beiden folgenden Platten:
5. Überbrückungsplatte (z.B. bei Verlängerungsosteotomie, bei Knochendefekt),
6. Antigleitplatte.

Mit Hilfe der Antigleitplatte soll, durch ihre Lage am Knochen, bei schräger Fraktur-, Osteotomie- oder Pseudarthroseebene verhindert werden, daß die Fragmente unter Verkürzung aneinander vorbeigleiten, sobald axiale Druckspannungen auftreten (Abb. 59). Der axiale Druck kann dabei durch Belastung oder durch die Gleitplatte selbst, durch eine außerhalb der Gleitplatte angebrachte Zugschraube, eine zweite Platte oder einen Fixateur externe erzeugt werden.

Abb. 59. *Osteosyntheseprinzip der Antigleitplatte (AGP)*
Eine Platte wird so am Knochen fixiert, daß sie das Gleiten des peripheren Fragments beim Auftreten von längsaxialen Kräften verhindert. Das periphere Fragment wird zwischen der Platte und der Bruchfläche des zentralen Fragments verklemmt

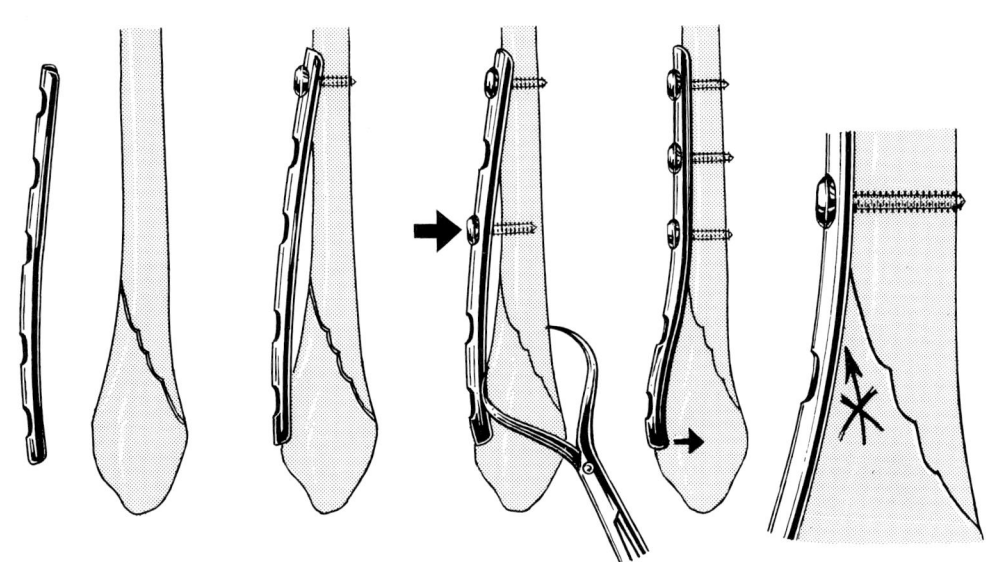

6.1 Antigleitplatte und stabilisierender Belastungsdruck

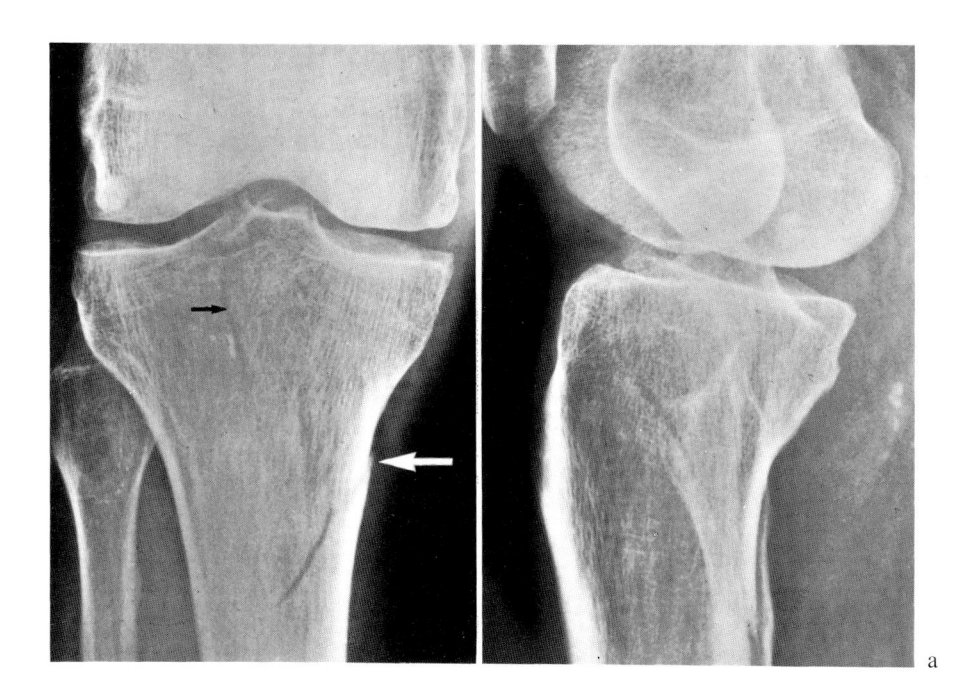

Beispiel 1: Tibiakopffraktur. „1-Loch-Antigleitplatte"
(Abb. 60)

Schon beim einfachen Spaltbruch, aber erst recht beim Impressions- und Trümmerbruch, ist eine Abstützung mit Platte indiziert. Als alleinige Abstützungsmaßnahme oder zur Ergänzung einer Abstützplatte kann die „1-Loch-Platte" dienen.

Das Problem: Mit einem Minimum an Osteosynthesematerial (hier ohne Platte) soll dennoch eine zuverlässige Antigleitung erreicht werden.

Die Lösung: Die Fragmentspitze, gebildet durch die Tibiakante, wird am Abgleiten dadurch gehindert, daß mit Hilfe einer angebogenen Unterlegscheibe die Spitze gegen das distale Hauptfragment gepreßt wird. Das Bohrloch für die „1-Loch-Platte" muß dabei durch den Bruchspalt verlaufen, was im Rahmen der Osteosynthese nur hier, als Ausnahme, zulässig ist.

Abb. 60 a–d. *„1-Loch-Antigleitplatte"*
C.R., ♂, 34 J., Nr. 196498

a) Spaltbruch des Tibiaplateaus

b) *Operation:* Quere Zugschraubenosteosynthese

c) *Verhinderung des Abgleitens des Spaltbruchfragmentes:* Die Unterlegscheibe der distalen Schraube preßt die distale Fragmentspitze gegen das Hauptfragment. Dazu muß die Schraube (als einzige Ausnahme von der Regel) im Bruchspalt liegen

d) *2 Jahre nach Unfall:* Restitutio ad integrum

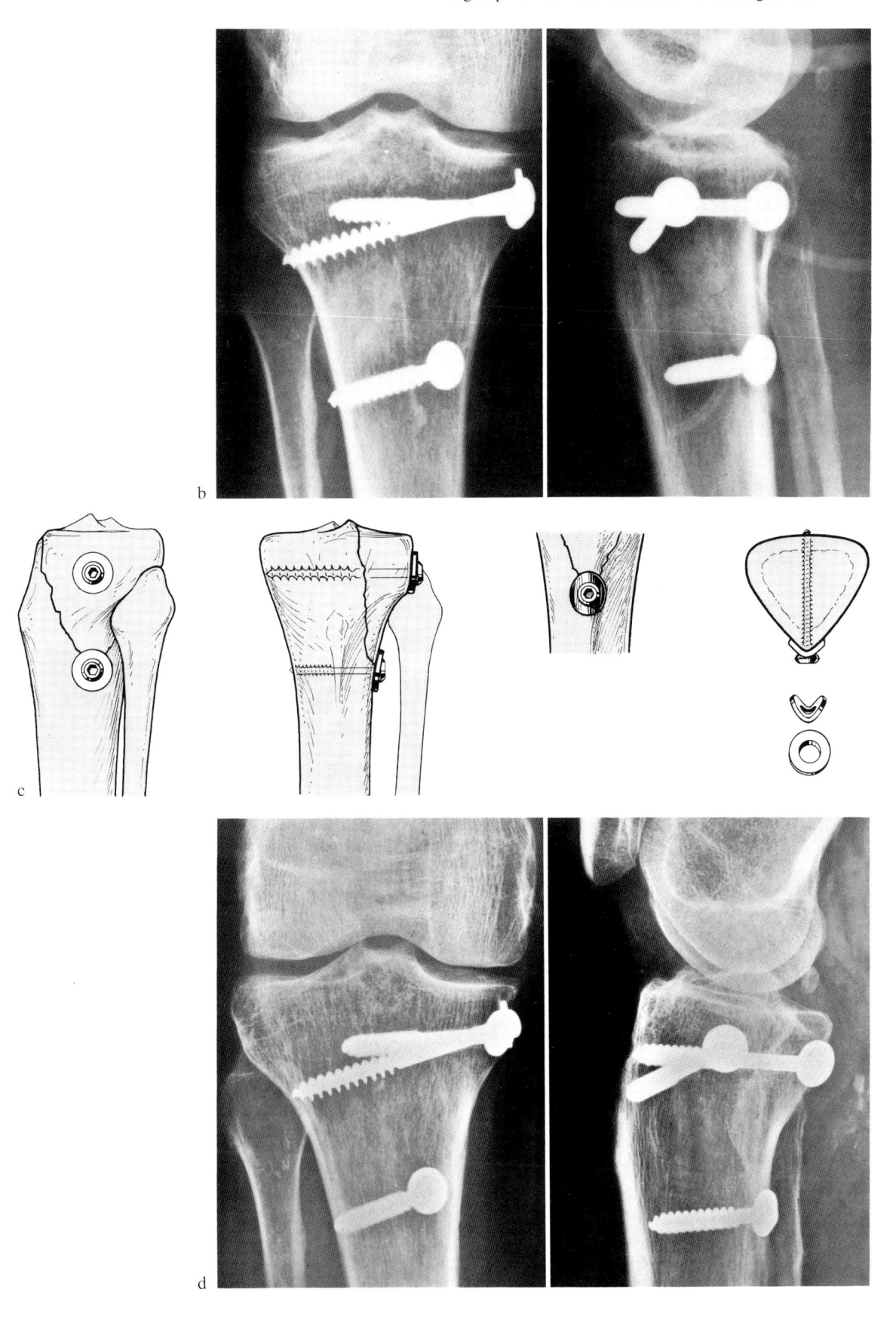

Antigleitplatte und stabilisierender Belastungsdruck 117

Beispiel 2: Radiusköpfchenfraktur. „2-Loch-Antigleitplatte"
(Abb. 61)

Das Problem: Eine direkte Verschraubung ist manchmal nicht möglich, weil die Fragmente zu klein oder in sich selbst noch gebrochen sind.

Die Lösung: Nach der digitalen Reposition der Meißelfragmente wird die Redislokation der Fragmente entweder durch direkte Verschraubung oder mit Hilfe der zurechtgebogenen kleinen 2-Loch-Antigleitplatte erreicht. Wegen der Kleinheit des abzustützenden Fragmentes ist eine Verschraubung durch die Platte hindurch nicht möglich, aber auch nicht nötig; das Fragment wird durch das Plattenende angepreßt.

Abb. 61 a–c. *Kleine Antigleitplatte bei Radiusköpfchenfraktur*

St.V., ♀, 42 J., Nr. 209552

a) Impression des Radiusköpfchenplateaus, kleines Meißelfragment

b) *Operation:* Quere Zugschraubenosteosynthese, Schraubenkopf subchondral versenkt. Zusätzlich besteht eine Trümmerzone, die durch die kleine 2-Loch-Platte angepreßt und am Abgleiten gehindert wird

c) *4 Monate nach Unfall:* Fraktur folgenlos geheilt

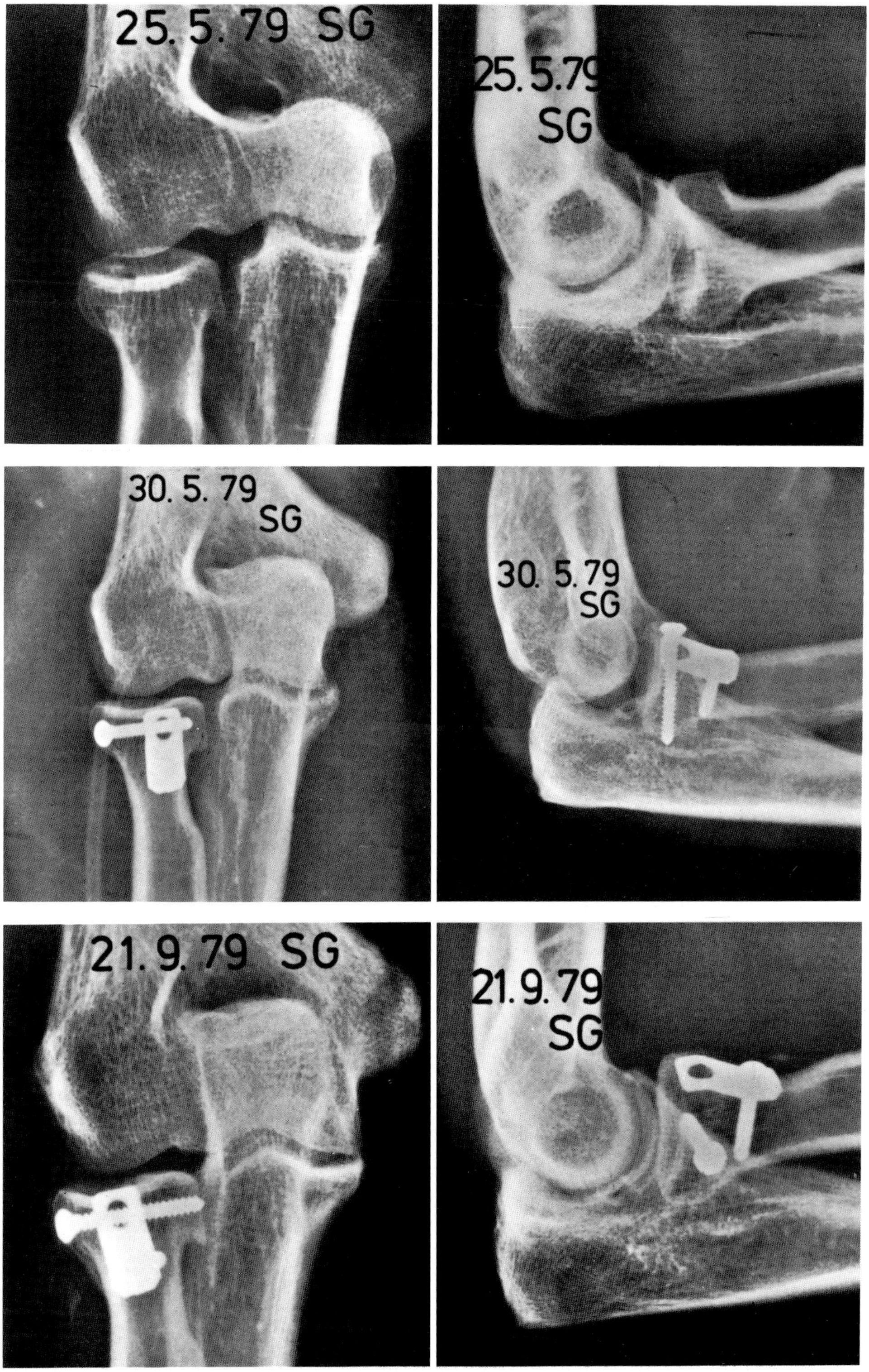

a

b

c

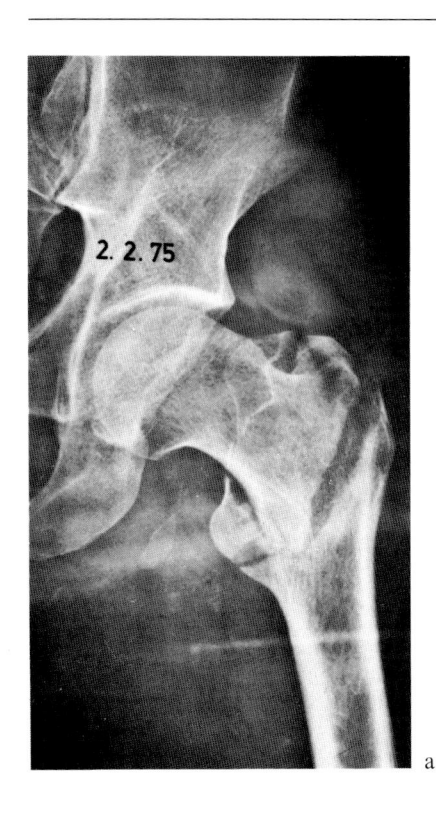

**Beispiel 3: Pertrochantäre Femurfraktur
mit starker Abgleittendenz. Mehrlochantigleitplatte (Abb. 62)**

Beim noch jüngeren Patienten mit pertrochantärer Fraktur ist die Frakturheilung mit vollständiger anatomischer Wiederherstellung anzustreben, ohne Sinterung, ohne Varisierung oder Valgisierung, ohne Rotationsfehler.

Das Problem: Das proximale Fragment hat die hartnäckige Tendenz, in der schiefen Frakturebene gegenüber dem distalen Fragment nach caudal medial wegzugleiten. Keine der üblichen Osteosynthesen kann dies mit Sicherheit verhindern.

Die Lösung: Durch die Fraktur hindurch wird vor der Reposition am Adams-Bogen, im Markraum des proximalen Fragmentes, eine zurechtgebogene 3- oder 4-Loch-Halbrohrplatte montiert. Sobald reponiert ist, rastet das freie Plattenende im Markraum des distalen Fragmentes ein.
Damit ist ein Abgleiten verhindert, d.h. die Fraktur ist medial zuverlässig abgestützt und kann anatomisch reponiert und fixiert werden. Durch eine ventrale Lücke im Frakturspalt kann das caudale leere Plattenloch mit einer Schraube besetzt werden.

Abb. 62a–e. *Antigleitplatte bei pertrochantärer Fraktur*

W.W., ♂, 32 J., Nr. 184479

a) Pertrochantere Fraktur

b) *Das intraoperativ aufgetretene Problem und dessen Lösung:* Medial läßt sich die Corticalis nicht stabil aufeinanderstellen. Wie bei der Eisenbahn der Radkranz, kann hier eine Antigleitplatte sichere Führung erzwingen: Das intramedullär am Adams-Bogen verschraubte Plättchen verhindert das „Entgleisen" des proximalen Fragmentes

c) *Operation:* Antigleitplatte, Zuggurtung und Schienung

d) *4 Monate nach Unfall:* Achsengerechte Frakturheilung

e) *2 Jahre nach Unfall, nach Metallentfernung:* Die kleine intramedulläre Platte muß belassen werden, sonst folgenlose Ausheilung

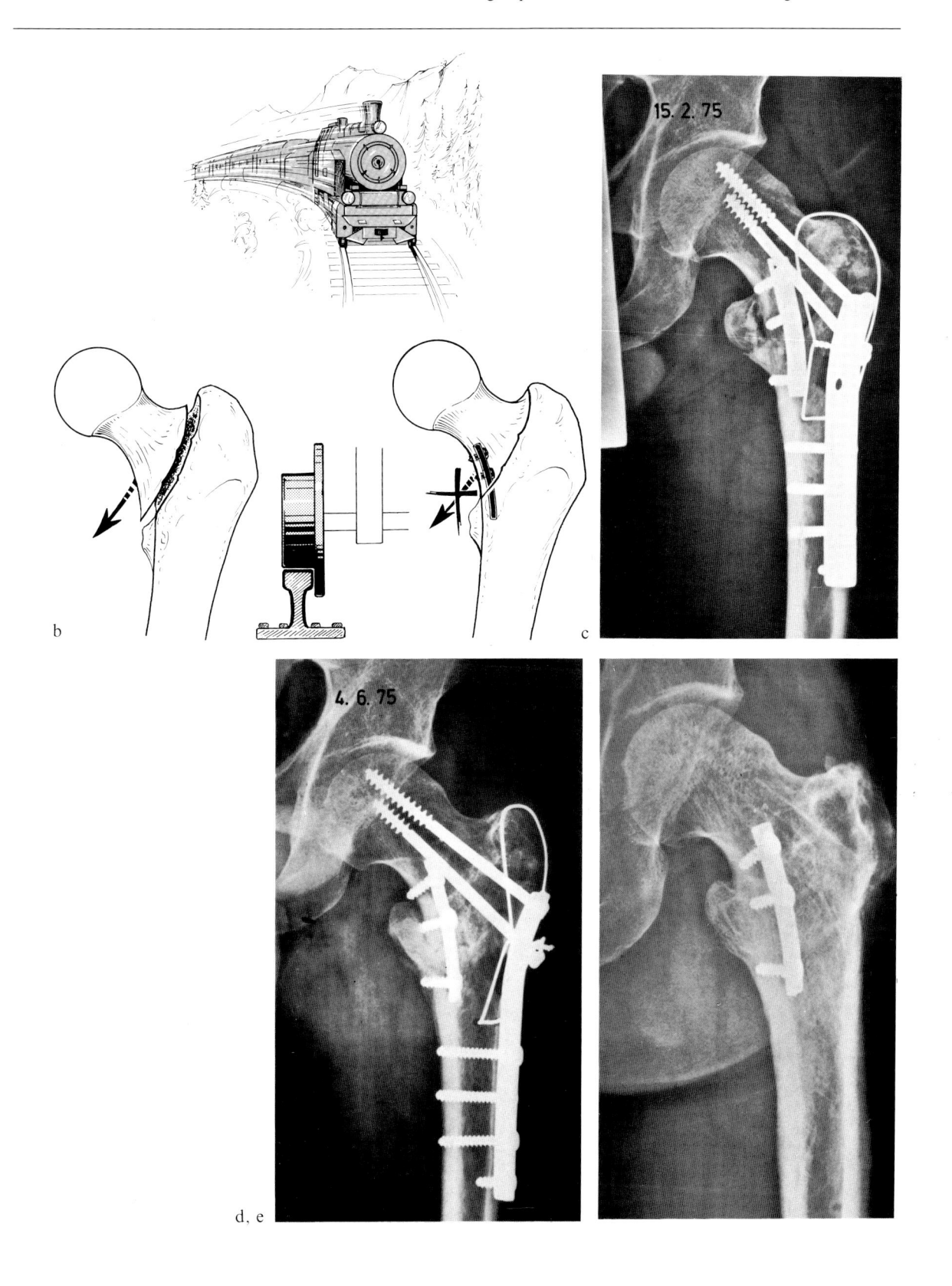

Antigleitplatte und stabilisierender Belastungsdruck 121

b

c

d, e

6.2 Antigleitplatte mit Zusatzkompression

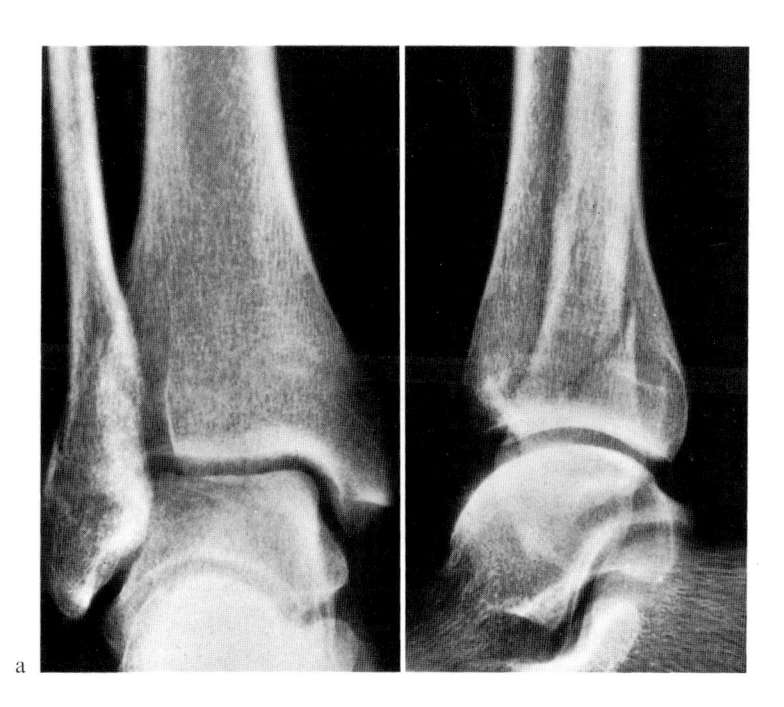

**Beispiel 1: Distale Fibulaschrägfraktur Typ B.
Antigleitplatte mit doppeltschräger Malleolarzugschraube
(Abb. 63)**

Abb. 63a–c. *Dorsales Plättchen und Malleolarschraube*

R.R., ♂, 58 J., Nr. 189525

a) Luxationsfraktur Typ B

b) *Osteosynthese:* Dorsales Plättchen als Antigleitplatte. Zusätzliche Druckerzeugung mit doppelt schräg verlaufender Malleolarschraube (Zugschraube)

c) *6 Monate nach Unfall:* Restitutio ad integrum

Teilfiguren b und c s. S. 124

Das Problem: Zur Erhöhung der Stabilität nach Reposition wäre axiale Kompression wünschbar, aber nicht leicht mit herkömmlicher Operationstechnik, auch nicht mit einer lateral angelegten Platte, zu erzielen.

Die Lösung: Sobald eine Drittelrohrplatte auf der Dorsalfläche oder dorsolateral an der distalen Fibula angelegt wird, wird die Fragmentspitze des distalen Fragmentes unverrückbar gegen das proximale Fragment gepreßt (Abb. 64). Die interfragmentäre stabilisierende Kompression übernimmt eine getrennt von der Platte eingesetzte Zugschraube.

124 Antigleitplatte

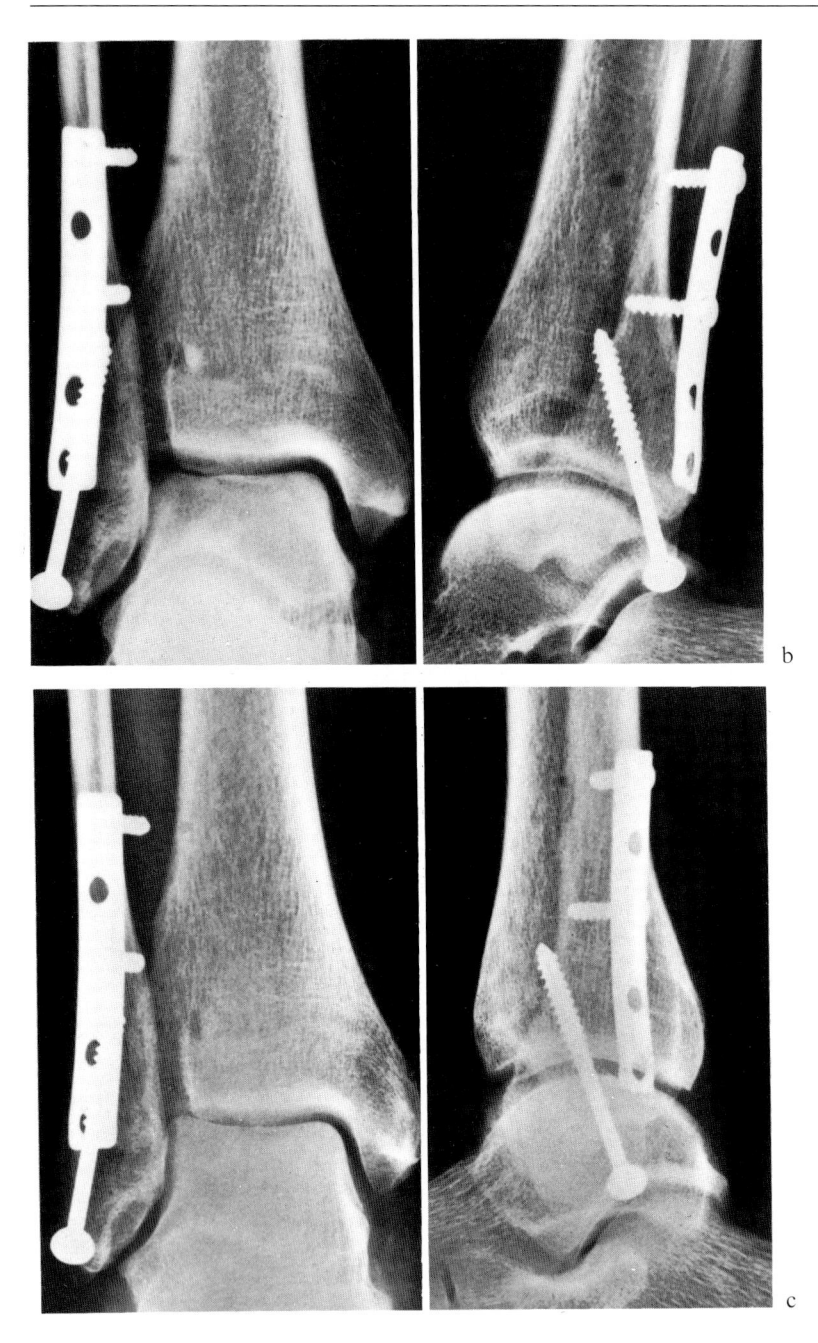

Abb. 63 b, c. Legende s. S. 123

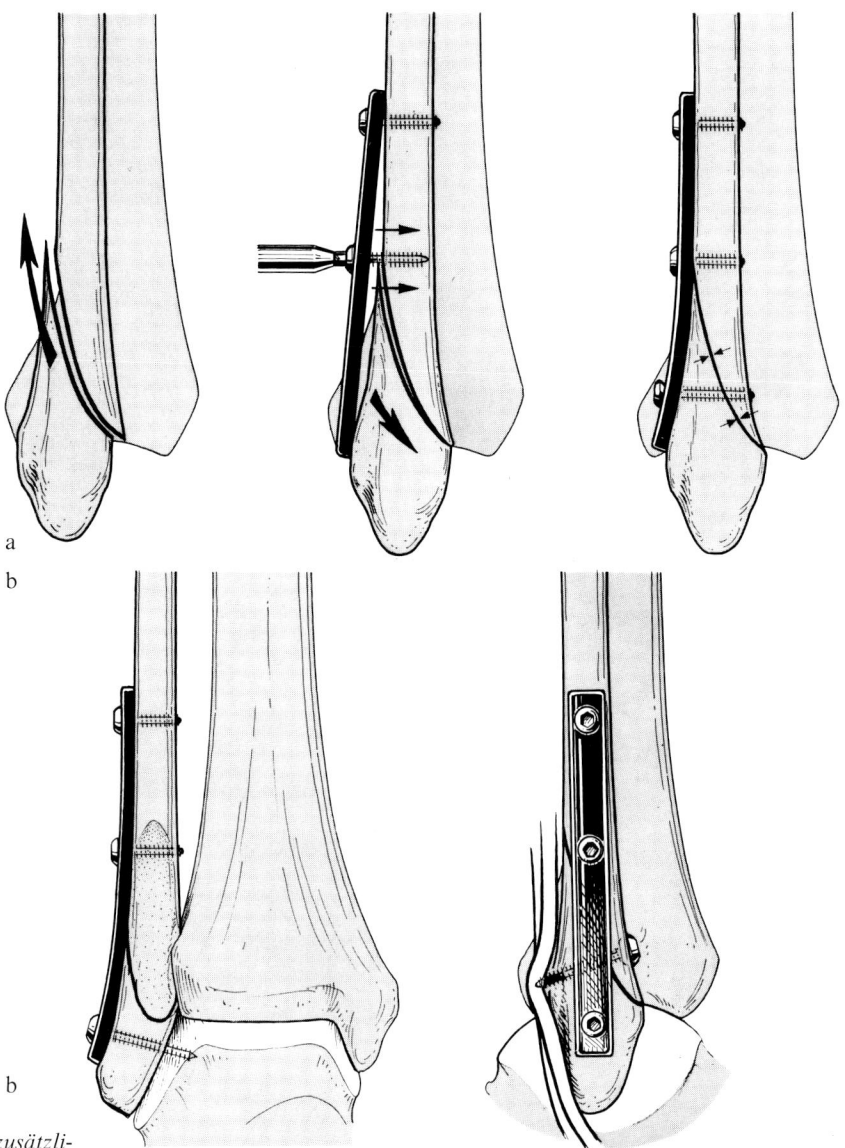

Abb. 64a, b. *Antigleitplatte mit zusätzlicher interfragmentärer Kompression*

a) *Die Antigleitplatte bei Typ-B-Fraktur des oberen Sprunggelenkes:* Das auf der dorsalen Fläche der Fibula angelegte Drittelrohrplättchen wird zuerst proximal, dann distal festgeschraubt. Die Platte verhindert das Gleiten des distalen Fragmentes nach proximal. Von Fall zu Fall kann eine Zugschraube durch das Plättchen eingedreht werden

b) *Die Gefahren der lateral angelegten Platte bei der Typ-B-Fraktur am oberen Sprunggelenk:* Die distale Schraube gerät sehr leicht in das obere Sprunggelenk. Eine auch nur wenig zu lange Zugschraube von ventral nach dorsal stört die Peronaeussehnen

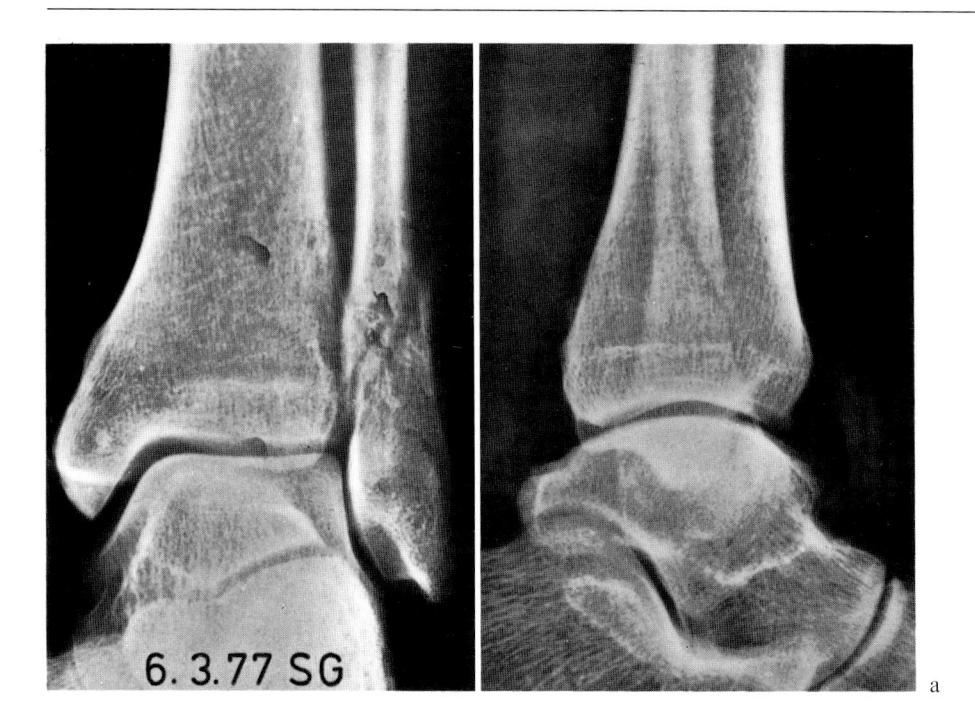

**Beispiel 2: Distale Fibulafraktur Typ B.
Antigleitplatte mit Zugschraube durch die Platte (Abb. 65)**

Das Problem: Von Fall zu Fall ist die biomechanische Konstellation verschieden, nachdem einmal die Antigleitplatte montiert ist. Der Verlauf der Schrägspiralfraktur kann so sein, daß eine außerhalb der Platte liegende Zugschraube die Tendenz hätte, die Reposition zu stören.

Die Lösung: Das distale Loch in der Antigleitplatte wird mit einer Zugschraube besetzt, welche von dorsal nach ventral verläuft und im Tuberculum fibulae anterius besten Halt findet. In der Fraktur wird damit weniger axiale Kompression, aber doch immerhin stabilisierender interfragmentärer Druck erzeugt.

Abb. 65a–c. *Antigleitplatte und Zugschraube durch die Platte bei Sprunggelenkfraktur Typ B*

S.A., ♀, 60 J., Nr. 205934

a) Luxationsfraktur Typ B

b) *Osteosynthese:* Das dorsal gelegene Plättchen wird durch eine Zugschraube über die Fraktur hinweg ergänzt

c) *6 Monate nach Unfall:* Restitutio ad integrum

b

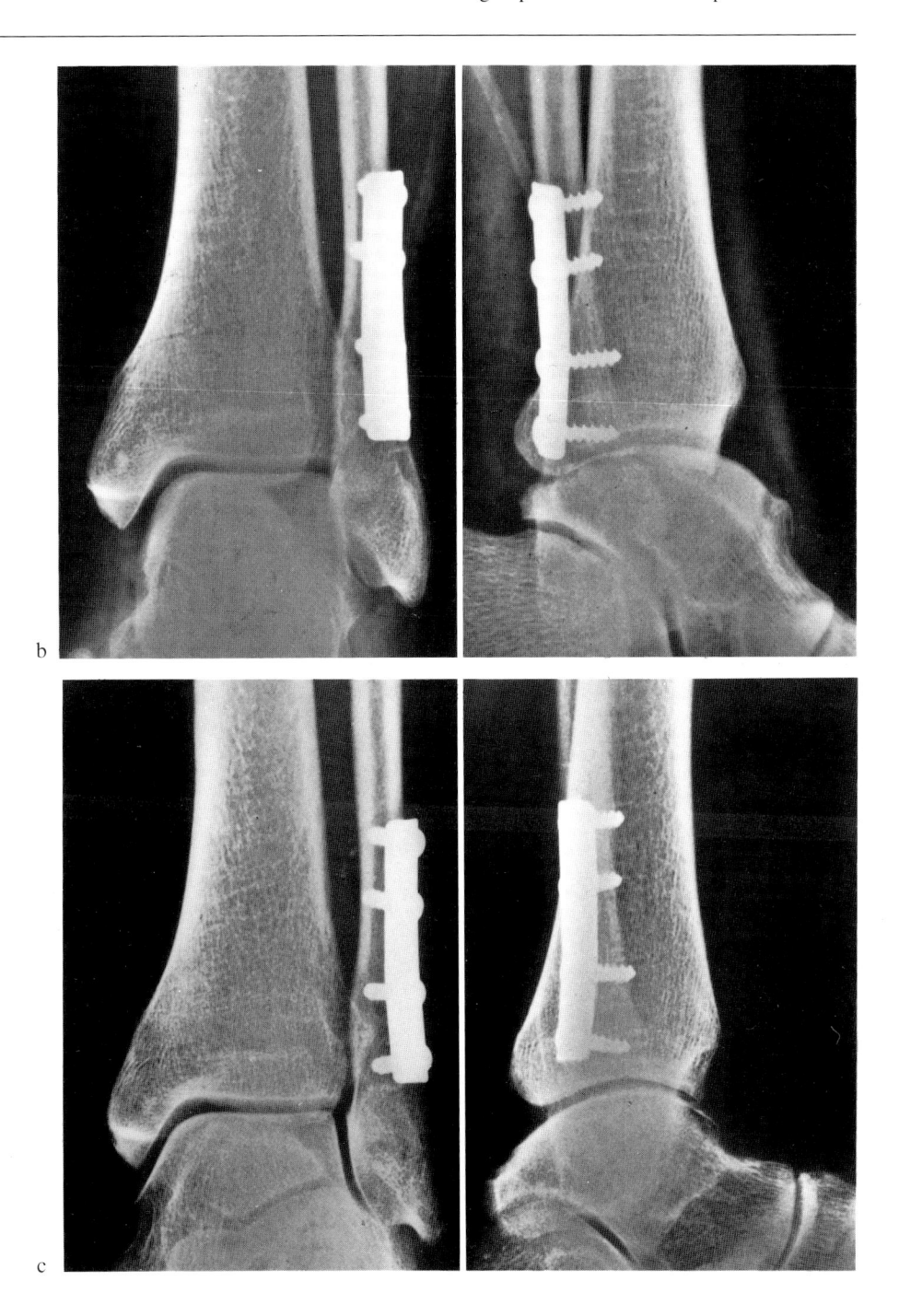

c

**Beispiel 3: Supracondyläre Humerusmehrfragmentfraktur.
Antigleitplatte mit interfragmentären Zugschrauben
(Abb. 66)**

Das Problem: Am distalen Humerus ist der mediale Pfeiler durch die Fraktur unterbrochen. Hier sollte eine zuverlässige Abstützung erreicht werden.

Die Lösung: Die am medialen Hauptfragment und am Drehkeil verschraubte Halbrohrplatte umfaßt mit dem distalen Plattenende die Crista des medialen Pfeilers, und zwei Zugschrauben ober- und unterhalb der Fossa olecrani erzeugen interfragmentären Druck.

Abb. 66a–c. *Antigleitplatte am distalen Humerus bei Fraktur mit unterbrochenem medialem Pfeiler*

M.L., ♀, 61 J., Nr. 114719

a) Mehrfragmentfraktur

b) *Operation:* Die Schraubenosteosynthese allein ergibt ungenügende Stabilität des medialen Pfeilers. Die Antigleitplatte löst dieses Problem auf einfache Weise

c) *10 Monate nach Unfall:* Fraktur problemlos geheilt, Ellbogenbeweglichkeit normal

Antigleitplatte mit Zusatzkompression   129

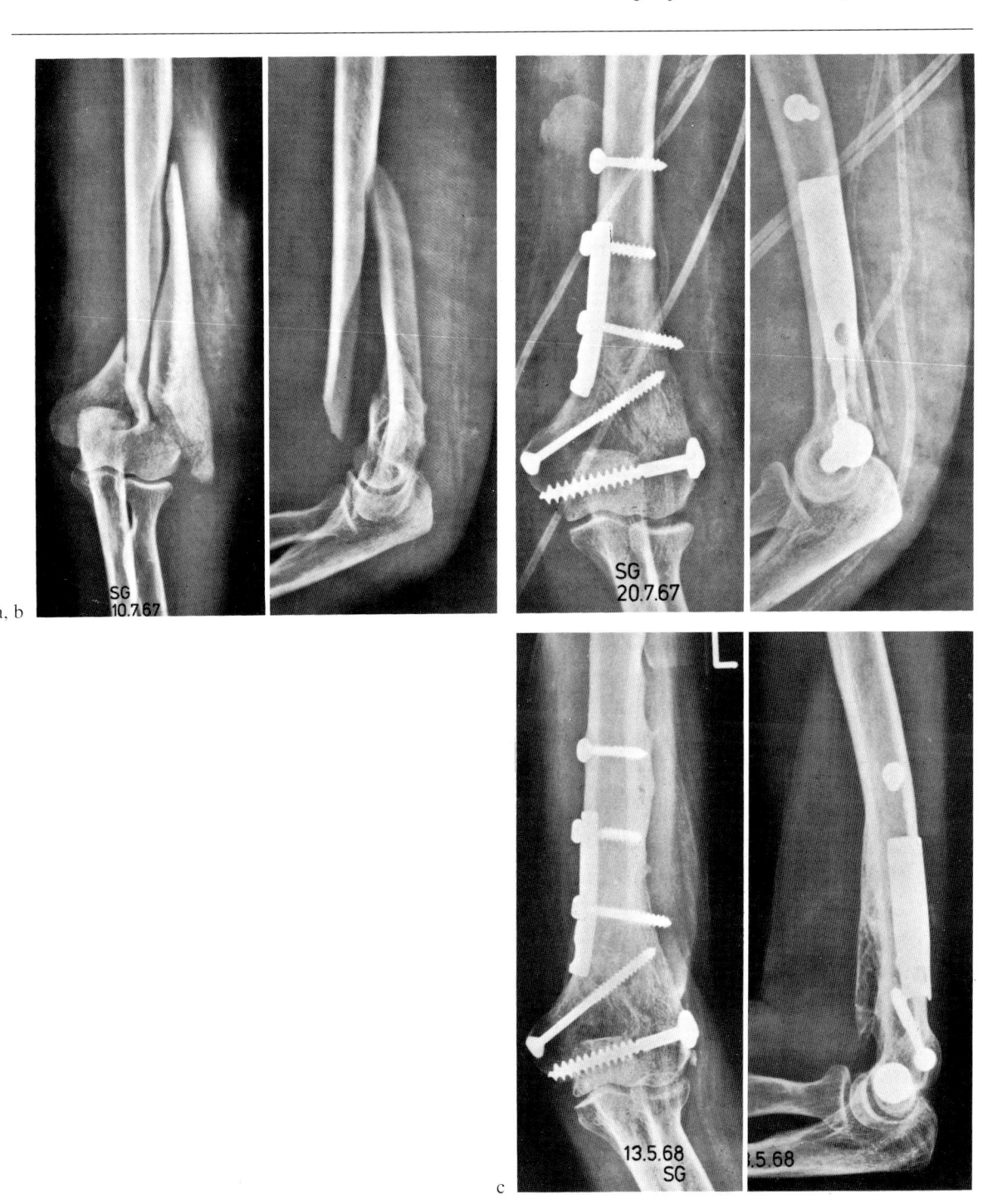

a, b

c

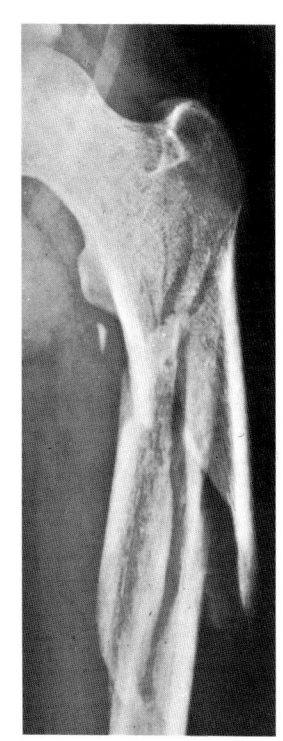

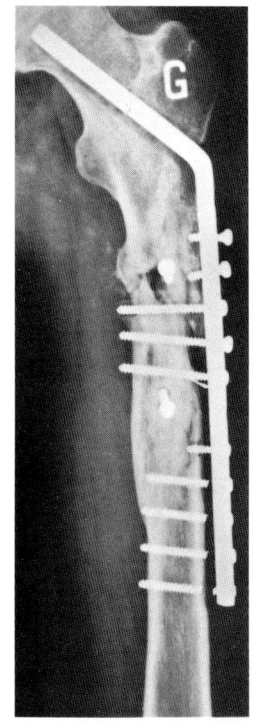

a, b

Beispiel 4: Schräge Femurpseudarthrose.
Antigleitplatte in Kombination mit Zuggurtungsplatte
(Abb. 67)

Das Problem: Wünschbar ist eine Druckosteosynthese mit gleichzeitiger Zuggurtung. Eine Condylenplatte allein kann diese Funktion nicht übernehmen, weil die Pseudarthrosenebene in der Frontalebene verläuft. Das Abgleiten der Fragmente könnte durch interfragmentäre Zugschrauben, senkrecht zur Zuggurtungsplatte eingesetzt, verhindert werden – die Osteoporose bietet dafür zu wenig mechanischen Widerhalt.

Die Lösung: Eine schmale 5-Loch-Platte wird ventral mit drei Schrauben am distalen Fragment montiert, so daß die Spitze des proximalen Fragmentes gegen das distale Hauptfragment angepreßt wird. Die daraufhin montierte Zuggurtungsplatte erlaubt sehr starke axiale, stabilisierende Druckerzeugung, ohne daß ein Abgleiten, eine Verkürzung, möglich ist. Schließlich werden die freien Löcher der Antigleitplatte auch noch mit Zugschrauben besetzt, so daß zusätzlicher interfragmentärer Druck erzeugt wird.

Abb. 67 a–f. *Antigleitplatte bei schräger Femurschaftpseudarthrose*

E.R., ♂, 24 J., Nr. 136787

a) Subtrochantere Trümmerfraktur

b) *9 Monate nach Unfall:* Infizierte Pseudarthrose

c) *2½ Jahre nach Unfall:* Von ventral nach dorsal schräg verlaufende, infizierte Femurpseudarthrose

d) *Pseudarthrosenoperation:* Durch die zuerst ventral angelegte Antigleitplatte wird die Pseudarthrose druckfest. Die laterale Platte wirkt in üblicher Weise als Zuggurtungsplatte, denn die ventrale Platte verhindert ein Abgleiten der Fragmente

e) *11 Monate nach Operation:* Pseudarthrose geheilt, Metallentfernung

f) *2 Jahre nach Operation:* Pseudarthrose und Infektion sind geheilt

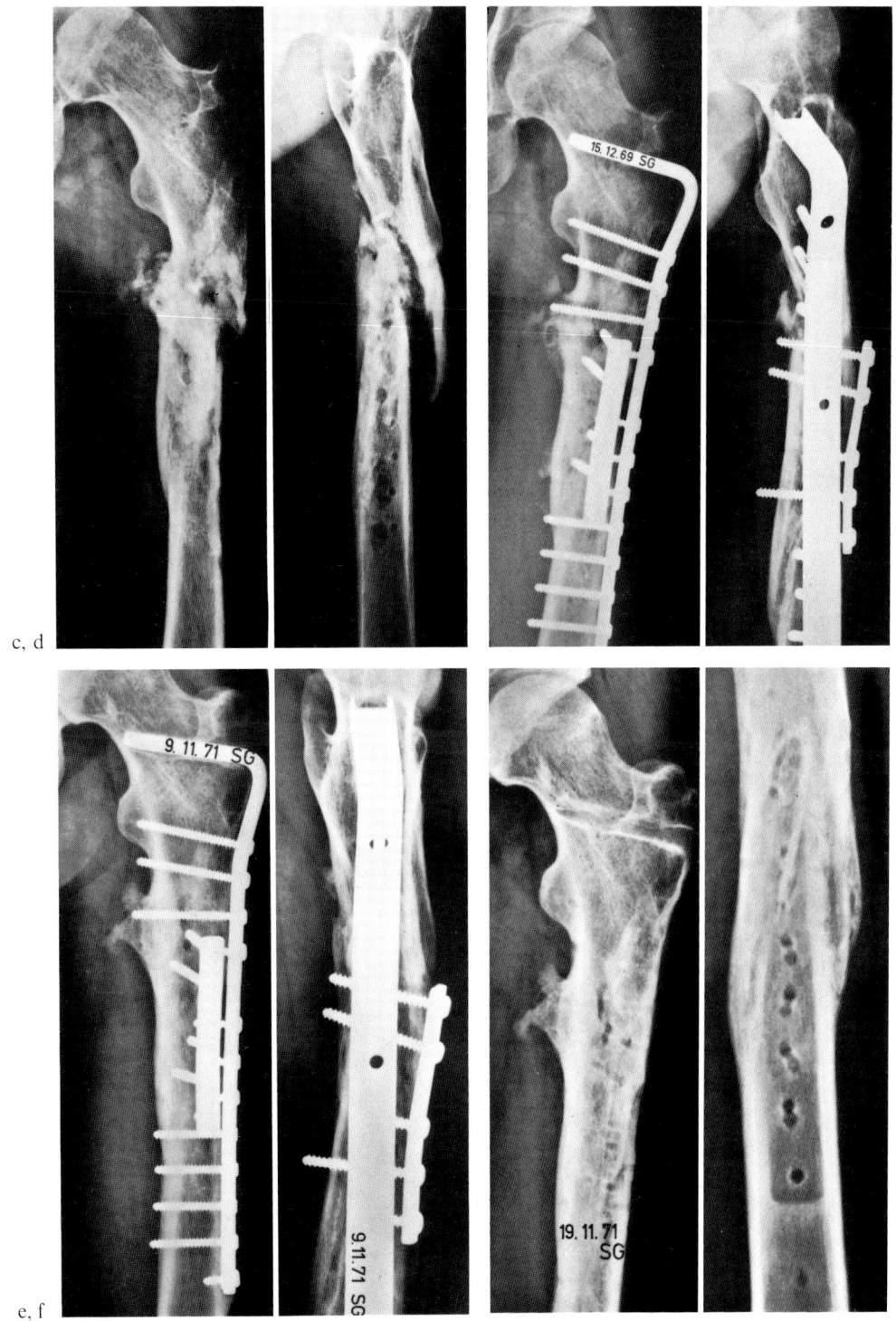

c, d

e, f

Beispiel 5: Antigleitplatte in Kombination mit Fixateur externe (Abb. 68)

Das Problem: Der Fixateur externe bedeutet für die Behandlung von offenen Unterschenkelfrakturen 3. Grades einen großen Fortschritt, d.h. er begünstigt besonders die Heilung des Weichteilschadens, während die Frakturheilung im engeren Sinne damit keine Begünstigung erfährt. Sekundäreingriffe zugunsten der Knochenheilung sind deshalb die Regel.
Es wäre an sich sehr wünschbar, mit dem Fixateur externe die Schutzfunktion für die Weichteile und gleichzeitig auch die Begünstigung der Frakturheilung anzustreben.

Die Lösung: Nach unserer Erfahrung soll bei offenen Frakturen, primär mit Fixateur externe versorgt, zugunsten der Knochenheilung schon primär auf bestmögliche Reposition geachtet werden. Minimalosteosynthesen sind aber nur dort vorzunehmen, wo das Metall zuverlässig von vitalen Weichteilen bedeckt ist. In Frage kommen sparsame Verschraubungen der Tibiafragmente, Plattenosteosynthese der Fibula (Hilfsosteosynthese) und die Antigleitplatte. Mit ihr wird die Durchblutung einer Fragmentspitze weniger verschlechtert als mit einer Verschraubung.

Abb. 68a–c. *Fixateur externe, ergänzt durch Minimalosteosynthese*

An der Tibia ist für die Weichteilheilung und die Fußheberfunktion wünschbar, den Fixateur externe als Klammerfixator an der medialen Tibiafläche zu montieren. Dafür ist eine gewisse axiale Druckstabilität notwendig. Drei Möglichkeiten stehen zur Verfügung:

a) Zugschraube über die schräge Fraktur

b) Plattenosteosynthese der Fibula bei querer Tibiafraktur

c) *Antigleitplatte*. Sie verhindert das Abgleiten der schrägen Fraktur und schädigt die Zirkulation der Fragmentspitze minimal

Antigleitplatte mit Zusatzkompression   133

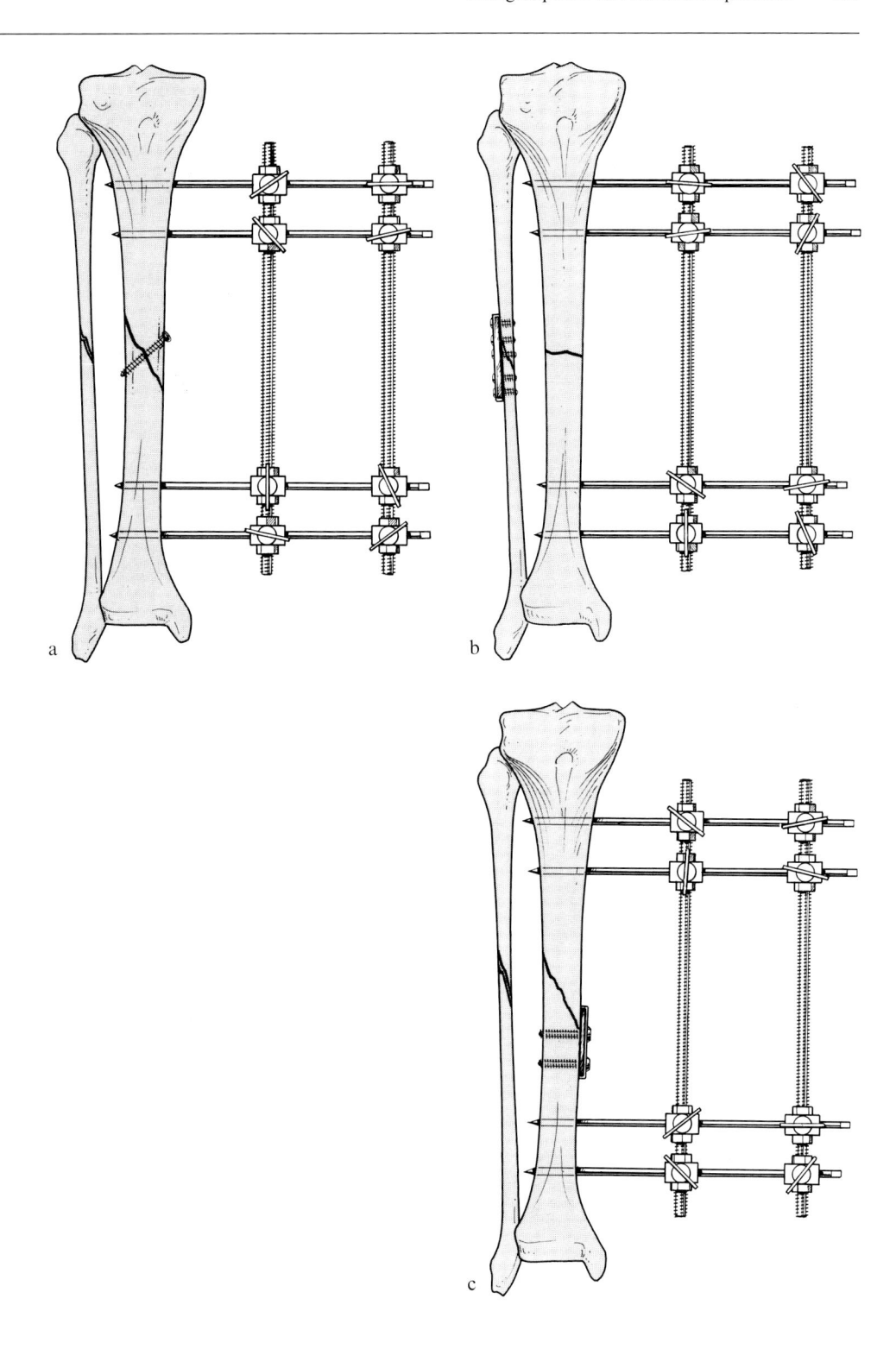

a

b

c

7 Plattenosteosynthesen an der Wirbelsäule

Zur Stabilisierung instabiler Frakturen sind primäre, sekundäre, nur temporäre oder endgültige Spondylodesen geeignet. Plattenosteosynthesen sind dann indiziert, wenn damit mit dem geringsten Aufwand das gesteckte Behandlungsziel zu erreichen ist. Bisweilen ist das Behandlungsziel nur durch gleichzeitige Maßnahmen von dorsal und von ventral zu erreichen, oder aber gestaffelt mit intercorporaler Spondylodese und Fixation/Spanung von dorsal (oder umgekehrt).
Von dorsal sind folgende Teilmaßnahmen von Fall zu Fall erforderlich:
– die offene Reposition verhakter Luxationen
– die Beseitigung der von den Wirbelanhängen her gegen den Duralsack andrängenden Fragmente
– die Stabilisierung instabiler Wirbelanhangsgebilde
– die temporäre oder dauernde dorsale Spondylodese

Von den mannigfaltigen operativen Teileingriffen an der Wirbelsäule von dorsal her sind im folgenden drei ungewohnte Maßnahmen beschrieben.

7.1 Hakenplättchen

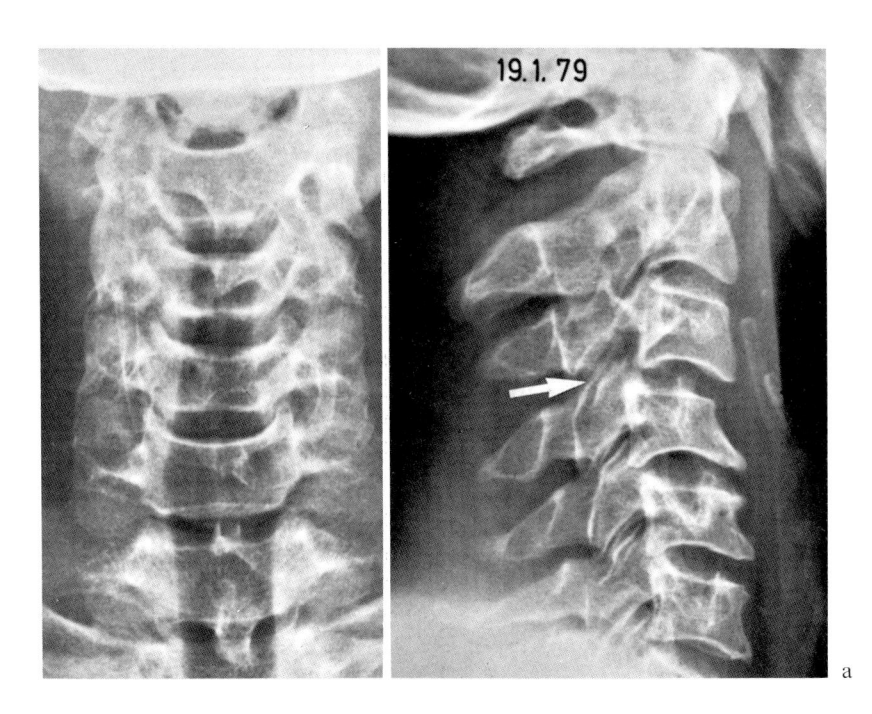

Beispiel 1: Verhakte Luxationsfraktur der Halswirbelsäule mit Fraktur des einen Gelenkfortsatzes (Abb. 69)

Das Problem: Nicht jede reponierte verhakte Luxation ist nach der Reposition stabil. Die Zerreißung der Ligamente und besonders die teilweise Frakturierung des einen Gelenkfortsatzes des luxierten Wirbels hinterlassen nach der Reposition eine rotatorische Instabilität, die gelegentlich erst bei der Operation erkennbar ist. Das verletzte Segment ist also stabiler vor als nach der Reposition.

Die Lösung: Ein gerades 4-Loch-Kleinfragmentplättchen wird zu einem Haken zurechtgebogen und am luxierten Wirbel lateral so verschraubt, daß der Haken den Bogen, die Lamina des nächsten Wirbels umgreift.

Abb. 69a–f. *Plättchen mit Ankerfunktion*

H.J., ♂, 45 J., Nr. 225222

a, b) Verhakte Luxation C 3/C 4

c) *Operation:* Nach offener Reposition werden zwei kleine Drittelrohrplatten so gebogen, daß der Hakenteil in der Lamina C 4 einhängt, die Schraube in der Bogenwurzel und im Wirbelkörper C 3 zuverlässig hält. Interspinale Spondylodese mit Span

d) Das System wirkt wie der Anker des vor der Reede liegenden Schiffes

e, f) *4 Monate nach Unfall:* Stabile Situation, Spondylodese fest

Teilfiguren e und f s. S. 138

Hakenplättchen 137

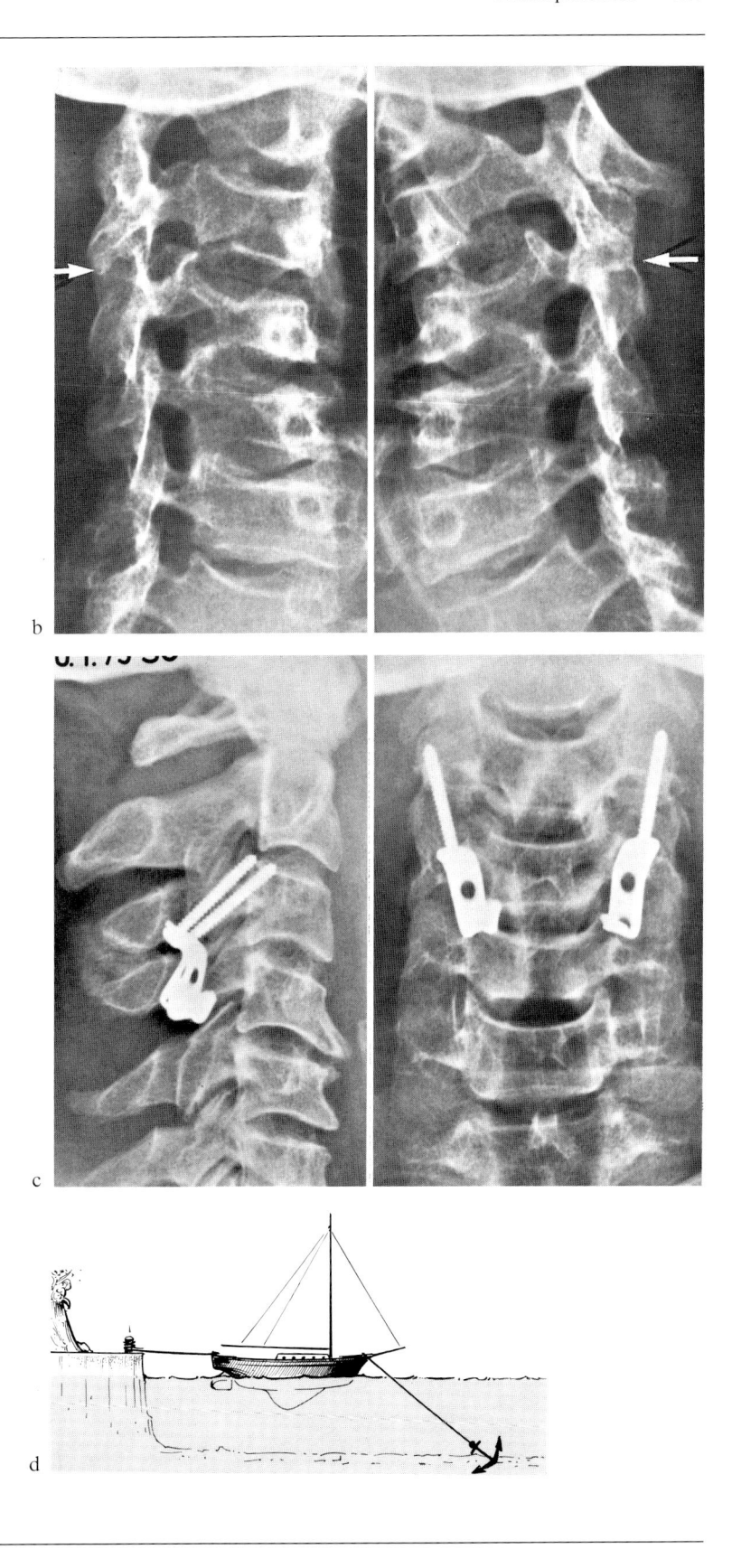

b

c

d

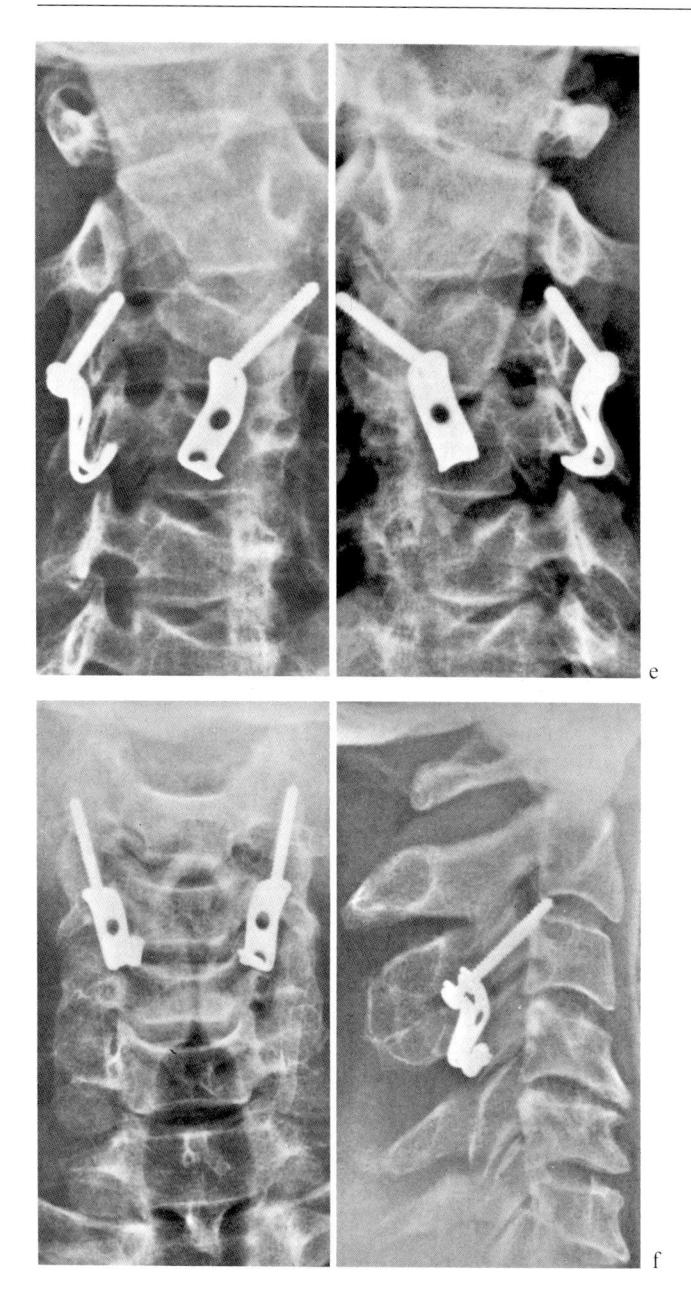

138 Plattenosteosynthesen an der Wirbelsäule

Abb. 69e, f. Legende s. S. 136

7.2 „Gelenkplättchen"

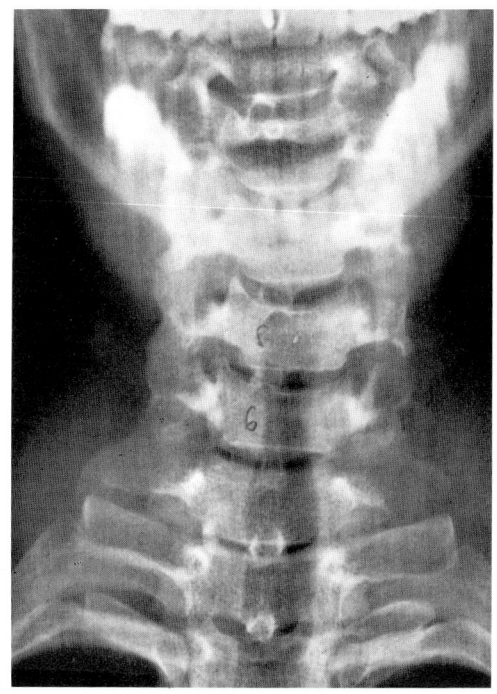

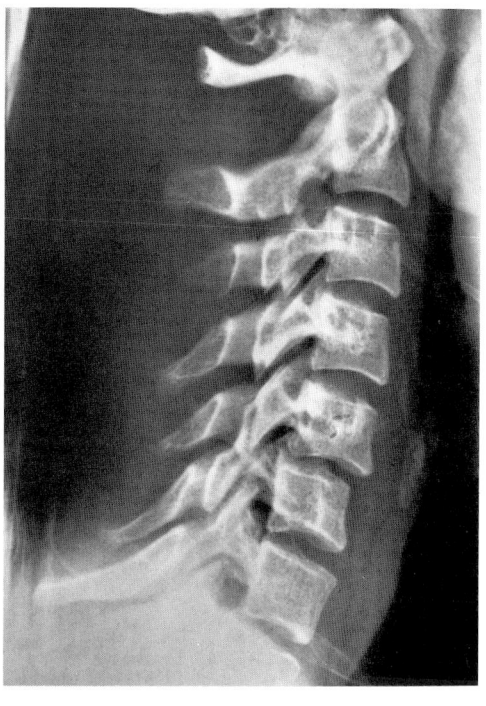

Abb. 70a–e. *Die 2-Loch-Platte als Gelenkfortsatz an der Halswirbelsäule*
Sch.G., ♀, 31 J., Nr. 223557

a) Luxationsfraktur C 5/C 6, Parese der Wurzel C 5 rechts

b) *Tomographie:* Der rechtsseitige craniale Gelenkfortsatz von C 6 ist frakturiert, was die rotatorische Subluxation von C 5 erlaubt. Zusätzlich besteht ein partieller Hinterkantenbruch

c) *Operation:* Nach offener Reposition Gelenkfortsatzersatz durch ein 2-Loch-Plättchen, welches caudal an der Bogenwurzel festgeschraubt wird. Zusätzlich dorsale H-Span-Spondylodese mit Drahtsicherung

d) *6 Monate nach Operation:* Spondylodese fest

e) *1 Jahr nach Unfall, nach Metallentfernung:* Patientin beschwerdefrei, keine Instabilität

Teilfiguren b–e s. S. 139 und 140

Beispiel 1: Luxation der Halswirbelsäule mit Fraktur des einen Gelenkfortsatzes des nächsten Wirbels (Abb. 70)

Das Problem: Nach der Reposition besteht eine rotatorische Instabilität weiter, weil der gebrochene Gelenkfortsatz des nächsten Wirbels dem caudalen Gelenkfortsatz des luxierten Wirbels keinen Widerhalt bietet.
Dieser Sachverhalt ist erst bei der Operation zu erkennen.

Die Lösung: Anstelle des gebrochenen Gelenkfortsatzes wird ein kleines 2-Loch-Plättchen so an der Gelenkfortsatzwurzel verschraubt, daß das Plättchen die Halt bietende Gelenkfläche nachahmt. Damit ist die rotatorische Stabilität erreicht.

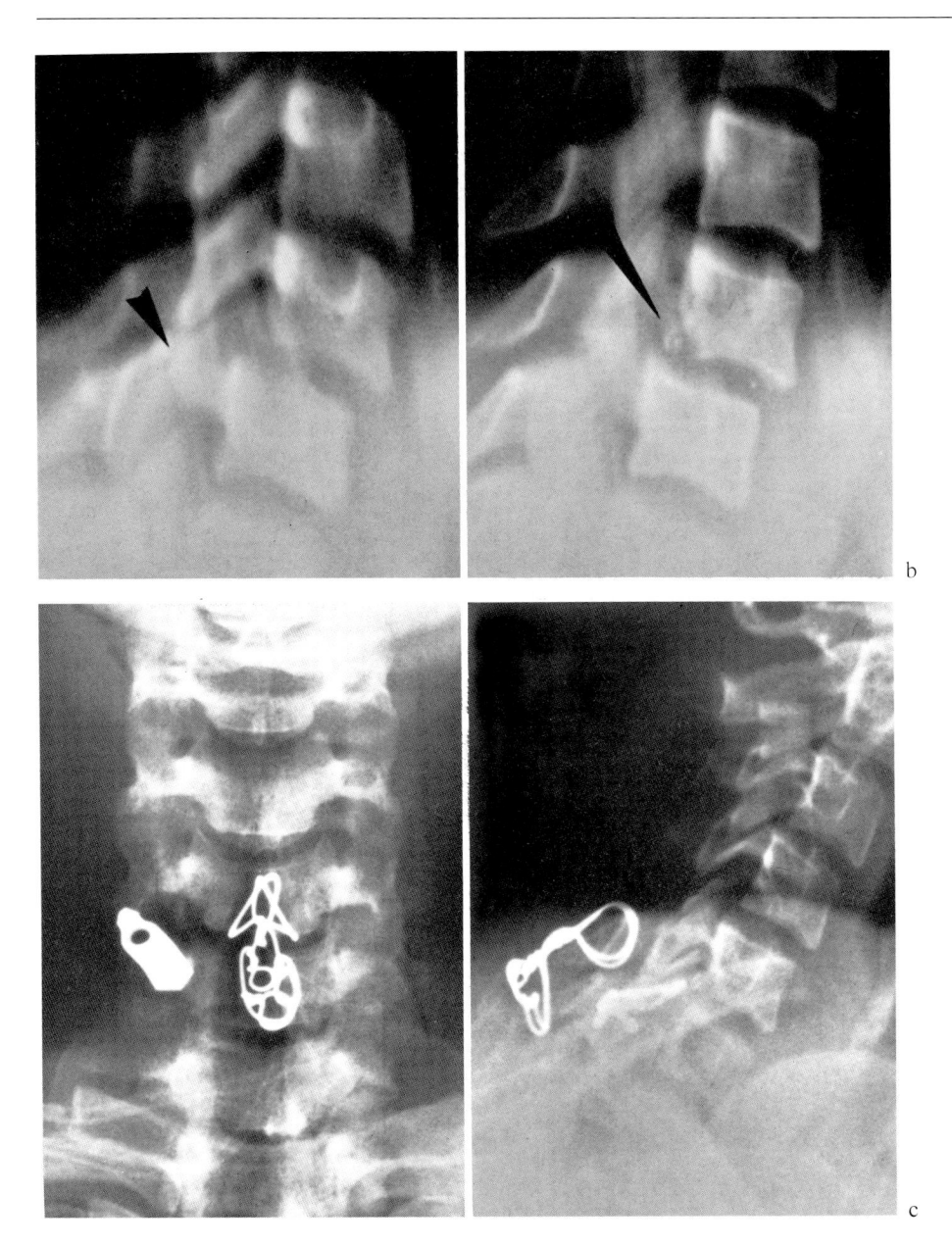

Abb. 70b, c. Legende s. S. 139

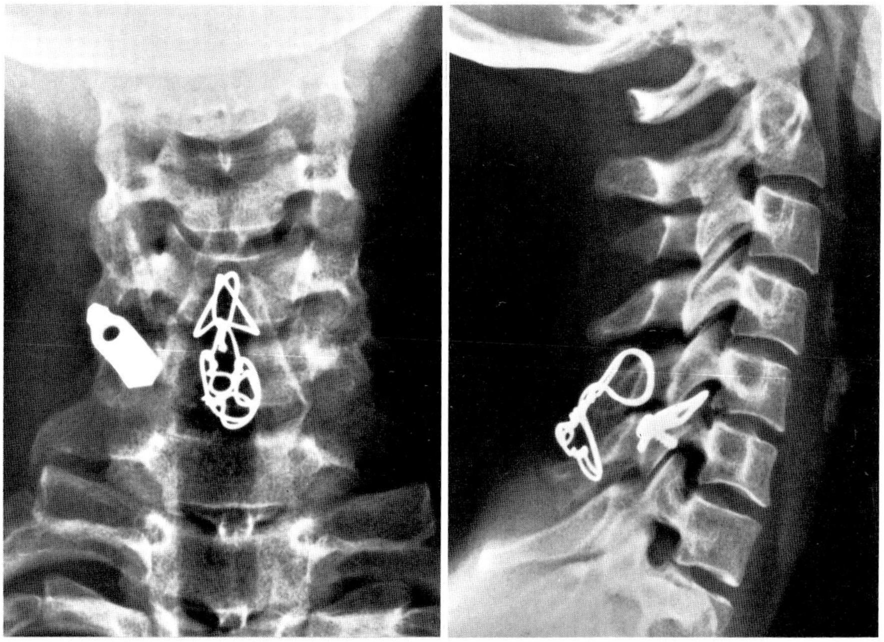

„Gelenkplättchen" 141

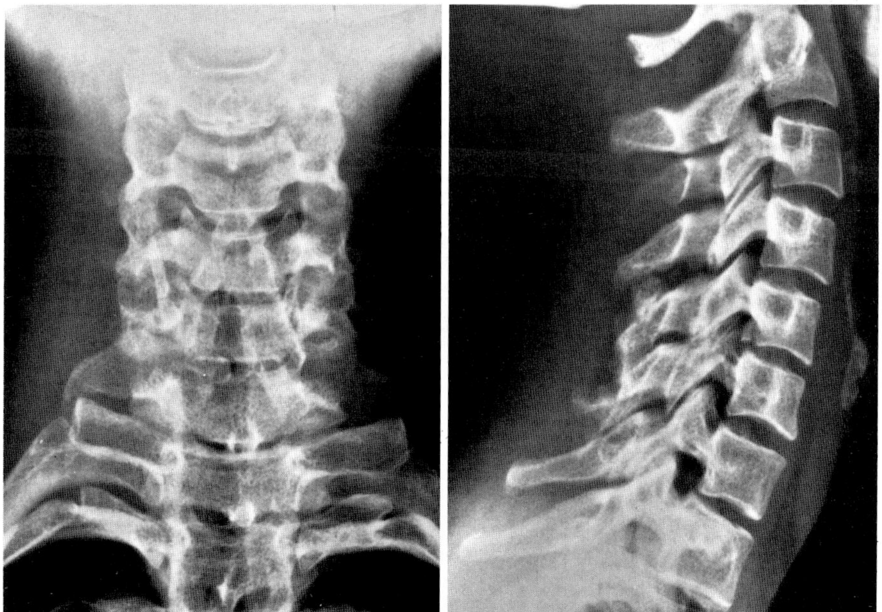

Abb. 70d, e. Legende s. S. 139

7.3 Plattenosteosynthese von dorsal (Roy-Camille, Zerah)

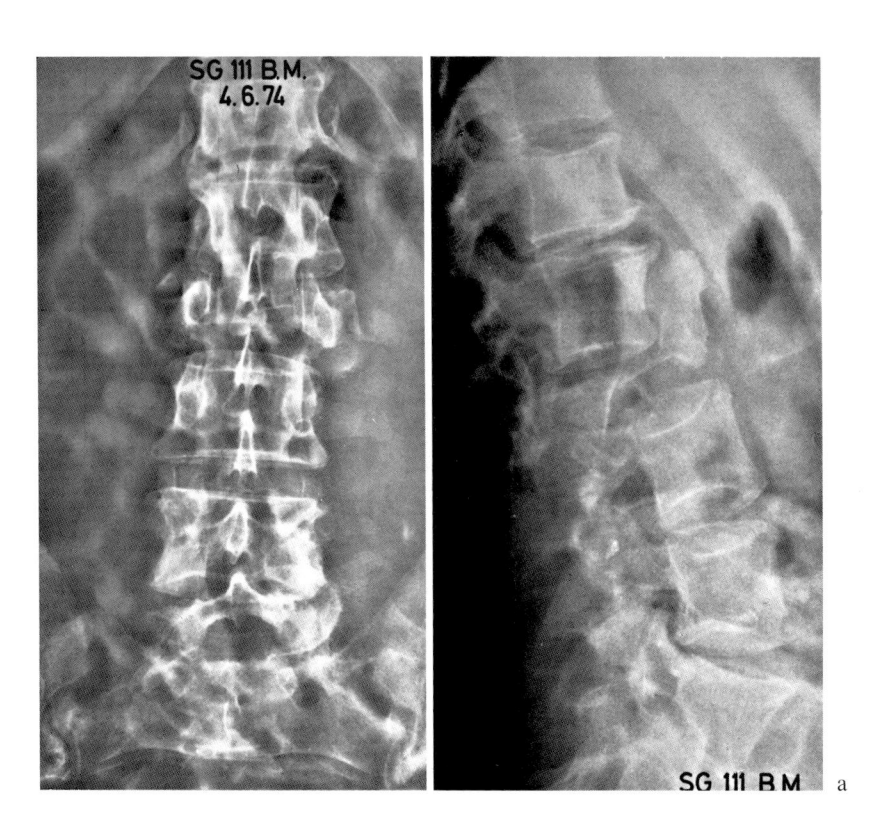

Beispiel 1: Instabile Luxationsfraktur L 2/L 3 mit inkompletter Paraplegie (Abb. 71)

Das Problem: Nach der operativen Beseitigung von gegen den Duralsack andrängenden Fragmenten, wozu eine Laminektomie nötig ist, verbleibt eine nach wie vor hochgradig instabile Wirbelsäule. Zur Sicherung der Dekompression, zur Erleichterung der Pflege des Patienten und zur schnellen und anatomisch günstigen Heilung der Fraktur ist eine übungsstabile Osteosynthese wünschbar.

Die Lösung: In ihrer Länge passende und zurechtgebogene Platten mit richtigem Lochabstand werden seitlich mit Schrauben so fixiert, daß die Schrauben durch die Bogenwurzeln in den Wirbelkörpern Halt finden. Gleichzeitig wird eine dorsale Spanung ausgeführt und, falls erforderlich, eine intercorporale Spondylodese hinzugefügt.

Abb. 71 a–c. *Plattenosteosynthese bei instabiler Luxationsfraktur L 2/L 3 mit zunehmender Paraplegie*

B.M., ♀, 62 J., Nr. 178036

a) Berstungsfraktur des 2. Lumbalwirbelkörpers und Luxation L 2/L 3

b) *Operation:* Nach Revision des Spinalkanals, Dekompression und Duraplastik wird die Instabilität durch zwei dorsale Platten behoben. Schraubenlage durch die Bogenwurzeln gegen die Wirbelkörper

c) *$3^{3}/_{4}$ Jahre nach Unfall:* Neurologisch Restitutio ad integrum. Wirbelsäule stabil

SG 111 B.M.
30. 7. 74

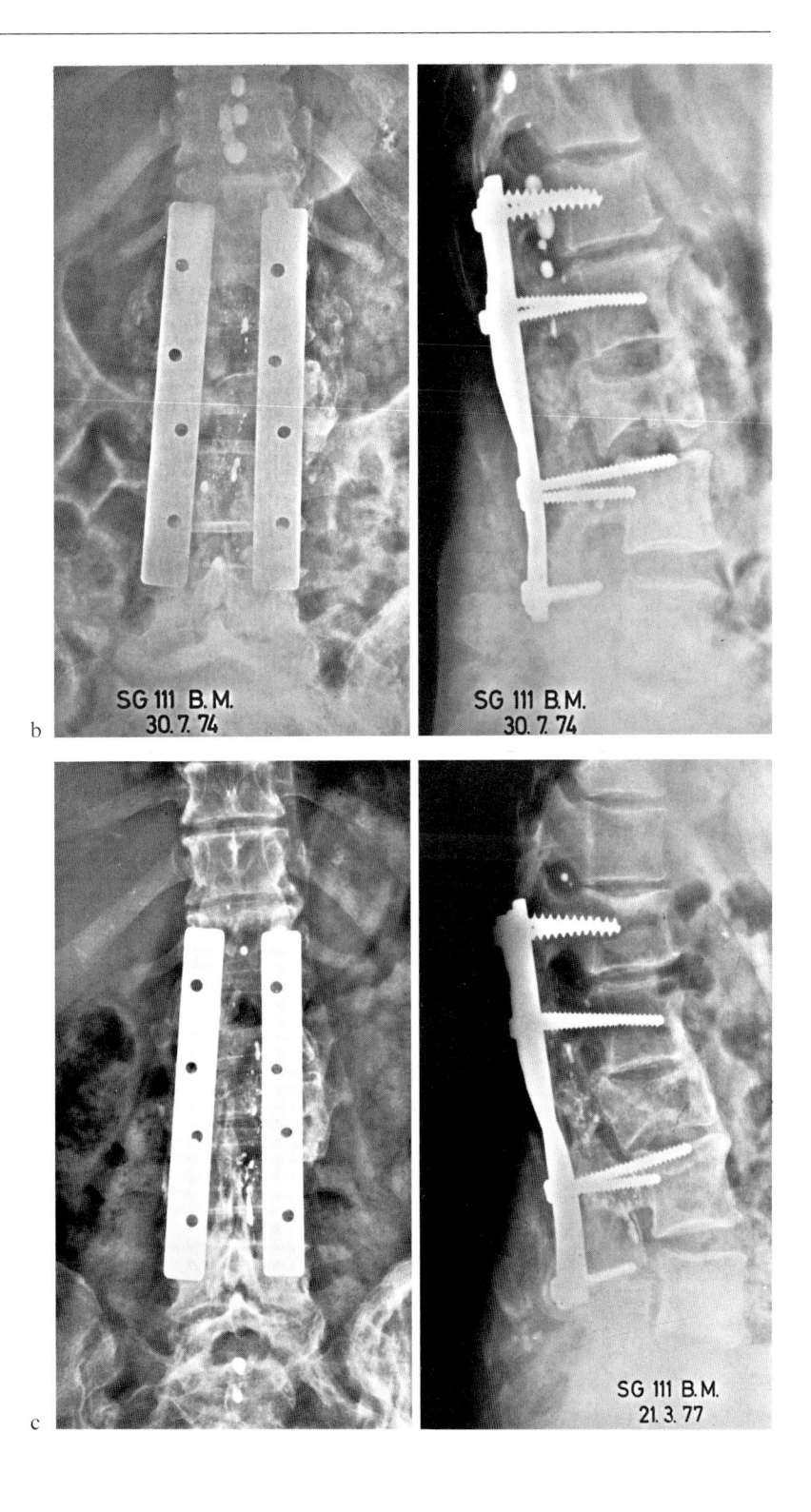

SG 111 B.M.
30. 7. 74

SG 111 B.M.
21. 3. 77

8 Osteosyntheseplatten mit besonderer Funktion oder Gestalt

Gestalt und Funktion stehen in einer Wechselbeziehung, die für den Bewegungsapparat charakteristisch ist. Die Natur versucht, Gestalt und Funktion in Einklang zu bringen, und die Biomechanik anerkennt diesen Einklang als natürliches Prinzip. Von diesem Prinzip kann therapeutisch in unendlich vielen Varianten Nutzen gezogen werden, so auch bei Osteosynthesen mit Platten.

146 Osteosyntheseplatten mit besonderer Funktion oder Gestalt

8.1 Platte als Hebelarm zwecks Verlängerung

Zur Verlängerung eines Röhrenknochens sind viele Methoden möglich. Im Einzelfall ist diejenige die beste, welche mit dem geringsten Aufwand zum Ziel führt.

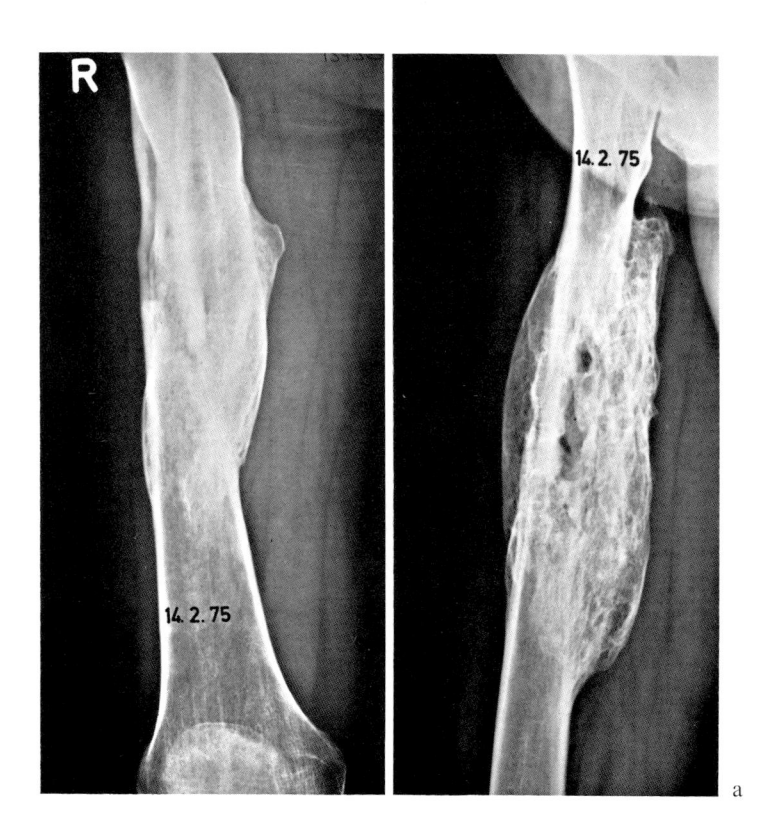

Beispiel 1: Unter Verkürzung und mit starker Callusbildung geheilte Femurschaftfraktur (Abb. 72)

Das Problem: Es sollen in einem Schritt 4 cm Länge gewonnen werden.

Die Lösung: Die zur Osteosynthese vorgesehene breite Platte wird als Verlängerungshebel verwendet. Zur Aufrechterhaltung der gewonnenen Länge wird ventral eine Antigleitplatte hinzugefügt. Eine solche Doppelplattenosteosynthese, bei frischer Fraktur absolut unzulässig, ist hier am hypervascularisierten Knochen mit großer Callusmasse geradezu indiziert.

Abb. 72a–d. *Platte als Hebelarm bei Verlängerungsosteotomie*

H.St., ♀, 47 J., Nr. 184860

a) Mit 4 cm Verkürzung geheilte Femurfraktur, massive Callusbildung

b) *Operationsplan:* Die Platte wird so an den beiden Fragmenten verschraubt, daß durch die 150°-Drehung die gewünschte Verlängerung erreicht wird. Zur zusätzlichen Stabilisierung wird eine zweite Platte als Antigleitplatte verwendet

c) *Postoperative Kontrolle:* Verlängerung 4 cm

d) *1 Jahr nach Operation:* Problemlose Heilung der Osteotomie

Platte als Hebelarm zwecks Verlängerung 147

b

c, d

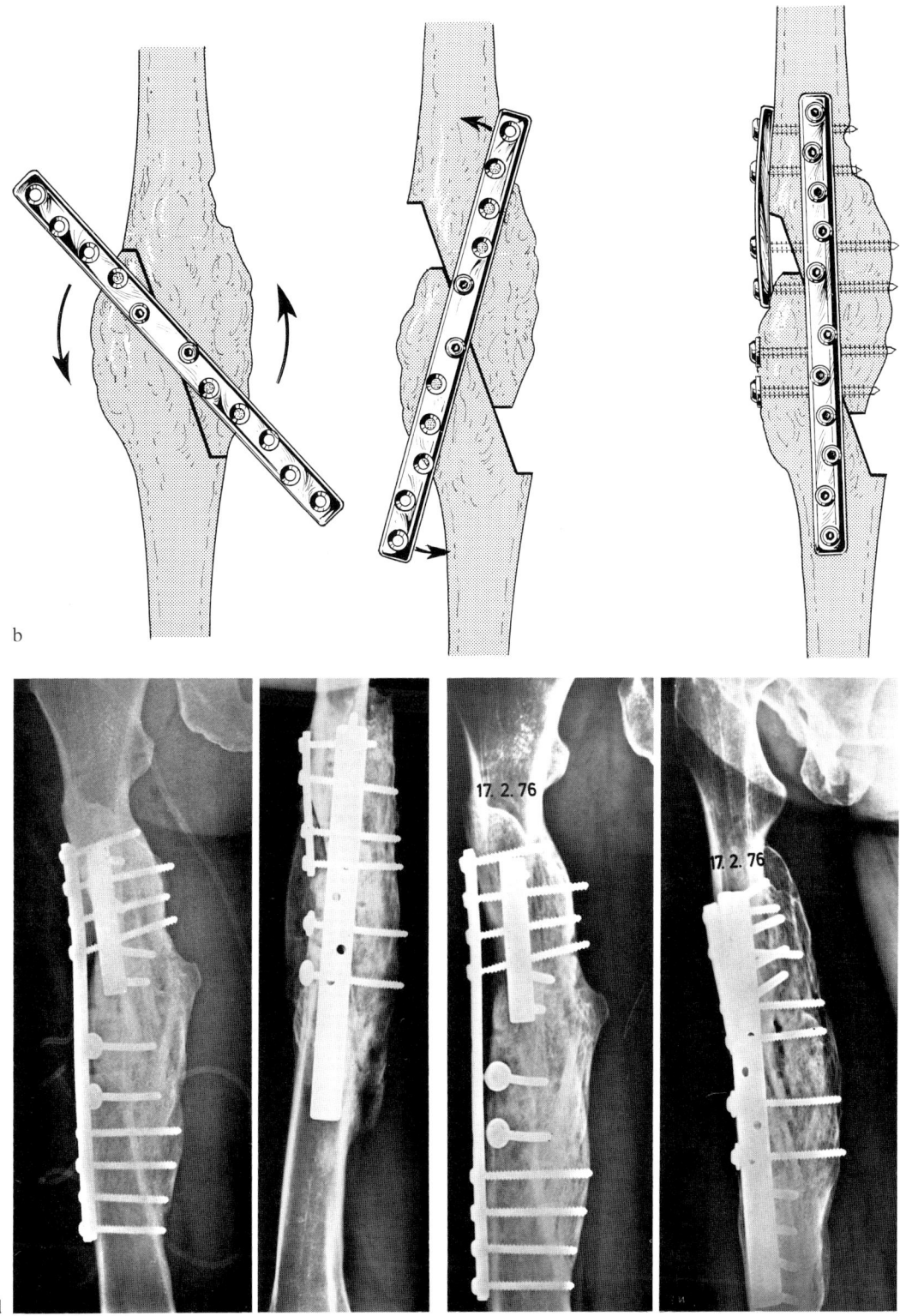

148   Osteosyntheseplatten mit besonderer Funktion oder Gestalt

8.2 „Wellenplatte"

Die „Wellenplatte" ist eine zurechtgebogene Platte und bietet dank ihrer Ausbuchtung Raum für Knochensubstanz, die entweder nicht entfernt oder erst noch (Spongiosa) gebildet werden soll.

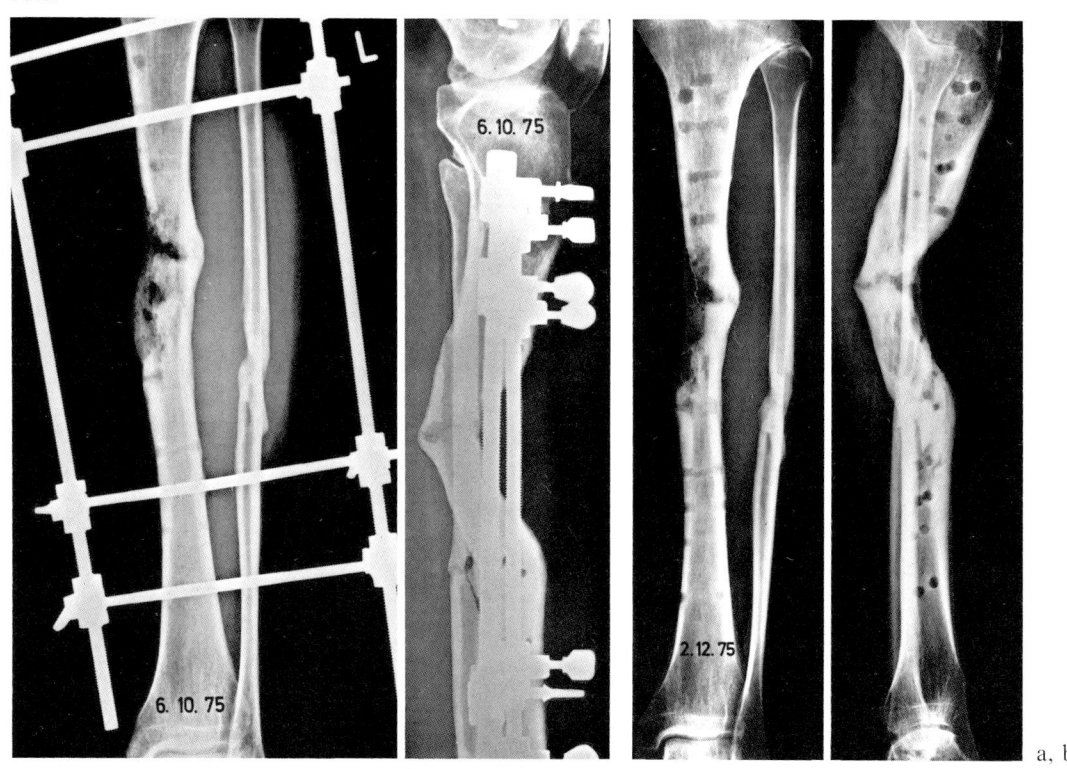

a, b

Beispiel 1: Tibiapseudarthrose nach Ausmuldung ventral und Spongiosaplastik dorsal (Abb. 73)

Das Problem: Die quer verlaufende Pseudarthrosenspalte läßt vermuten, daß die Pseudarthrose nicht ausheilen kann, weil ventral ungenügende Abstützung und dorsal ungenügende Zuggurtung besteht.

Die Lösung: In einem ersten Schritt übernimmt eine „Wellenplatte" die Zuggurtung, die Pseudarthrose ist stabilisiert. In einem zweiten Schritt wird der Knochendefekt der Ausmuldung mit autologer Spongiosa aufgefüllt, damit normale Abstützung bzw. Tragfähigkeit entsteht. Nach Heilung der Pseudarthrose kann die Metallzuggurtung entfernt werden ohne Gefahr einer Ermüdungsfraktur am ehemaligen Ort der Pseudarthrose.

Abb. 73 a–f. *Wellenförmige Platte (Wellenplatte) als Zuggurtung*

F.R., ♂, 30 J., Nr. 178947

a) Ehemals offene, infizierte Tibiafraktur. Zustand nach Ausmuldung und Thierschung

b) *Pseudarthrose:* Rekurvation, Infektion geheilt

c) *Operationstechnik:* Anmodellieren einer breiten Platte als Wellenplatte. Zuggurtung. Aufbau einer druckfesten Tibia mit ventraler Spongiosaplastik. Operation in zwei Schritten

d) *Zustand nach dem zweiten Schritt*

e) *4 Monate nach Operation:* Pseudarthrose geheilt

f) *2 Jahre nach Operation, nach Metallentfernung:* Restitutio ad integrum

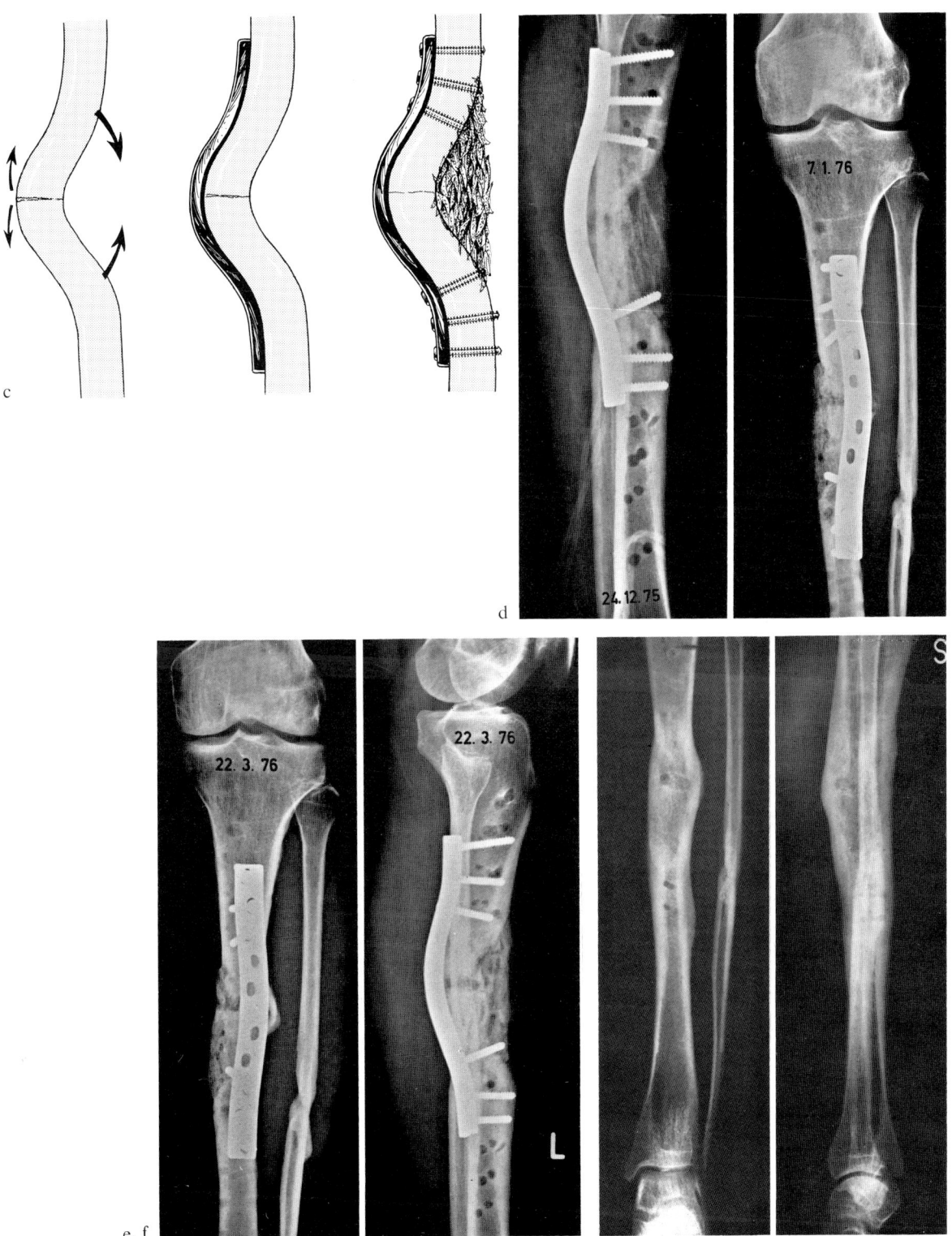

„Wellenplatte" 149

c

d 24.12.75   7.1.76

e, f 22.3.76   22.3.76   L   S

Beispiel 2: Femurschaftpseudarthrose wegen Nekrose der lateralen Corticalis (Abb. 74)

Das Problem: Nach mehrfachen Eingriffen persistiert eine Nekrose der lateralen Corticalis dort, wo Zugfestigkeit bestehen sollte. Ohne sie kommt die Pseudarthrose nie zuverlässig zur Ausheilung, oder es tritt eine Refraktur bzw. ein Ermüdungsbruch auf.

Die Lösung: Die fehlende Zuggurtung sollte nicht allein von einer Zuggurtungsplatte ausgeübt werden, sondern letzten Endes soll lebender Knochen diese Funktion übernehmen. Mit Hilfe einer „Wellenplatte" und darunter angebrachter, autologer Spongiosa ist dies erreichbar. Die Pseudarthrose kann so endgültig zur Ausheilung gebracht werden, auch ohne zuggurtenden Schutz durch eine Platte.

Abb. 74 a–i. *Wellenplatte zur Überbrückung einer Spongiosaplastik*

G.U., ♀, 30 J., Nr. 162903

a) Femurschafttrümmerfraktur

b) *Erstbehandlung:* Kirschner-Drahtextension supracondylär

c) *Erste Plattenosteosynthese:* Schlechte Reposition, mangelhafte mediale Abstützung

d) *6 Monate nach Unfall:* Infizierte Pseudarthrose

e) *Reoperation:* Débridement, Reosteosynthese, Spongiosaplastik

f) *15 Monate nach Reoperation:* Lateral noch immer Knochennekrose, d.h. „Sollbruchstelle"

g) *Prinzip der Wellenplatte:* Unter der geraden, flachen Platte kann der Knochen nicht genügend revascularisiert werden. Die Wellenplatte dagegen ermöglicht das Einsprossen von Gefäßen

h) Wellenplatte und Spongiosaplastik in situ

i) *2 Jahre 8 Monate nach Spongiosaplastik und Wellenplattenoperation:* Spongiosa eingeheilt. Knochen allseits vital, Pseudarthrose geheilt

Teilfiguren f–i s. S. 152

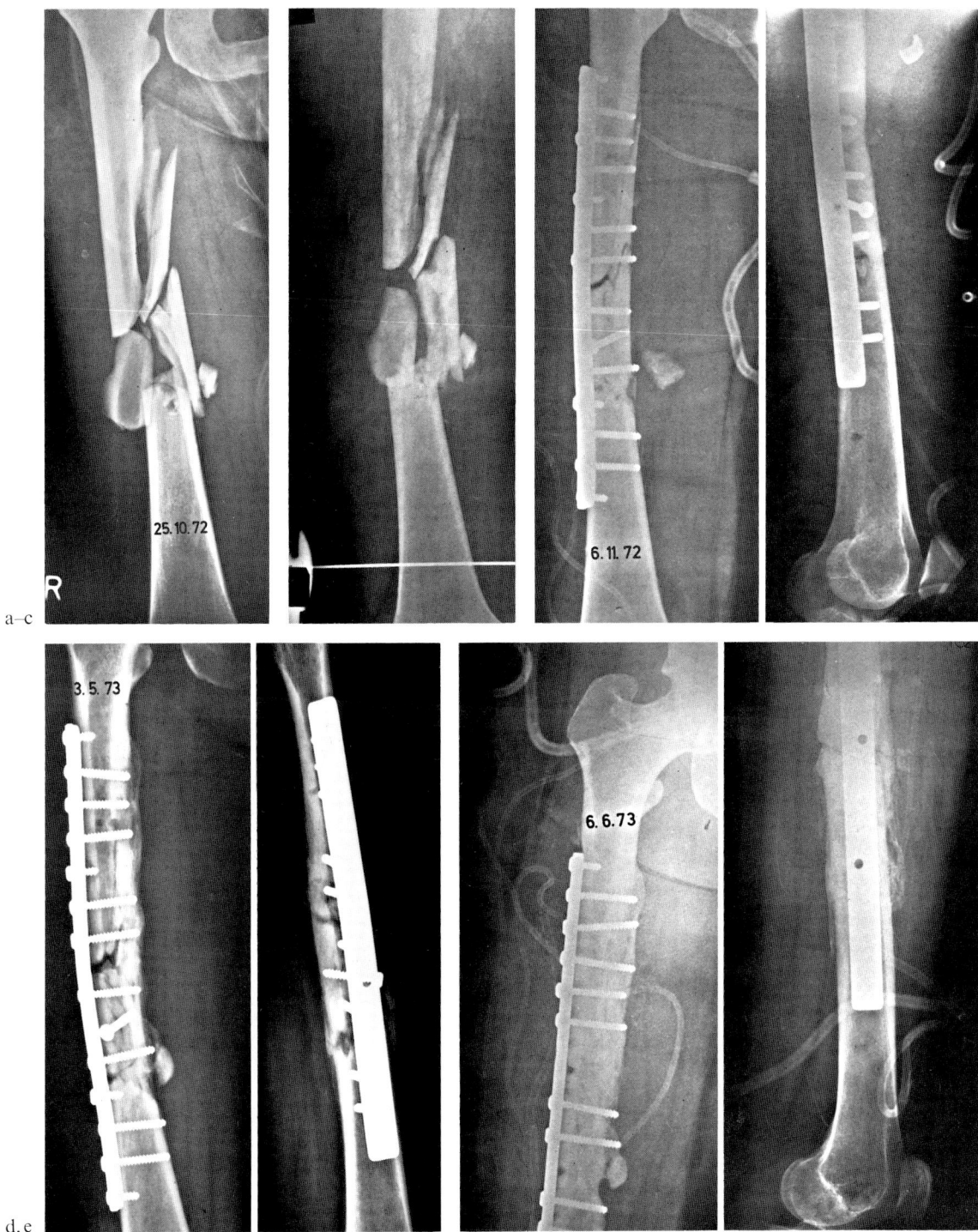

„Wellenplatte" 151

a–c

d, e

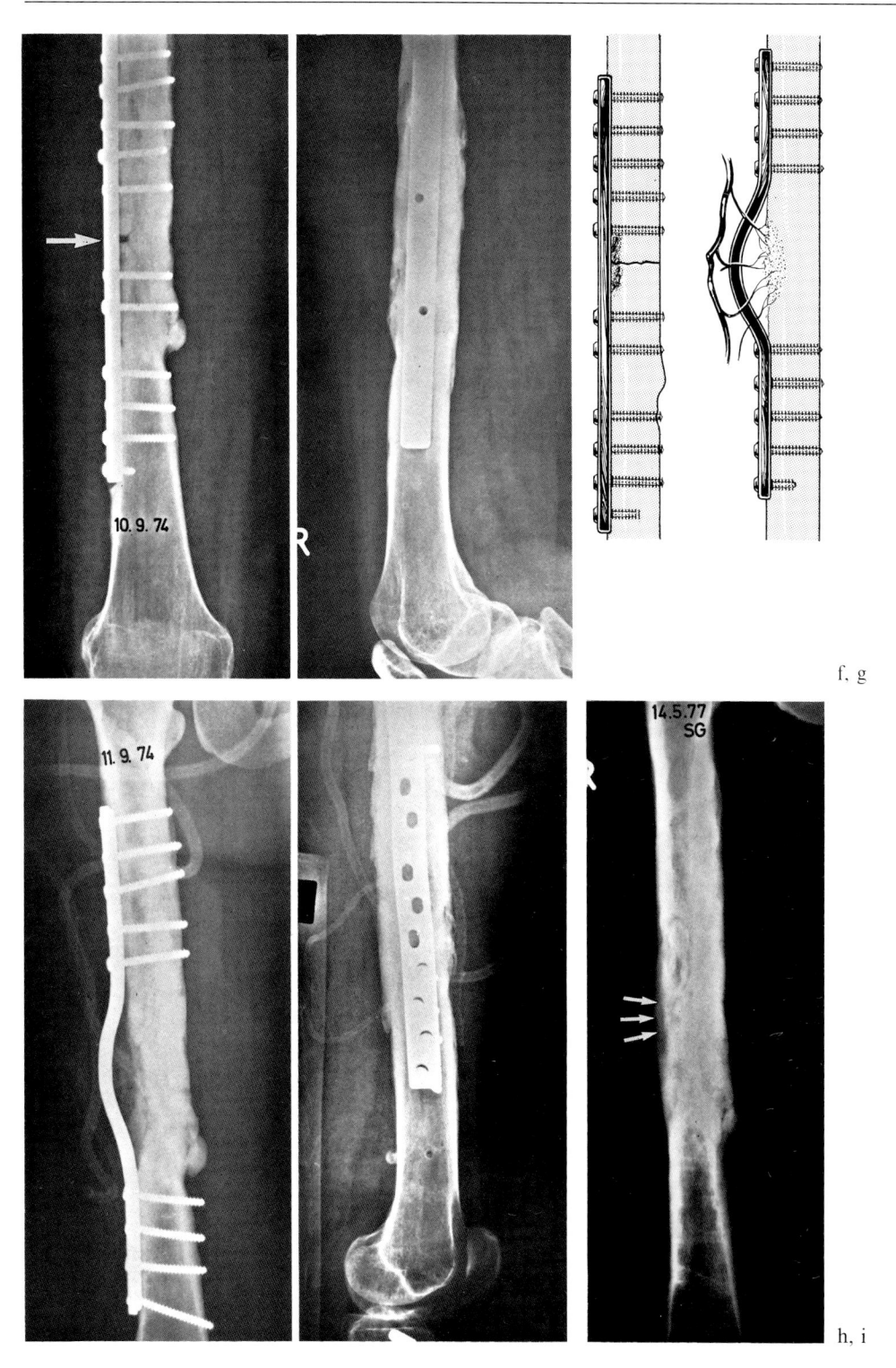

152 Osteosyntheseplatten mit besonderer Funktion oder Gestalt

f, g

h, i

Abb. 74f–i. Legende s. S. 150

8.3 Plattenosteosynthese bei Symphysenruptur

Für die typische Symphysen-Iliosacralgelenk-Ruptur ist die dynamisch zugfeste Drahtschlingenosteosynthese, verbunden mit postoperativer Bettruhe, die geeignete operative Behandlungsmethode.
Bei Beckenringbrüchen mit komplexer Dislokation der Fragmente genügt die Drahtschlinge an der Symphyse nicht.

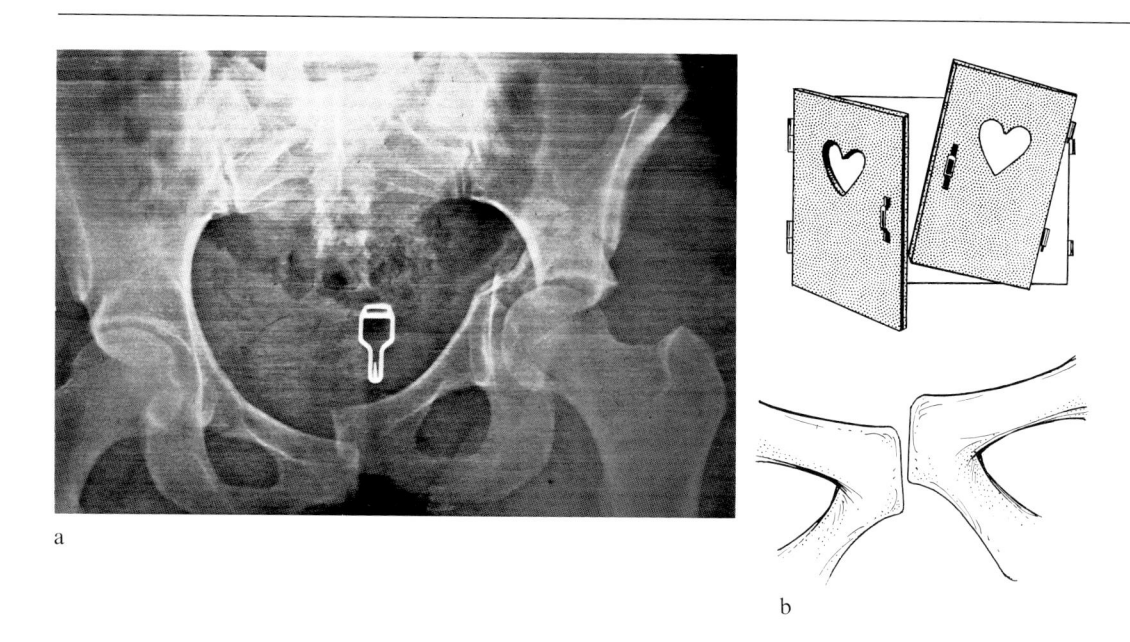

Beispiel 1: Beckenringbruch, zentrale Hüftgelenkluxation und Symphysenruptur (Abb. 75)

Das Problem: Die Verletzung gleicht dem Zustand eines ausgehängten Fensterladens mit drei „Schwachpunkten", den zwei Angeln und dem Schloß. Eine stabile Fixation der Symphyse trägt zur Sicherung der Osteosynthese der Hüftpfannenfraktur bei, die Symphysenreposition ist geradezu die Bedingung dafür, daß der Gelenkbruch kongruent reponiert werden kann.

Die Lösung: Bei der operativen Versorgung dieser Frakturen wurde die Hüftpfannenfraktur vorerst nur von dorsal reponiert und stabilisiert. Zur Verbesserung der Frakturreposition ventralseits hat es genügt, in einer zweiten Operation die verhakte Symphysenruptur operativ zu lösen und mit einer Halbrohrplatte zu stabilisieren, wobei ein kleiner corticospongiöser Beckenspan zwischen zwei angefrischten Symphysenästen verklemmt worden ist. Dadurch hat sich die Gelenkkongruenz im Hüftgelenk verbessert.

Abb. 75a–g. *Halbrohrplatte als Riegel bei Symphysenruptur*
W.-A.U., ♀, 25 J., Nr. 119700

a, b) Symphysenruptur und Acetabulumfraktur sind vergleichbar mit einem einseitig halb ausgehängten Fensterladen

c, d) *Erste Operation:* Dorsaler Zugang zum Acetabulum, Osteosynthese des hinteren Pfeilers und des dorsalen Pfannenrandes; Zugang zum Beckenkamm und Versorgung des cranialen Pfeilers: Die Angel des „Fensterladens" ist wieder eingehängt

e, f) *Zweite Operation:* Offene Reposition der Symphyse, Spaneinlage und Plattenosteosynthese. Dadurch wird der ventrale Pfeiler noch besser reponiert: Der „Fensterladen" ist eingehängt und der Riegel vorgeschoben, der Beckenring ist wieder stabil

g) *8 Jahre nach Unfall:* Hüftgelenk ohne Arthrosezeichen, Symphyse stabil, Patientin beschwerdefrei

Plattenosteosynthese bei Symphysenruptur   155

c

5.2.68

d

e

f

g

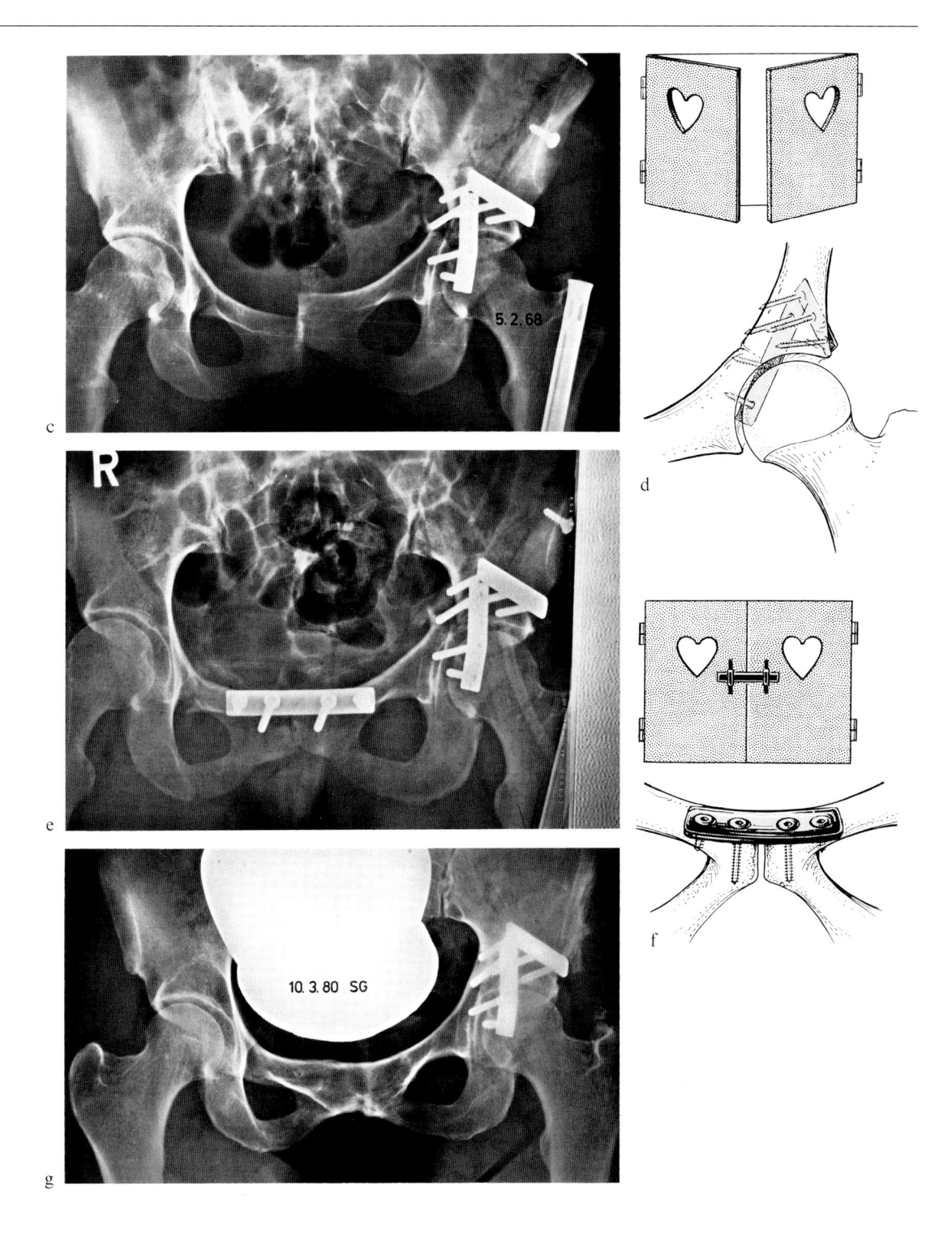

10.3.80 SG

8.4 Halbrohrplatte als Zuggurtungsplatte

Wenn schon am Knochenschaft von Osteosyntheseplatten eine gewisse Elastizität gewünscht wird, ist dies in der Nähe der Epiphysen erst recht wünschbar. Die Spongiosa gibt hier oft etwas nach, und diesem Nachgeben sollten sich die Platten nicht durch Starrheit entgegenstellen, denn dabei kann es zur Metalllockerung, zum Platten- oder Schraubenbruch und zur Pseudarthrose kommen.

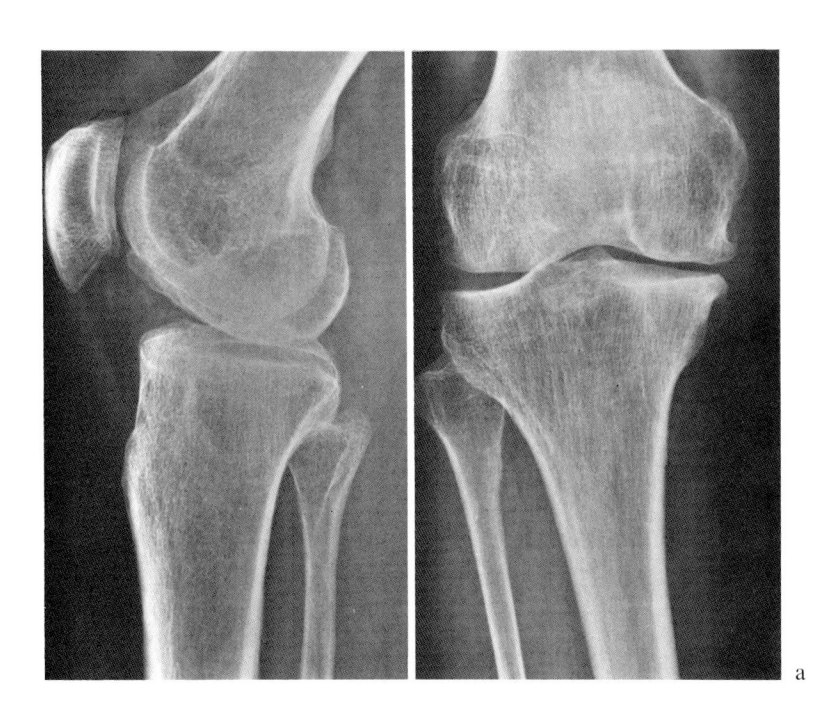

Beispiel 1: Tibiakopfosteotomie (Abb. 76)

Das Problem: Bei Varusgonarthrose sollte die Osteotomie im Tibiakopf übungsstabil fixiert sein. Für den Fall einer Unter- oder Überkorrektur sollte weiter möglich sein, nach Abschluß der Wundheilung durch Redressement in Narkose eine Nachkorrektur vorzunehmen mit anschließender Fixierung in einer Gipshülse.

Die Lösung: Die parallel zum Tibiagelenkspalt eingeschlagene 4- oder 5-Loch-Halbrohrplatte hat in der Spongiosa einen ausgezeichneten Halt. Nach der Osteotomie wird das Loch in der herausragenden Platte für die Aufnahme einer Zugschraube verwendet, die in der Crista tibiae sehr guten Halt findet. Die Zuggurtung ist nicht starr, sondern dynamisch-elastisch und gestattet dennoch eine funktionelle Nachbehandlung.

Abb. 76a–d. *Halbrohrplatte zur dynamischen Zuggurtung*

G.J., ♀, 64 J., Nr. 190712

a) Typische Varusgonarthrose

b) *Operationsprinzip:* Die Halbrohrplatte wird parallel zum Gelenkspalt eingeschlagen, das Plattenende umgebogen. Ein lateraler Keil wird entfernt, ohne das mediale Periost zu zerreißen. Die Osteotomie wird durch Anziehen der schrägen Schraube geschlossen

c) *Postoperative Kontrolle*

d) *16 Monate nach Operation:* Osteotomie geheilt, Patientin schmerzfrei

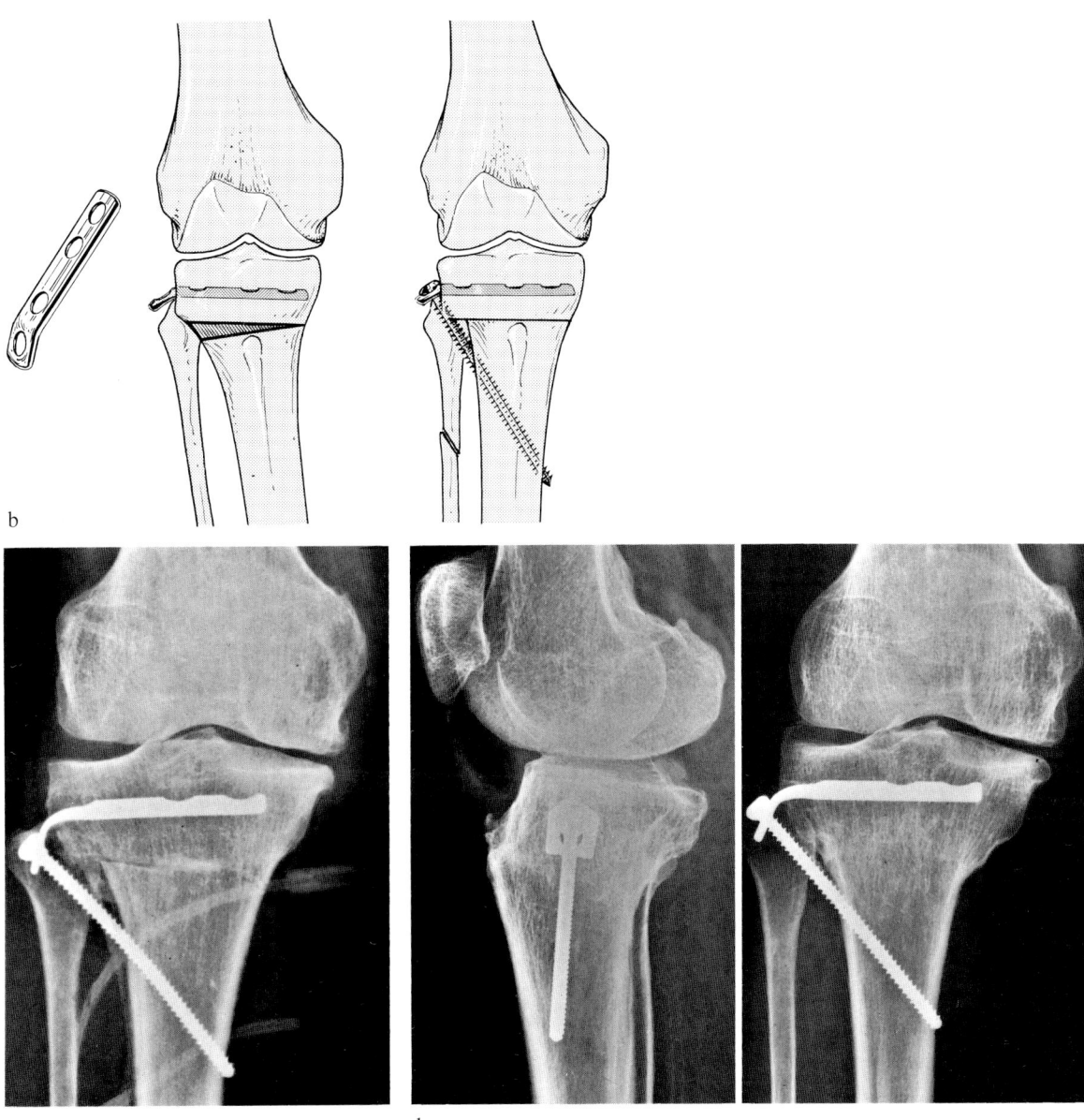

Halbrohrplatte als Zuggurtungsplatte 157

b

c d

Beispiel 2: Subcapitale Humerusdrehosteotomie bei habitueller Schultergelenkluxation (Abb. 77)

Das Problem: Die lockere Spongiosa des Humeruskopfes bietet Schrauben und üblichen Platten nur zweifelhaft guten Halt. Deshalb sind bei Frakturosteosynthesen in der Regel Zuggurtungsdrahtschlingen erforderlich, die an der Rotatorenmanschette ansetzen.

Die Lösung: Um mit Draht die Rotatorenmanschette nicht zu tangieren, bewährt sich eine Winkelplatte, die intraoperativ aus einer 6- bis 7-Loch-Halbrohrplatte hergestellt wird: das längere Plattenende wird flach gehämmert und zwischen zwei Plattenlöchern um 100 Grad gebogen. Die Plattenlasche wird etwas gekrümmt, so daß eine „Condylenplatte" entsteht.
Die Platte wird als Zuggurtung für die Stabilisation der subcapitalen Drehosteotomie seitlich am Humerusschaft montiert. Sie fixiert besser als jede andere, starre Platte, sie ist sozusagen isoelastisch.

Abb. 77a–d. *Halbrohrplatte als Zuggurtungscondylenplatte*

N.T., ♀, 25 J., Nr. 180334

a) Habituelle Schulterluxation mit typischer Hill-Sachs-Läsion

b) *Die Halbrohrplatte als Condylenplatte:* Die Verankerung im Humeruskopf ist zuverlässig

c) *2 Monate nach Operation:* Osteotomie belastungsstabil geheilt

d) *1 Jahr nach Operation:* Osteotomie nicht mehr erkennbar

Halbrohrplatte als Zuggurtungsplatte 159

a, b

c, d

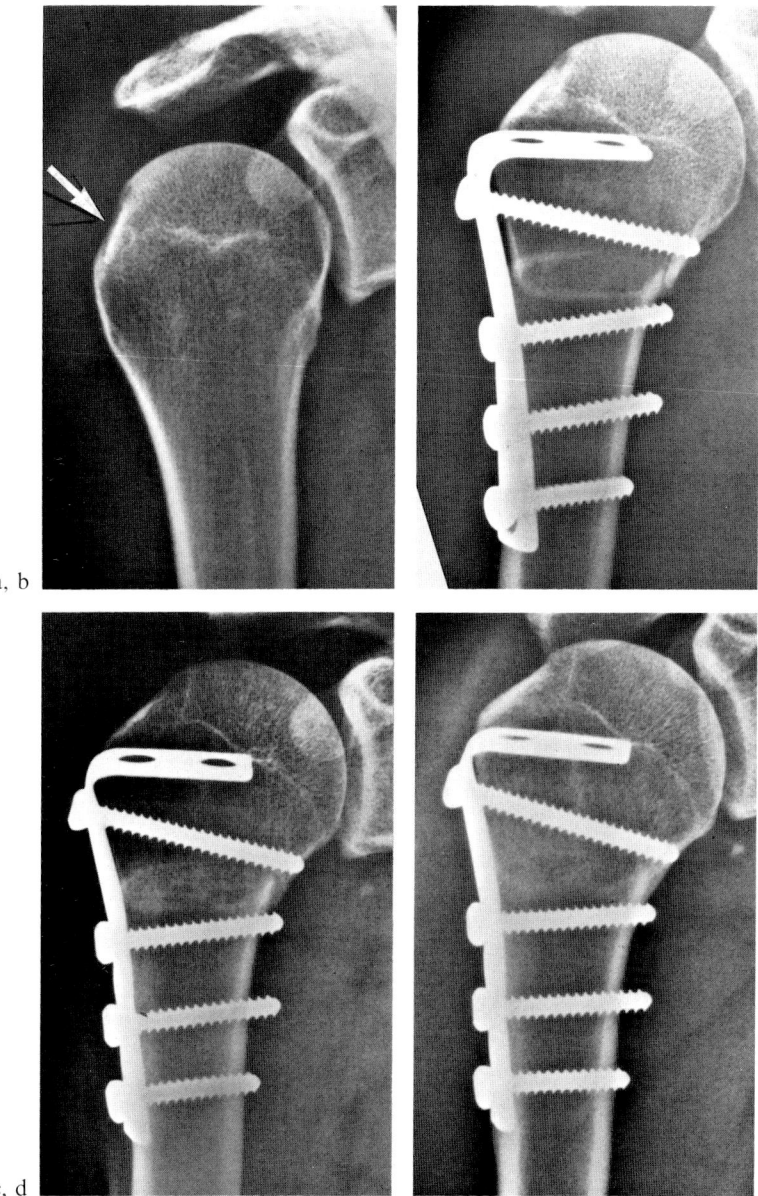

8.5 Fibula-pro-Tibia-Platte bei „biologischer" Tibiaosteosynthese

Bei Mehrfragmentfrakturen, besonders bei Splitterbrüchen der Tibia mit zahlreichen kleinen Fragmenten, ist immer abzuwägen, ob eine exakte Osteosynthese mit der dazu notwendigen Deperiostierung zahlreicher Fragmente sinnvoll ist. Um nicht weiter die Vitalität der Fragmente zu schädigen, müßte daher bei der Osteosynthese auf eine vollständige Rekonstruktion verzichtet werden. Wir nennen eine solche Osteosynthese „biologisch".

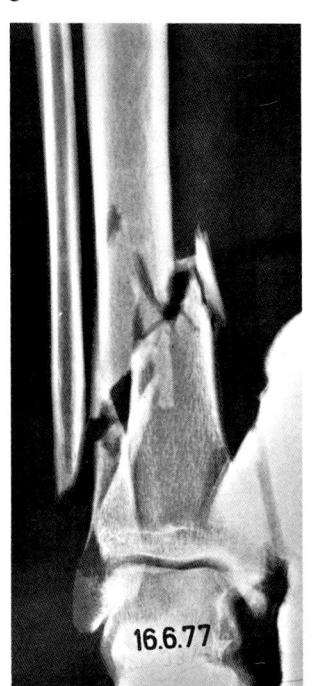

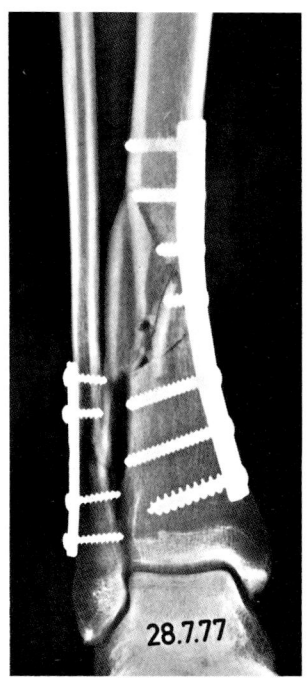

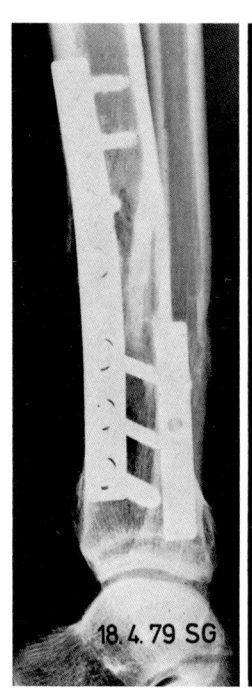

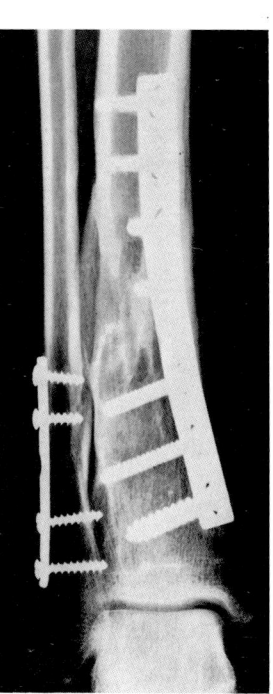

Beispiel 1: Unterschenkelfraktur mit Trümmerbruch der Tibia im distalen Drittel (Abb. 78)

Das Problem: Bei Verzicht auf exakte Reposition wird die Stabilität für eine funktionelle Nachbehandlung nicht genügen, d.h. dieser Hauptvorteil der Osteosynthese bei Fraktur ginge verloren.

Die Lösung: Richtige Länge, Achsen- und Torsionsstellung der Tibia werden lediglich mittels offener Reposition der medialen Tibiafläche eingestellt und mit einer Platte medial gesichert. Die lateralen Fragmente werden gar nicht erst aufgesucht, sondern sozusagen als Späne in Zusammenhang mit den Weichteilen sich selbst überlassen.
Zur Verbesserung der mangelhaften Stabilität der Frakturmontage wird nun noch eine Plattenosteosynthese der Fibula durchgeführt.

Abb. 78 a–c. „Biologische" Osteosynthese

S.M., ♂, 32 J., Nr. 208969

a) Distale Tibiatrümmerfraktur

b) *Operation:* Osteosynthese der Fibula mit Drittelrohrplatte, tibial lediglich Rekonstruktion der medialen Fläche und Adaptationsosteosynthese mit relativ kurzer Platte. Die kleinen Fragmente werden nicht berührt und am Periost gestielt in situ belassen, sozusagen als Späne

c) *22 Monate nach Unfall:* Restitutio ad integrum. Der laterale „autologe" Tibiaspan ist problemlos eingeheilt

8.6 Abgestützte Winkelplatte für das proximale Femur

Osteosynthesen am proximalen Femur müssen dem Prinzip des Verbundbaues von druckfesten Fragmenten mit zugfestem Metall entsprechen, d.h. nach jeder Osteosynthese muß eine mediale knöcherne Abstützung vorhanden sein. In der Tumorchirurgie ist dieser Forderung nicht immer nachzukommen.

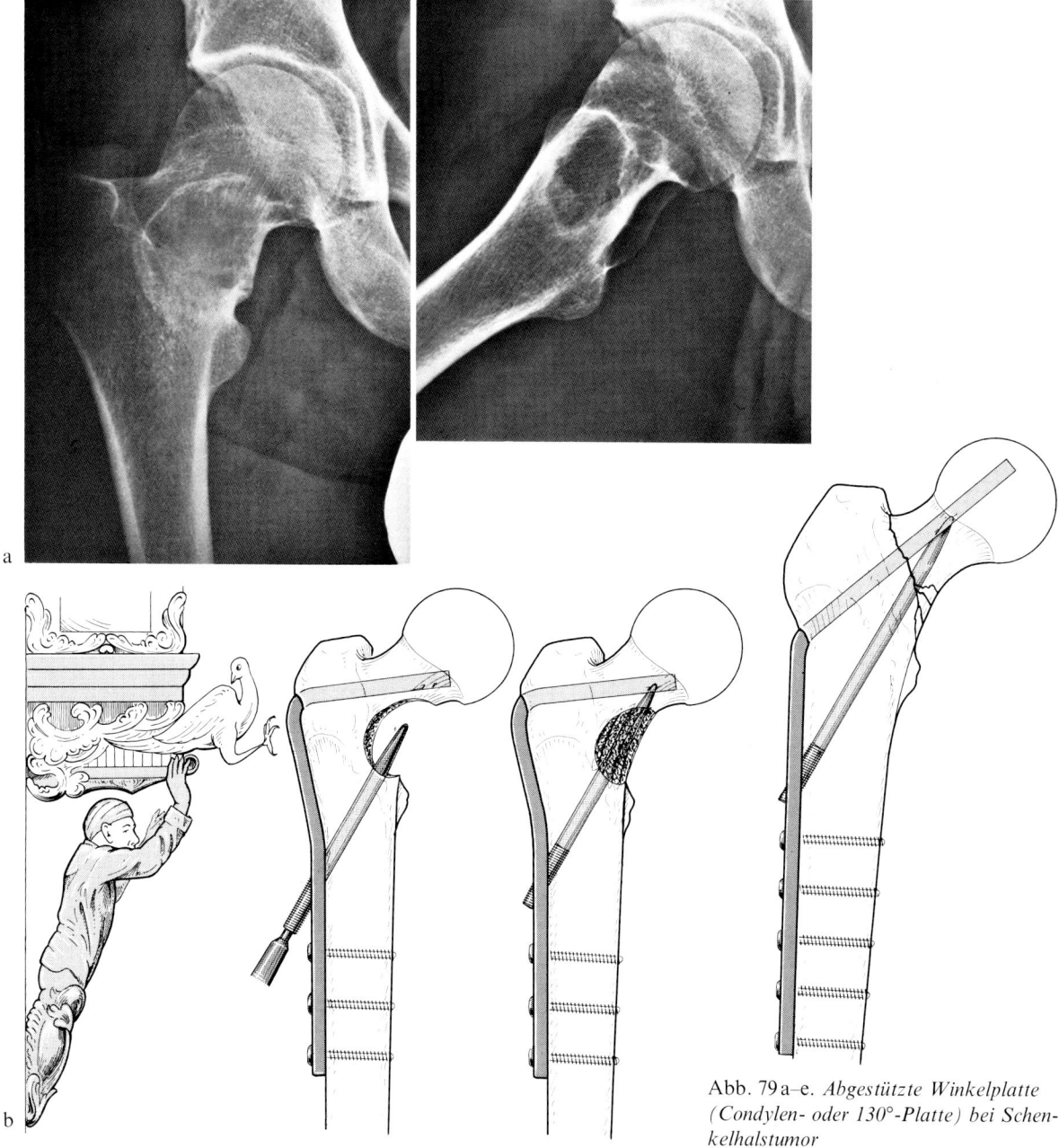

162 Osteosyntheseplatten mit besonderer Funktion oder Gestalt

Beispiel 1: Knochenfibrom im Schenkelhals mit Arrosion des Adams-Bogens (Abb. 79)

Das Problem: Nach Resektion des Tumors fehlt medial die Abstützung.

Die Lösung: Nach der Resektion des Tumors wird der Defekt des Adams-Bogens mit corticospongiösen Spänen aufgebaut. Der Schenkelhals wird mit einer abgestützten Winkelplatte versehen und der Defekt mit autologer Spongiosa aufgefüllt. Unter dem Schutz der abgestützten Platte tritt keine Varusdeformierung und kein Plattenbruch auf.

Abb. 79 a–e. *Abgestützte Winkelplatte (Condylen- oder 130°-Platte) bei Schenkelhalstumor*

G.P., ♂, 29 J., Nr. 197378

a) Das Knochenfibrom hat den Calcar durchbrochen. Höchste Gefahr der Spontanfraktur

b) *Operationsprinzip:* Der Hauserker wird durch den „Atlas" abgestützt, entsprechend rastet der Gewindedorn in der Nute der Plattenklinge ein. Zur Verfügung steht sowohl die Condylenplatte als auch die 130°-Platte (WEISSMANN u. SALAMA), letztere am Beispiel der Schenkelhalstrümmerfraktur gezeigt (Abb. 79b$_4$)

c, d

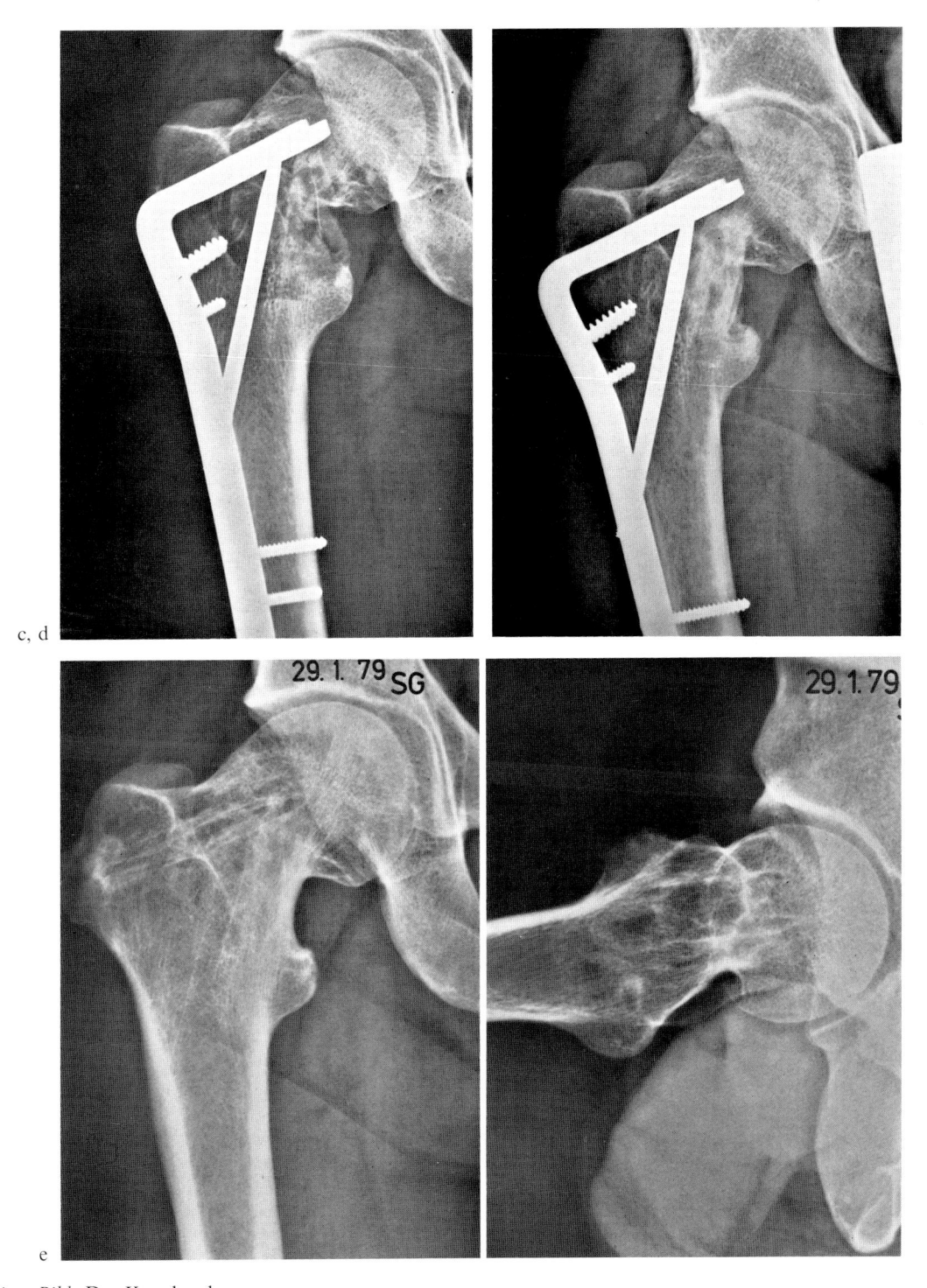

e

c) *Postoperatives Bild:* Der Knochendefekt ist nach dem Einsetzen des Abstützdornes mit autologer Spongiosa aufgefüllt worden

d) *9 Monate nach Operation:* Calcar wiederhergestellt

e) *3 Jahre nach Operation, nach Metallentfernung:* Restitutio ad integrum

**Beispiel 2: Subtrochantäre fibröse Dysplasie
mit Schwächung der Corticalis medial und lateral (Abb. 80)**

Das Problem: Nach radikaler Tumorentfernung ist sowohl die Druck- als auch die Zugfestigkeit des Femurs wiederherzustellen.

Die Lösung: Noch vor der Tumorresektion wird die Condylenplatte montiert, so daß kein Formverlust auftreten kann. Danach wird der Tumor radikal reseziert und der abstützende Dorn montiert. Eine Trochanterdrahtschlinge verstärkt die laterale Zuggurtung. Der Defekt wird mit autologer Spongiosa aufgefüllt.

Abb. 80a–c. *Abgestützte Winkelplatte bei fibröser Dysplasie des proximalen Femurs*

Sch.H., ♂, 32 J., Nr. 215600

a) Die fibröse Dysplasie erfaßt das proximale Femur sowohl per- als auch subtrochantär

b) *Operation:* Resektion des Tumors, Abstützung der Platte mit dem Gewindedorn. Zuggurtung mit Platte und Trochanterdrahtschlinge. Autologe Spongiosaplastik

c) *26 Monate nach Operation:* Die volle Belastbarkeit ist wieder erreicht

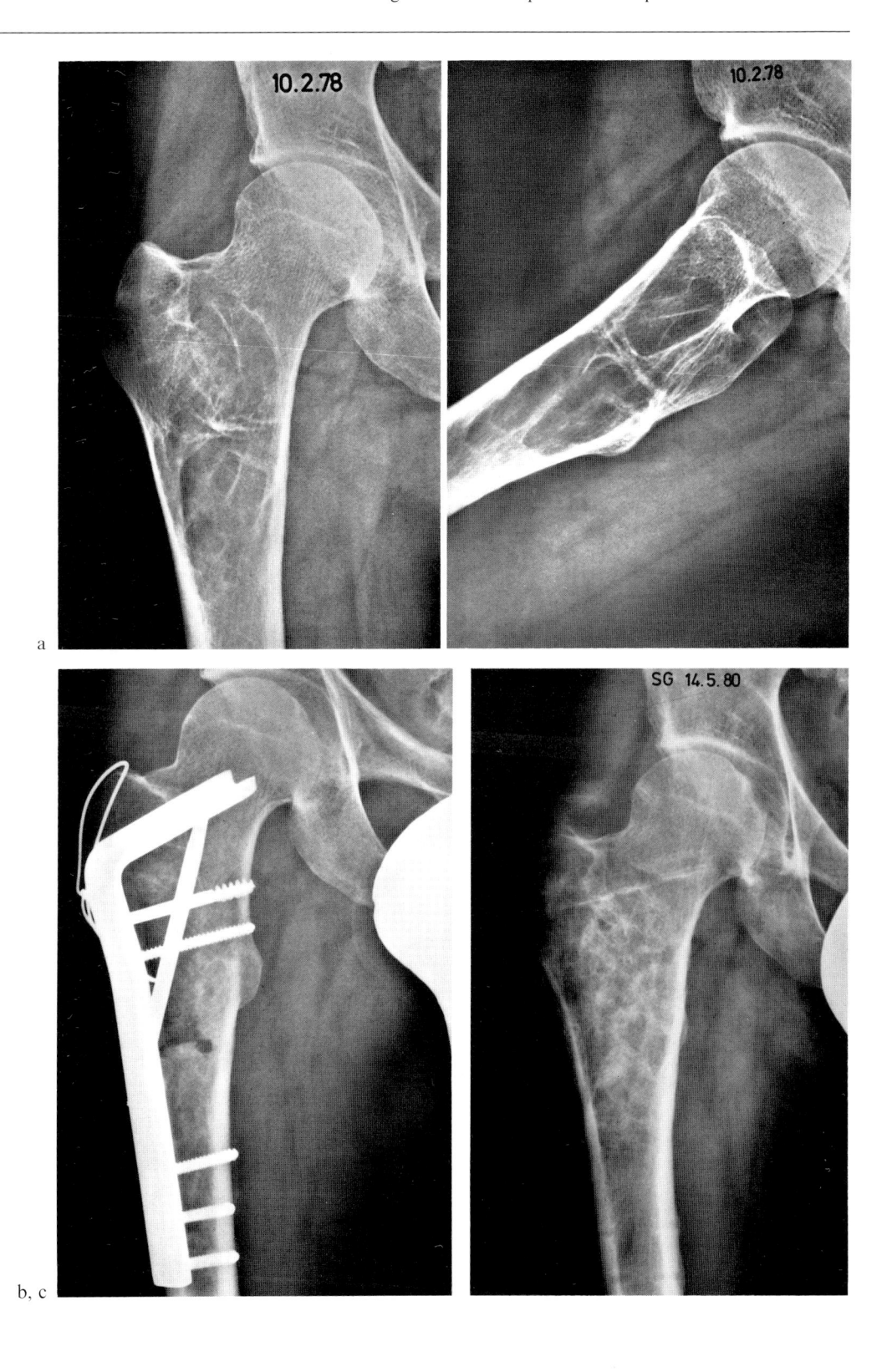

Abgestützte Winkelplatte für das proximale Femur 165

a

b, c

9 Marknagel

Der Marknagel ist gelegentlich geeignet, ein besonderes Problem zu lösen, wenn mit keiner anderen Osteosynthese mit gleichem oder kleinerem Aufwand das gleiche Ziel zu erreichen wäre. Für den Marknagel ergibt sich damit eine außerordentliche Operationstechnik oder eine außerordentliche Indikation.

9.1 Marknagelung im Verbund mit Knochenzement

Die Verbundosteosynthese bei schwerer Osteoporose am proximalen Femur und bei pathologischen Frakturen ist im *Manual der Osteosynthese* (MÜLLER et al. 1977) beschrieben worden. Hier ein anderes Beispiel:

Beispiel 1: Fraktur im proximalen Tibiadrittel bei greiser Patientin (Abb. 81)

Das Problem: Die greise Patientin sollte sofort wieder mobilisiert werden können. Die periphere Durchblutung ist vermindert, so daß eine Plattenosteosynthese auf der Medialseite der Tibia eher kontraindiziert ist. Es ist außerdem zu befürchten, daß eine Osteosynthese mit Platte nicht voll belastungsstabil wird.

Die Lösung: Eröffnung der Fraktur, schonende Curettage des Markraumes im Frakturgebiet, anatomische Reposition, Fensterung der Corticalis des proximalen Fragmentes medial, übliche Eröffnung der Tuberositas tibiae und probeweise Nagelung mit dünnem Nagel.
Der Nagel wird wieder entfernt, durch das Corticalisfenster wird der Markraum mit Knochenzement ausgestopft und gleich danach der Marknagel eingestoßen. Nach Erhärten des Zementes ist die Fraktur belastungsstabil. Die Formschlüssigkeit erzeugt der Zement, die Achsenstabilität der Nagel.

Abb. 81 a–c. *Tibiamarknagel im Verbund mit Knochenzement*

F.K., ♀, 79 J., Nr. 55442

a) Proximale Schrägfraktur bei greiser Patientin mit Osteoporose

b) *Marknagel-Knochenzement-Verbund.* (Die Pfeile zeigen das Corticalisfenster für die Zementplombe)

c) *5 Monate nach Unfall:* Die Fraktur ist problemlos geheilt. Die Patientin hat seit den ersten postoperativen Tagen voll belastet

Marknagelung im Verbund mit Knochenzement 169

a, b

c

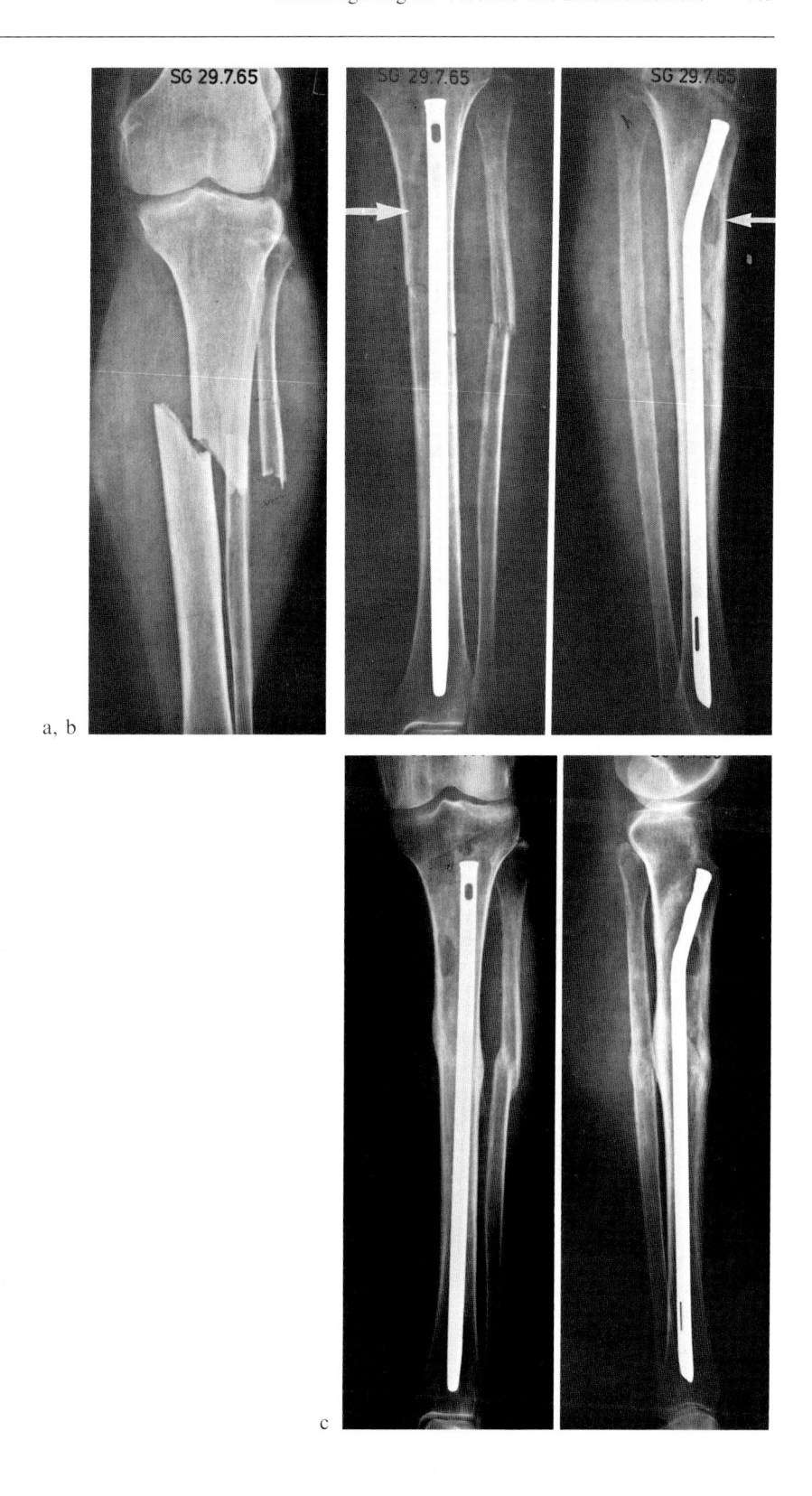

9.2 Marknagelung von distal nach proximal

Die umgekehrte Marknagelung ist nur dann angezeigt, wenn die Normalnagelung nicht möglich, eine andere Osteosynthese nicht ratsam und dennoch eine Osteosynthese wünschbar ist.

Beispiel 1: Distale Unterschenkelfraktur mit schwerer Hautkontusion (Abb. 82)

Das Problem: Am Unterschenkel sind schwere Hautkontusionen überall dort vorhanden, wo für eine Normalnagelung (Tuberositas tibiae) oder eine Plattenosteosynthese (Frakturgegend) Hautschnitte angelegt werden müßten. Für die Fixateur externe ist das distale Fragment zu kurz. Nur gerade an zwei Stellen ist die Haut des Unterschenkels intakt, nämlich über den Malleolen.

Die Lösung: Die Fraktur wird von zwei Stichincisionen über den Malleolen aus, ohne Aufbohrung des Markraumes, mit einem 8-mm- und einem Oberholzer-Nagel geschlossen genagelt.

Abb. 82 a–d. *Der umgekehrte Weg für den Tibiamarknagel*

K.M., ♂, 29 J., Nr. 119809

a) Quere distale Fraktur, Haut zirkulär gequetscht von der Höhe der Fraktur bis hinaus zum Knie. Einzig über den Malleolen ist die Haut normal

b) *Operation:* Kleine Incision über den beiden Malleolen und geschlossene Nagelung, lateral mit Oberholzer-Nagel, medial mit 8-mm-Tibiamarknagel

c) *10 Wochen nach Unfall:* Hautläsionen geheilt, normaler Verlauf der knöchernen Heilung

d) *16 Monate nach Unfall:* Knochen und Weichteile geheilt

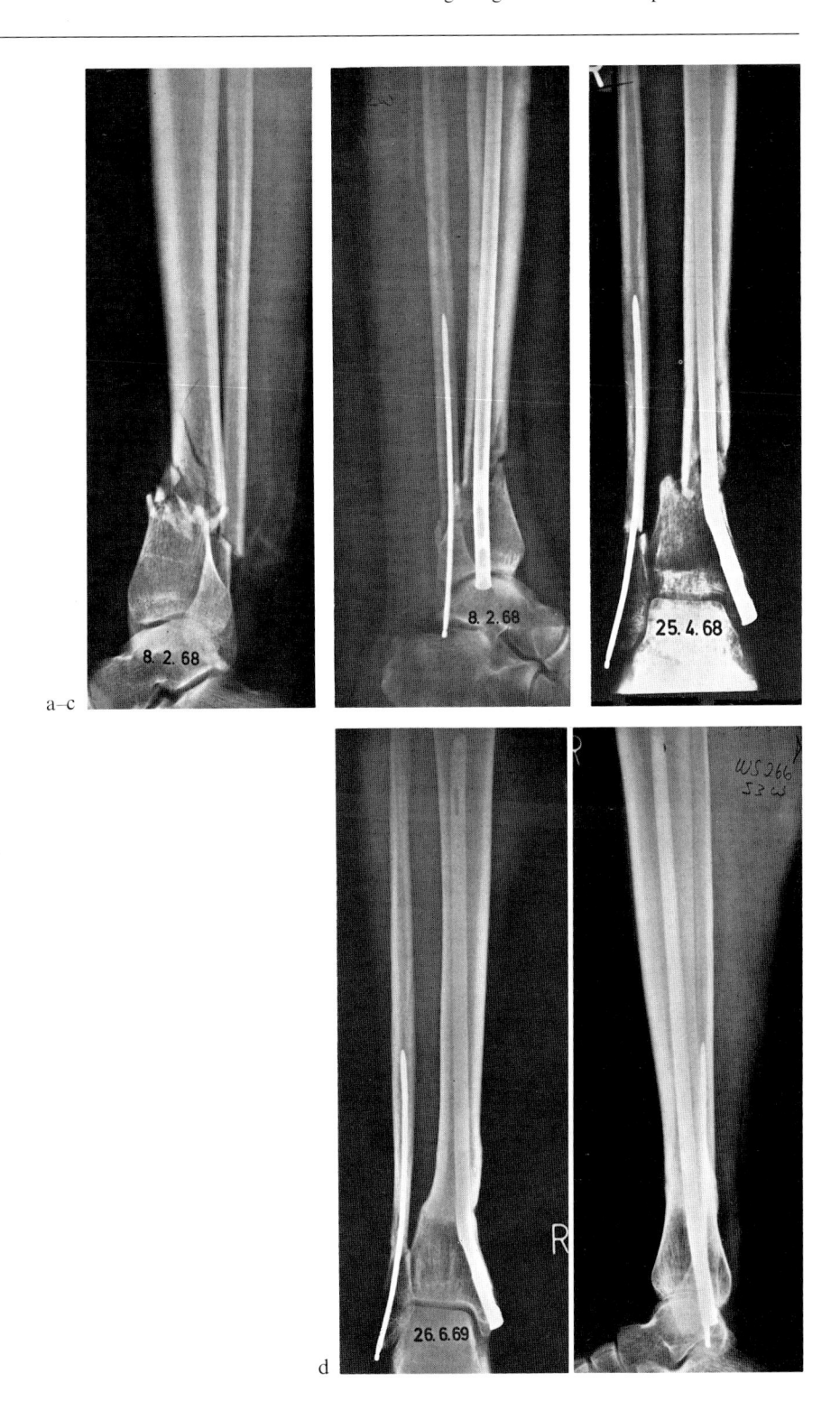

a–c

d

Beispiel 2: Pathologische Femurfraktur mit Strahlenschädigung der Haut über dem Trochanter major (Abb. 83)

Das Problem: Der übliche Zugang zum Markraum am Trochanter major ist nicht ratsam, weil hier die Haut infolge therapeutischer Bestrahlung stark geschädigt ist.

Die Lösung: Die Nagelung wird am Ligamentum patellae vorbei, durch das Kniegelenk hindurch von der Fossa intercondylaris aus vorgenommen.

Abb. 83 a–c. *Transarticuläre Nagelung des Femurs von der Fossa intercondylaris her*

Sch.D., ♀, 58 J., Nr. 140991

a) *Pathologische Fraktur:* Knochenmetastasen bei Mammacarcinom, Zustand nach Bestrahlung der Trochanterregion, Haut hier atrophisch

b) *Operation:* Durch das Kniegelenk hindurch wird die geschlossene Marknagelung vorgenommen

c) *1 Monat nach Operation:* Patientin wieder gehfähig

Marknagelung von distal nach proximal 173

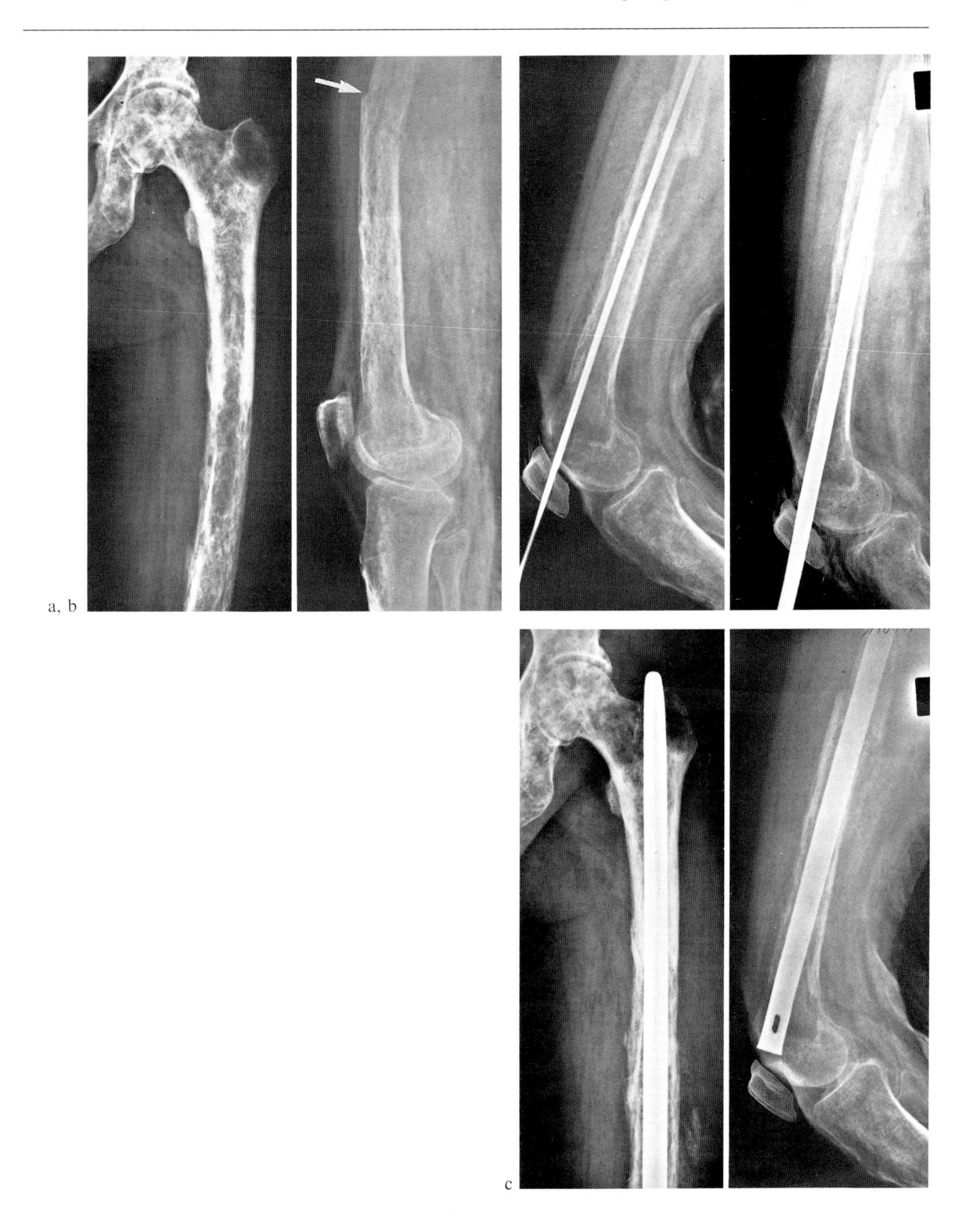

a, b

c

10 Fixateur externe

Die klassischen Indikationen des Fixateur externe sind die Druckarthrodesen (CHARNLEY) und gewisse offene Frakturen (HOFFMANN).
Der Fixateur externe kann, wie der Marknagel, bezüglich der Operationstechnik und bezüglich seiner Indikation ungewöhnlich eingesetzt und nützlich sein.

10.1 Fixateur externe als „Neutralisationsfixation"

Die Vorteile des Fixateur externe bei der Behandlung offener Frakturen liegen in erster Linie darin, daß dank seiner indirekten Stabilisierung der Fraktur auch die Weichteile eine Ruhigstellung erfahren und deren Heilung begünstigt wird. Damit ist zugunsten der Infektionsprophylaxe und indirekt für die Heilung der Fraktur sehr viel gewonnen. Eine exakte Reposition der Fraktur erleichtert die Revascularisierung des Markraumes. Darauf wären die Fragmente in bezug auf Durchblutung, Anheilung und Infektionsabwehr sehr angewiesen. Der Fixateur externe allein ist aber leider ungeeignet, gleiche Qualität hinsichtlich Reposition und Stabilität wie Schrauben und Platten anzubieten. Um nun doch nicht ganz auf deren Vorteile verzichten zu müssen, kann der Fixateur externe so aufgefaßt werden, daß er streng limitierte Minimalosteosynthesen ergänzt, vergleichbar der Neutralisationsplatte.

Beispiel 1: Offene Unterschenkelfraktur (Abb. 84)

Das Problem: Weil die Tibiafraktur sehr distal liegt, ist das distale Fragment zu kurz für eine Stabilisierung mit dem Fixateur allein.

Die Lösung: Eine einzige Zugschraube sorgt für die anatomische Reposition, wodurch die Frakturheilung begünstigt wird. Der Fixateur externe neutralisiert „Schadkräfte", die Heilung der Weichteile und des Knochens wird optimal begünstigt.

Abb. 84a–d. *Fixateur externe mit Neutralisationseffekt bei Minimalosteosynthese*

B.K., ♀, 56 J., Nr. 179491

a) Zweitgradig offene, distale Unterschenkelfraktur: Distales Fragment zu klein für alleinige Fixateur-externe-Osteosynthese

b) *Operation:* Schutz der Minimalosteosynthese (eine einzige Schraube) mit dem Fixateur externe

c) *Operationstechnik:* Schraubenosteosynthese, Wunddébridement. Neutralisation der Bewegungen um das Sprunggelenk mit dem Fixateur externe unter Einbeziehung von Mittelfuß und Tibia

d) *10 Monate nach Unfall:* Fraktur und Weichteile sind geheilt

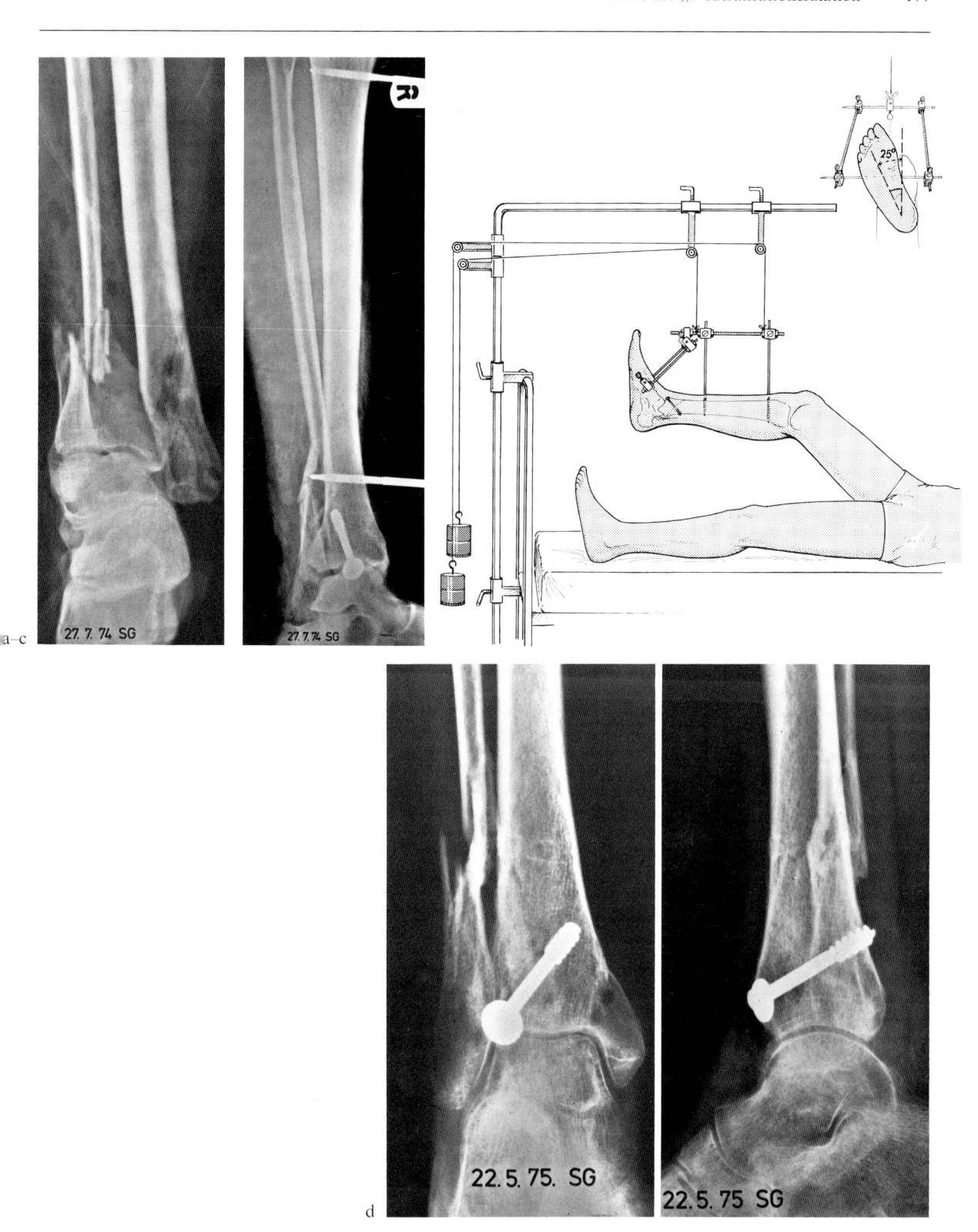

Fixateur externe als „Neutralisationsfixation" 177

a–c

d

27. 7. 74 SG

27. 7. 74 SG

22. 5. 75. SG

22. 5. 75 SG

178 Fixateur externe

a, b

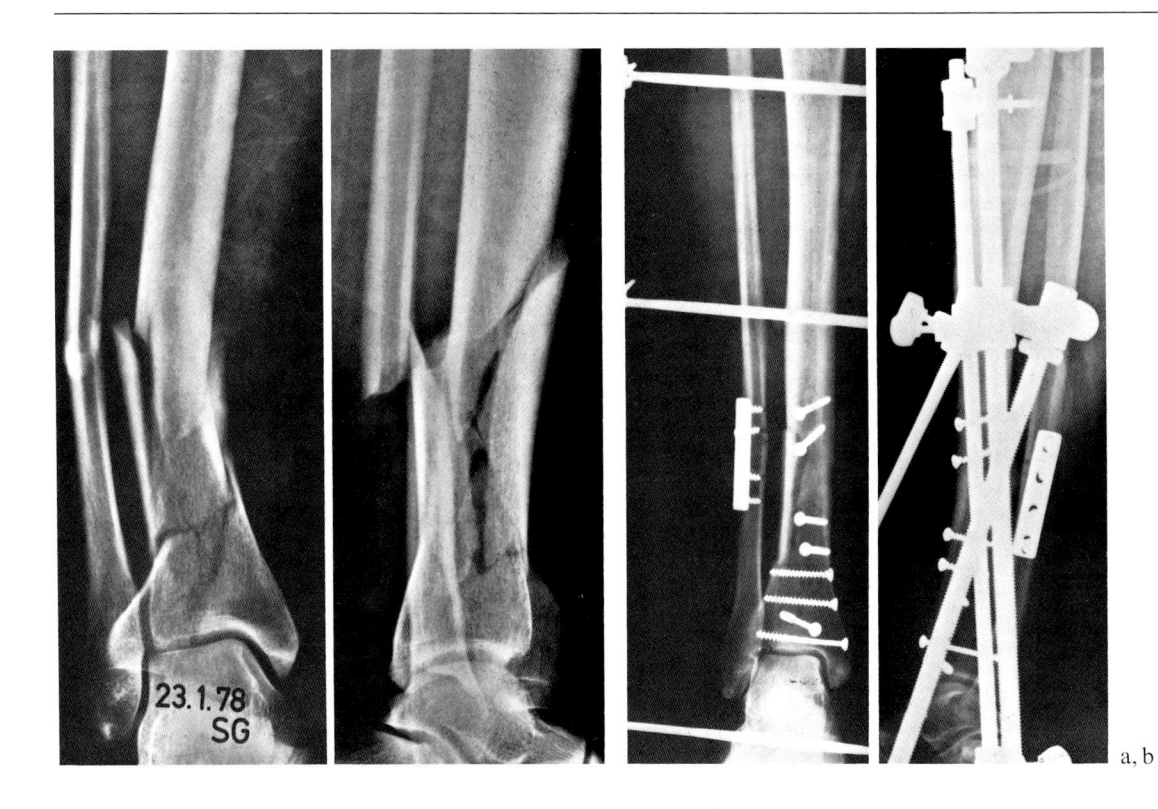

Beispiel 2: Offene Unterschenkelfraktur (Abb. 85)

Das Problem: Mit dem Fixateur allein ist es nicht möglich, die Fragmente einigermaßen formschlüssig zu adaptieren, es würde viel „toter Raum" zurückbleiben, Mitursache für Infektion oder erschwerte Verknöcherung.

Die Lösung: Im Anschluß an das Débridement der breit offenen Fraktur wird eine minimale Adaptationsosteosynthese vorgenommen, um möglichst auch zwischen den Fragmenten toten Raum zu vermeiden. Zur Absicherung der nicht dauerhaften Osteosynthese wird ein „Neutralisations"-Fixateur-externe angebracht.

Abb. 85a–e. *Minimalosteosynthese, ergänzt durch Fixateur externe*

Sch.T., ♀, 43 J., Nr. 215057

a) Drittgradig offene, distale intraarticuläre Unterschenkeltrümmerfraktur

b) *Operation:* Wunddébridement, minimale Schraubenosteosynthese unter Wiederaufbau der Tibia, Fixateur externe unter Einbeziehung des Fußes

c) *5 Wochen nach Unfall:* Stabile Verhältnisse

d) *5 Monate nach Unfall:* Weiterbehandlung im Unterschenkelgehgipsverband

e) *1 Jahr nach Unfall:* Weichteile und Fraktur folgenlos geheilt

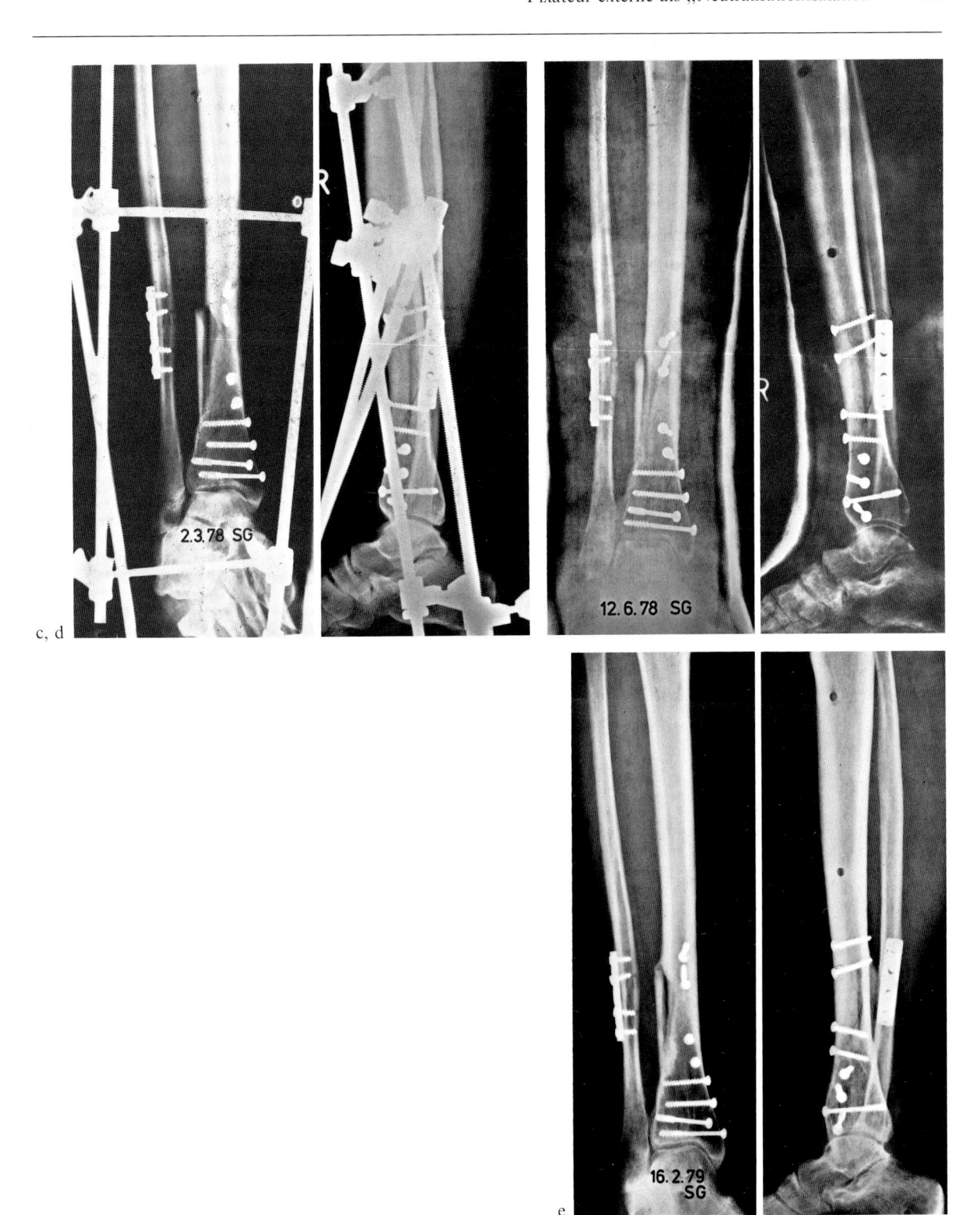

Fixateur externe als „Neutralisationsfixation" 179

c, d

2.3.78 SG

12.6.78 SG

16.2.79 SG

e

10.2 Fixateur externe, operationstechnische Varianten

Beim Fixateur externe ist der Klammerfixateur (LAMBOTTE, JUDET) vom Rahmenfixateur (CHARNLEY) zu unterscheiden, wobei beide als Festhaltefixateur ohne Kompression (HOFFMANN), als Kompressionsfixateur (JUDET, CHARNLEY) oder zur Distraktion (ANDERSON, WAGNER) eingesetzt werden können.

Damit ein Klammerfixateur nicht rutschen kann, werden die Metallstäbe im Knochen eingeschraubt (Schanz-Schrauben).

Für den Rahmenfixateur werden in der Regel glatte Steinmann-Nägel verwendet, die gelegentlich im Knochen rutschen.

Mit dem Fixateur externe sind Kräfte außerhalb der Längsachse (Kompression, Distraktion) schwer auf den Knochen zu übertragen.

Im folgenden zwei operationstechnische Varianten, einerseits gegen die Rutschtendenz von Steinmann-Nägeln, andererseits zur Ausübung von quer gerichteter Kompression:

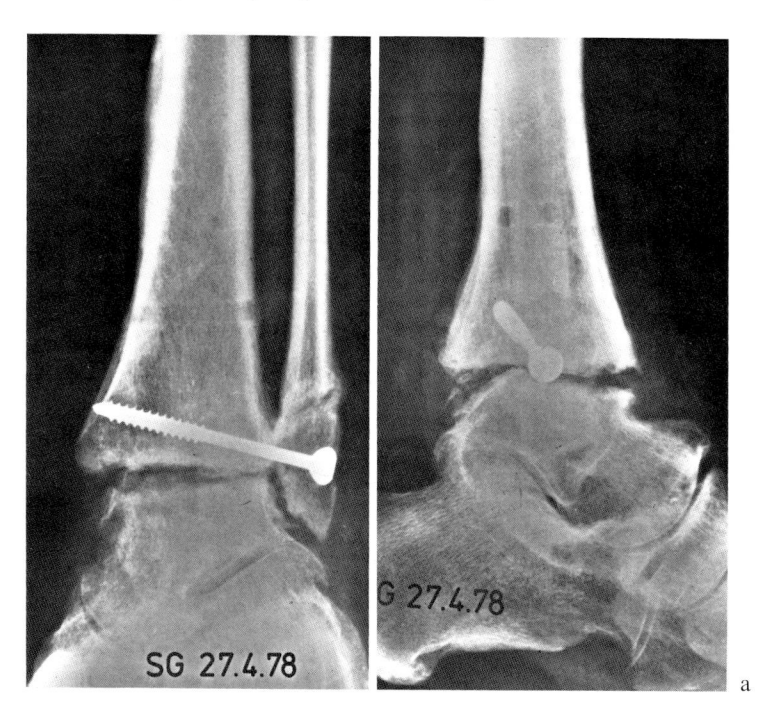

Beispiel 1: Druckarthrodese des oberen Sprunggelenkes (Abb. 86)

Das Problem: Die Steinmann-Nägel sollten daran gehindert werden, seitlich zu rutschen.

Die Lösung: Paarig angeordnete Steinmann-Nägel in einem Hauptfragment werden untereinander im Sinne von Distraktion oder Kompression verspannt – Rutschen wird dadurch unmöglich gemacht.

Abb. 86a–d. *Vorspannung der Steinmann-Nägel zur Verhütung des Nagelrutschens*

F.H., ♂, 50 J., Nr. 113600

a) Pseudarthrose nach Arthrodeseversuch des oberen Sprunggelenkes

b) *Reoperation:* Auch die beiden proximalen Steinmann-Nägel werden gegeneinander verspannt, so daß alle drei Nägel sich gegenseitig am Rutschen hindern

c) *5 Wochen nach Reoperation:* Nach Entfernen der Spindeln werden die Nägel dank ihrer Elastizität wieder gerade. Sie können jetzt wieder rutschen, d.h. herausgezogen werden

d) *4 Monate nach Reoperation:* Arthrodese in optimaler Stellung durchgebaut

b

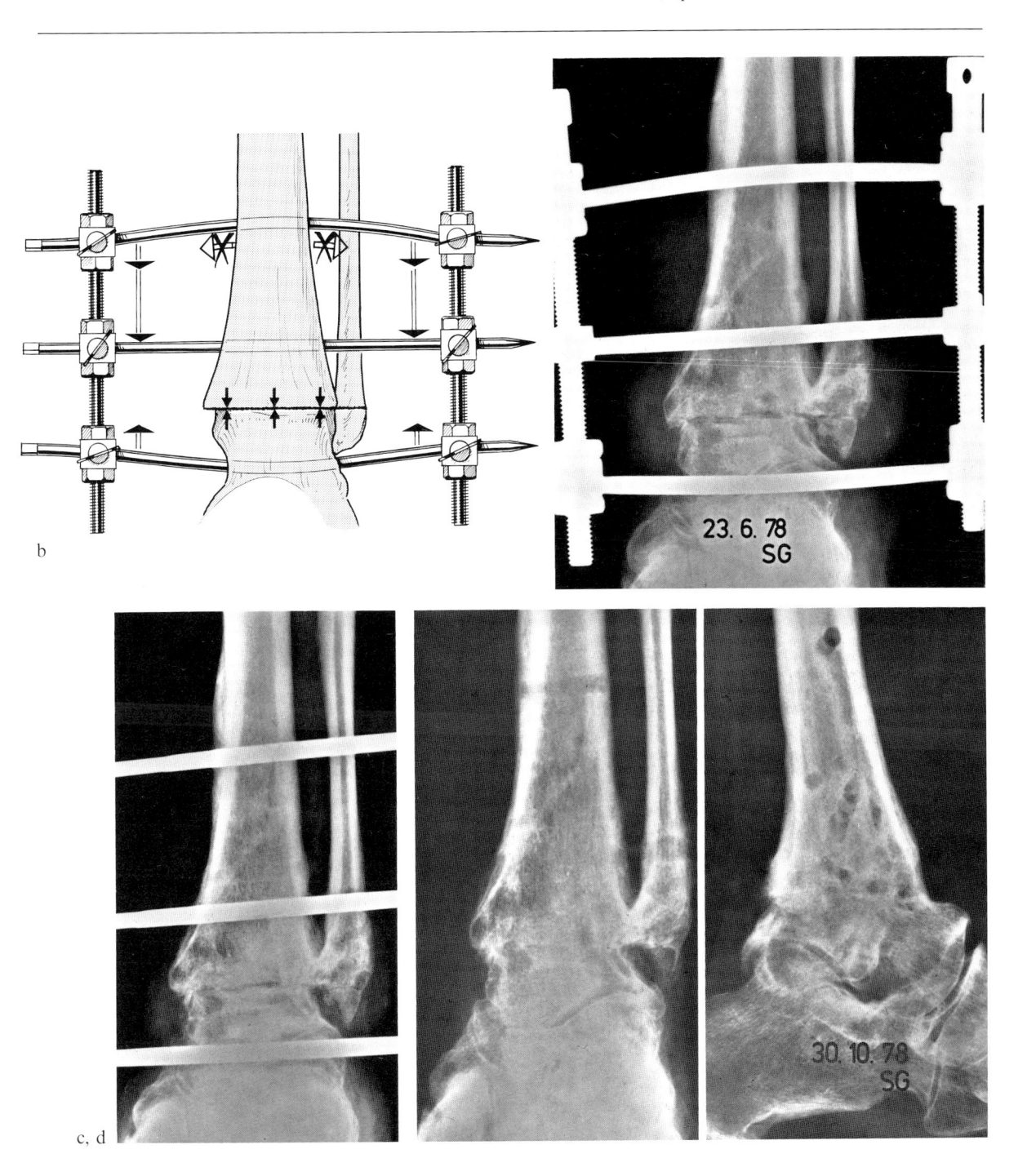

c, d

Beispiel 2: Massive Steinmann-Nagel-Extension am Femur (Abb. 87)

Das Problem: Bei einem Zug von 20 kg droht das Verrutschen und das Ausreißen eines Steinmann-Nagels.

Die Lösung: Die paarig angeordneten Steinmann-Nägel werden mit Fixateur externe verspannt. Der Zugbügel greift an beiden Nägeln an, eine Verschiebung der Nägel ist wegen der Verspannung unmöglich.

Abb. 87a–c. *Vorgespannte Steinmann-Nägel für Extension*

B.S., ♀, 23 J., Nr. 232163

a) Defektzustand der linken Hüfte nach Infektion und Entfernung einer Totalprothese. Beinverkürzung

b) *Supracondyläre Extension mit 20 kg:* Die zwei Steinmann-Nägel sind gegeneinander gespannt und können deshalb nicht rutschen

c) *10 Tage nach Extensionsbeginn:* Verlängerung 6–7 cm, Bereitschaft für die Reimplantation einer Totalprothese

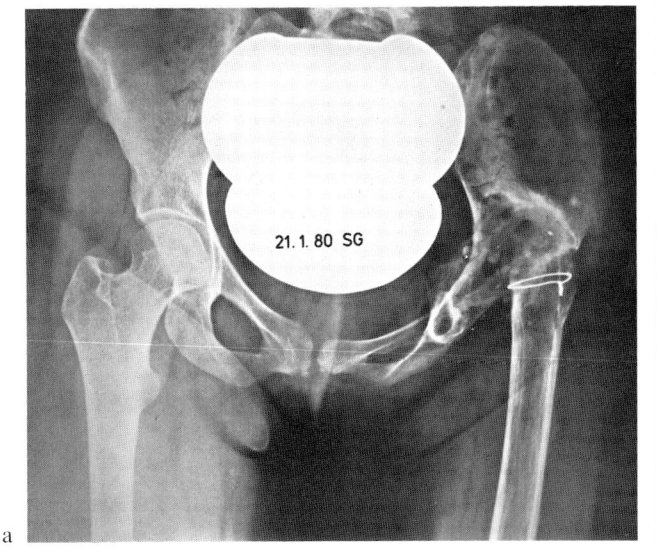

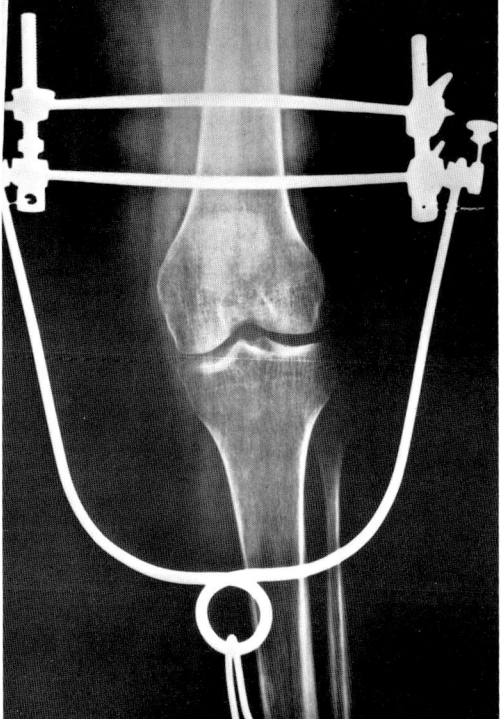

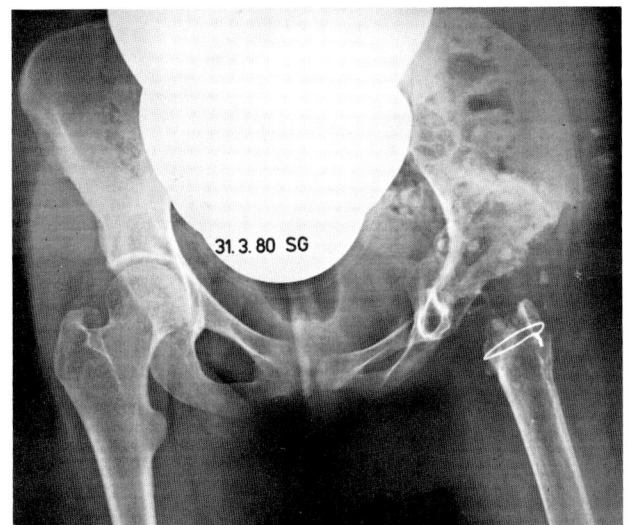

Fixateur externe, operationstechnische Varianten 183

Beispiel 3: Valgustendenz bei Tibiapseudarthrose (Abb. 88)

Das Problem: Die mit dem Fixateur externe stabilisierte, schief gerichtete Tibiapseudarthrose hat Valgustendenz.

Die Lösung: Eine Schanz-Schraube, eingesetzt von medial, drückt gegen das eine Hauptfragment, stellt sich der Valgustendenz entgegen und erhöht gleichzeitig den stabilisierenden Druck in der Pseudarthrose.

Abb. 88a–d. *Quere Druckerzeugung durch Fixateur externe mit Schanz-Schraube*

Sch.W.A., ♀, 42 J., Nr. 191781

a) Infizierte Tibiapseudarthrose, Valgusfehlstellung

b) *Operation:* Débridement, Sequesterektomie, Druck-Fixateur-externe, Decortication, Spongiosaplastik. Die Schanz-Schraube übt von medial her Druck aus und korrigiert die Valgusfehlstellung

c) *4 Monate nach Operation:* Infektion abgeheilt. Pseudarthrose am Ausheilen

d) *1 1/2 Jahre nach Operation:* Pseudarthrose in befriedigender Stellung geheilt

a, b

c, d

10.3 Fixateur externe mit Quengelfunktion

Der Fixateur externe kann nicht nur zur Ruhigstellung von Frakturen und Osteotomien eingesetzt, sondern auch zur Achsenkorrektur und zur Korrektur von Weichteilkontrakturen verwendet werden.

Beispiel 1: Korrekturosteotomie am distalen Unterschenkel (Abb. 89)

Das Problem: Jede Open-wedge-Osteotomie am distalen Unterschenkel, welche in einem einzigen operativen Schritt vorgenommen wird, birgt die Gefahr in sich, infolge der plötzlichen Verlängerung einen Gefäß-Nerven-Schaden zu verursachen.

Die Lösung: Zur Korrektur der Varusfehlstellung wird ein Klammerfixateur eingesetzt. Er wird bis zur Korrektur graduell aufgequengelt und zum Druckspanner „umgepolt", sobald in einem zweiten Eingriff ein autologer Span eingesetzt worden ist.

Abb. 89a–g. *Langsame Achsenkorrektur mit dem Fixateur externe durch Aufquengeln*

Sch.H., ♂, 16 J., Nr. 140420

a) Zustand nach Verletzung der Epiphysenfuge mit Minder- und Fehlwachstum. Vergleichsbilder: Varus und Verkürzung

b) *Operation:* Einsetzen des Klammerfixateurs, geringe primäre Korrektur

c) *Operationsidee:* Während der Distraktion wird die Knickung der Schanz-Schraube schrittweise mit Hilfe von Schränkeisen verkleinert

d) *2 Wochen nach Operation:* Vollständige Korrektur nach täglicher minimaler Korrektur mit dem Fixateur externe. Es wird jetzt ein keilförmiger Beckenspan eingesetzt und dadurch verklemmt, daß der Fixateur externe von Distraktion auf Kompression „umgepolt" wird

e, f) *6 Wochen nach Spaninterposition:* Entfernung des Fixateurs und Anlegen eines Unterschenkelgehgipsverbandes

g) *9 Monate nach Operation:* Korrekturosteotomie in gewünschter Stellung geheilt. Trophik und Motorik des Fußes normal, ohne Dehnungsschäden an Nerven, Gefäßen, Muskeln und Haut

Teilfiguren c–g s. S. 188 und 189

Fixateur externe mit Quengelfunktion 187

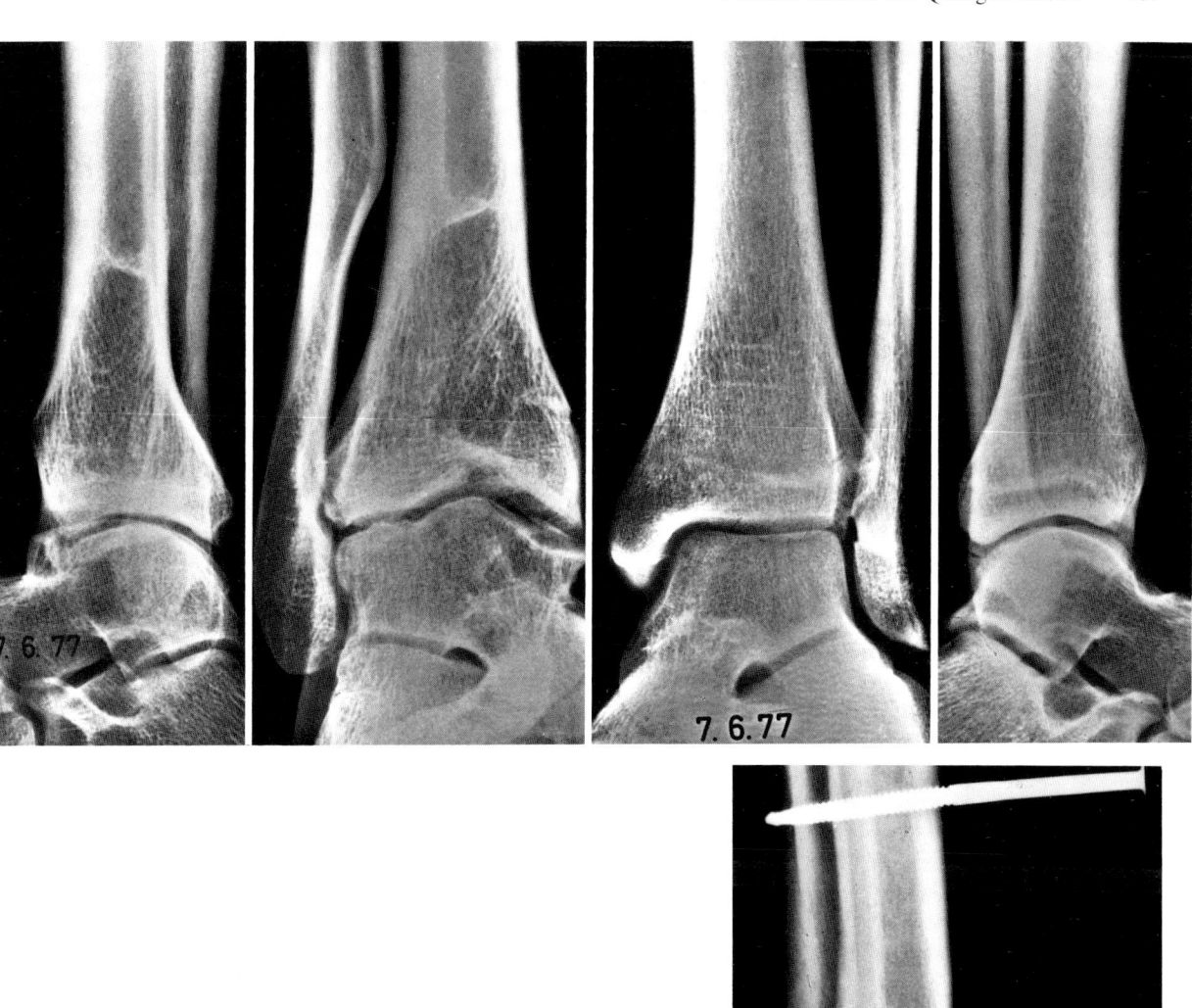

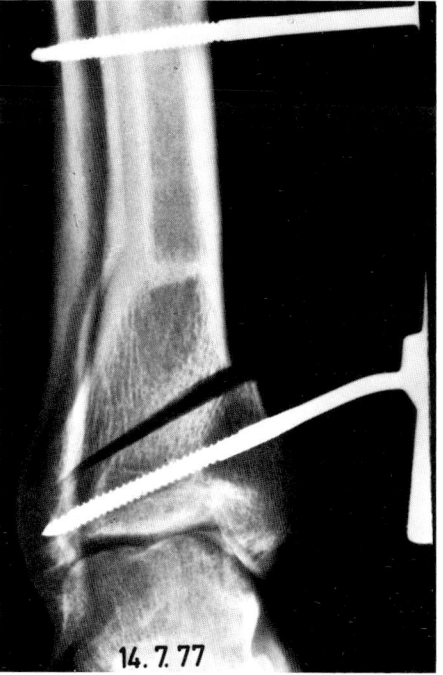

b

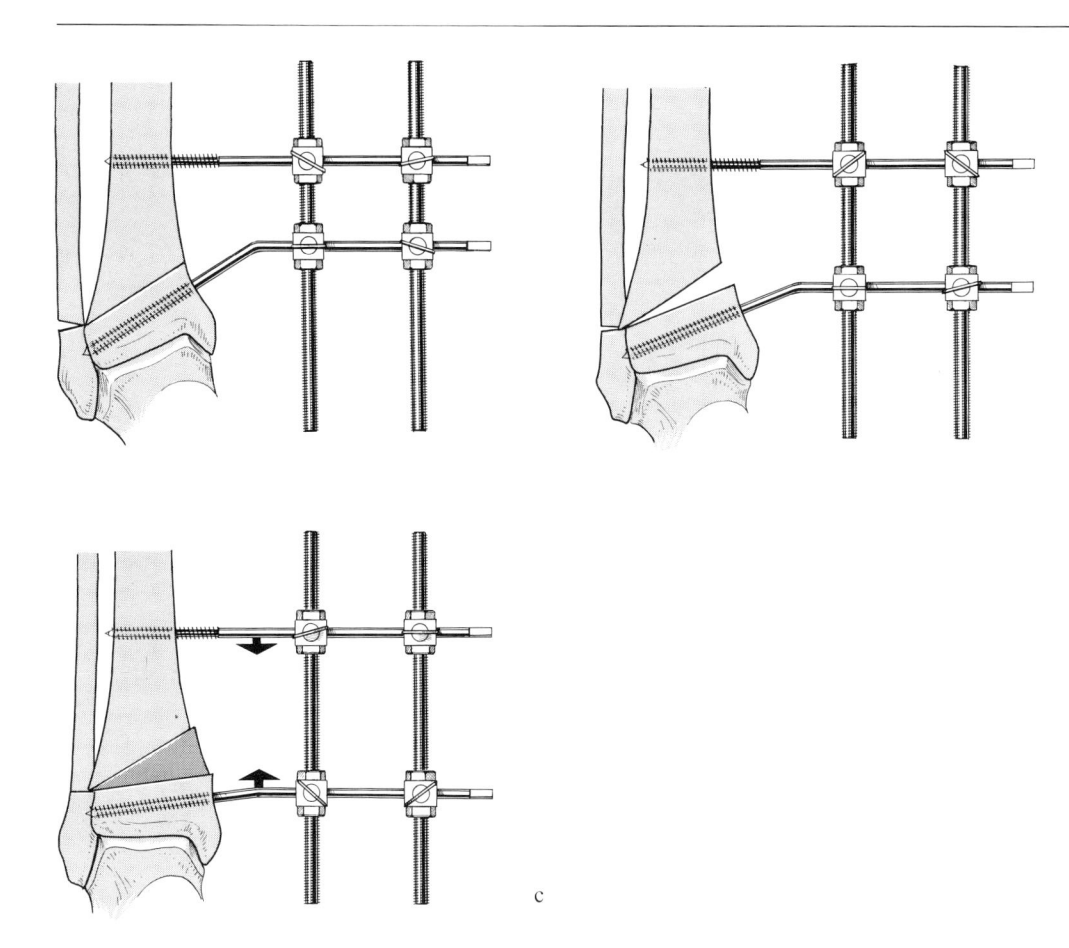

Abb. 89c. Legende s. S. 186

Fixateur externe mit Quengelfunktion 189

d–f

Abb. 89 d–g. Legende s. S. 186   g

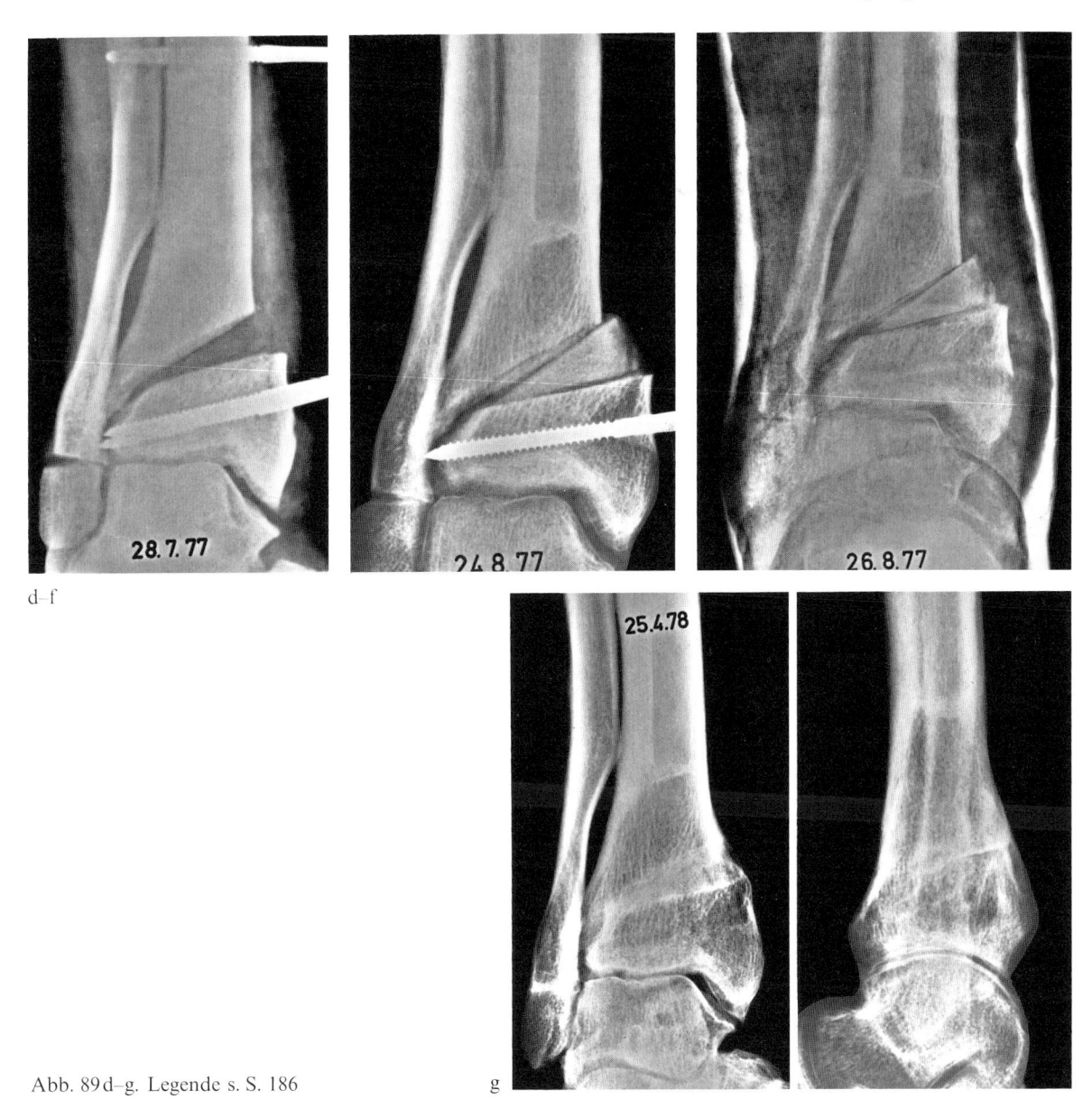

**Beispiel 2: Posttraumatischer, kontrakter Spitzfuß
(Abb. 90)**

Das Problem: Der posttraumatische Spitzfuß infolge Peronaeuslähmung, Tibialis-posterior-Syndrom oder nach längerdauernder Bewußtlosigkeit des Verletzten ist meistens mit der Achillessehnenverlängerung allein nicht zu korrigieren. Leider kommt man nach der Sehnendurchtrennung noch immer nicht bis zur befriedigenden Korrektur, weil immer noch eine Menge anderer Weichteilstrukturen kontrakt sind.

Die Lösung: Durch die distale Tibia und die Basen der Metatarsalia wird je ein 4,5-mm-Steinmann-Nagel eingedreht. Die zwei Nägel werden mit zwei Fixateur-externe-Spindeln verbunden. Täglich werden die Spindeln einige Umdrehungen angezogen, und die Spitzfußkorrektur geschieht dabei, ohne daß eine operative Weichteilverlängerung erforderlich wäre. Bisweilen bedürfen einzig die Krallenzehen einer operativen Korrektur.

Abb. 90a–c. *Quengeln eines Spitzfußes mit Fixateur externe*

M.C., ♀, 14 J., Nr. 162042

a) Schwerer, posttraumatischer Spitzfuß

b) *Schema:* Einbringen von Steinmann-Nägeln durch die Tibia und durch die Basis der Metatarsalia. Tägliches Aufquengeln mit den Gewindespindeln

c) *5 Wochen nach Therapiebeginn:* Spitzfußstellung behoben

Fixateur externe mit Quengelfunktion 191

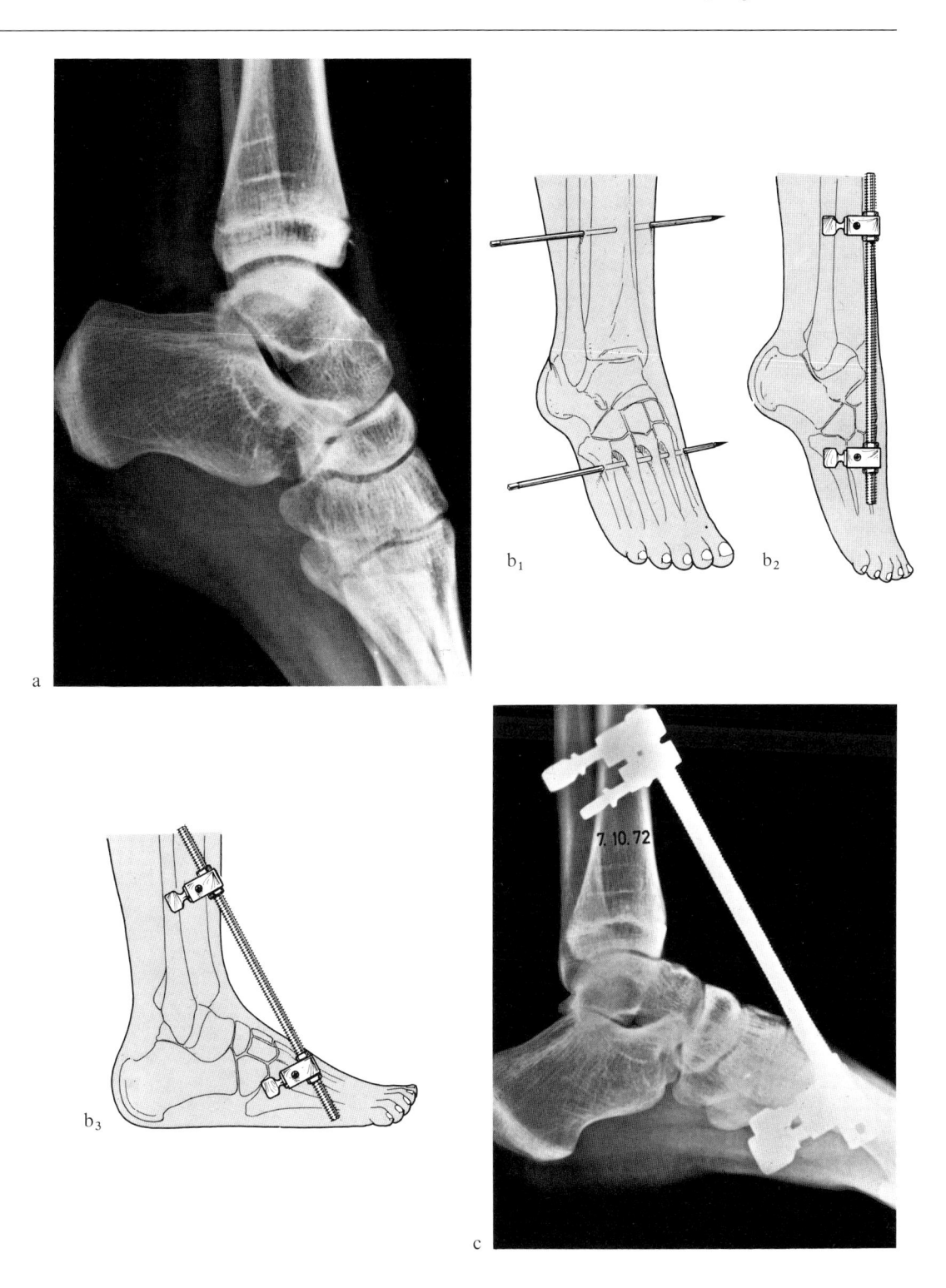

10.4 Distraktions-Fixateur-externe bei distaler Radiusfraktur

Bei der intraarticulären distalen Radiustrümmerfraktur bestehen bezüglich des therapeutischen Vorgehens immer gewisse Unsicherheiten beim noch relativ jugendlichen Patienten.
Einerseits ist die Fraktur operativ nur schwierig zu reponieren, weil die Gelenkfläche nicht optimal eingesehen werden kann, andererseits kann konservativ keine stabile Reposition der Fraktur aufrechterhalten werden. Hier bietet sich der Fixateur externe an.

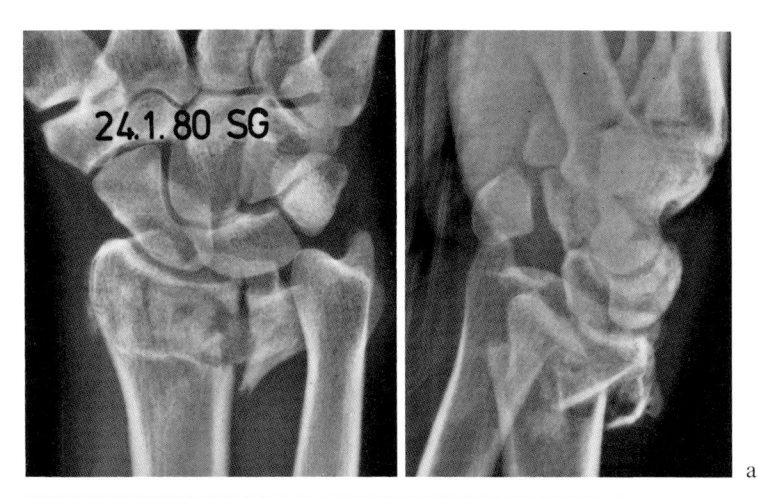

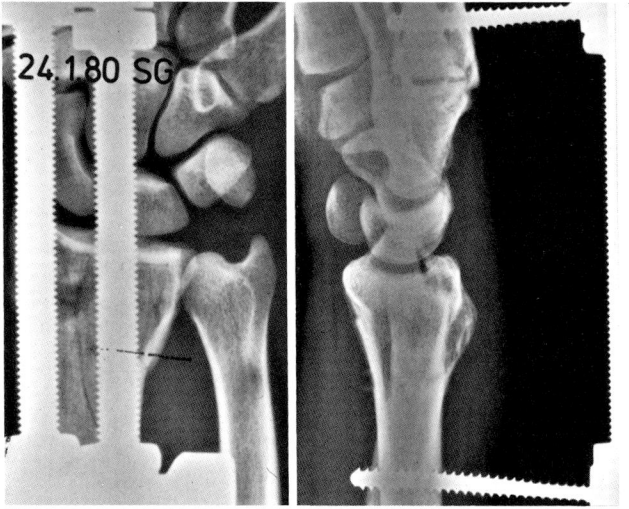

a

b

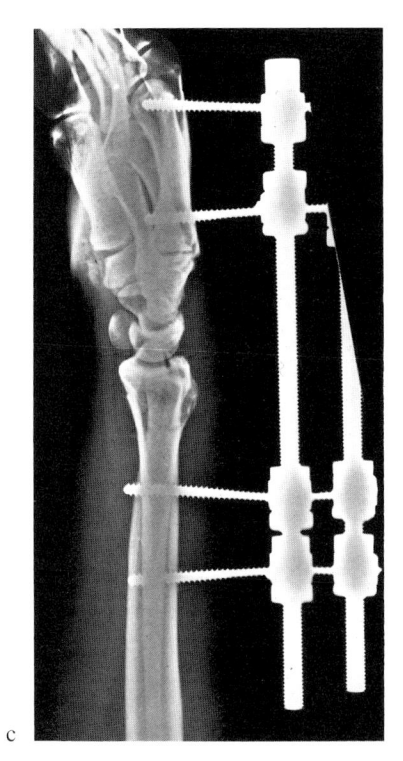

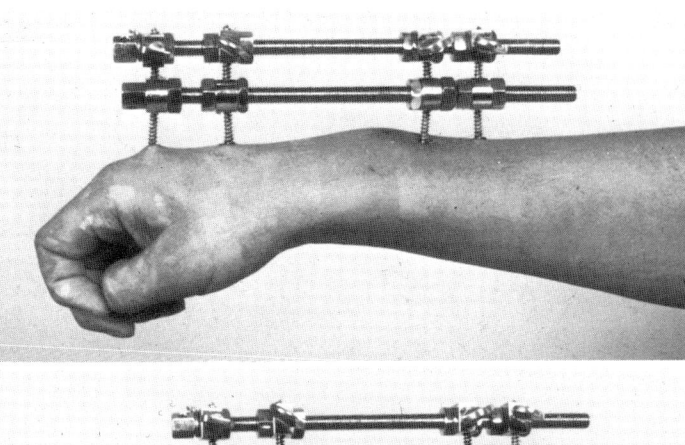

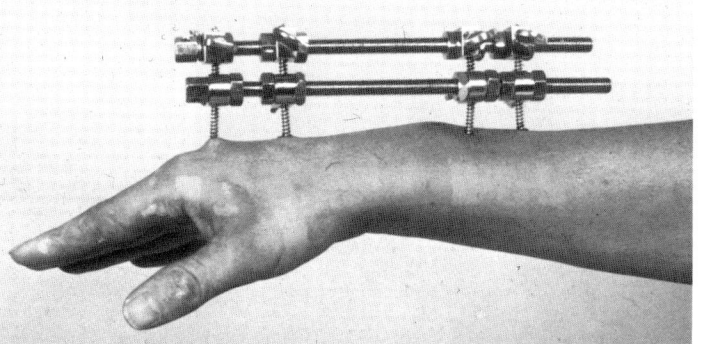

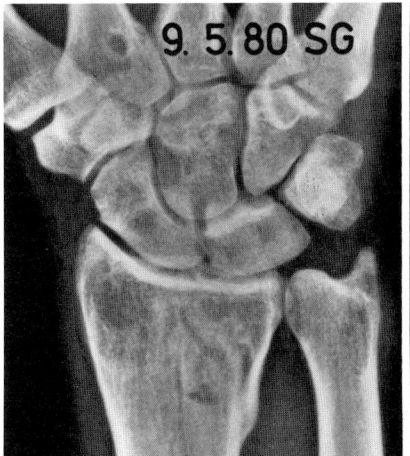

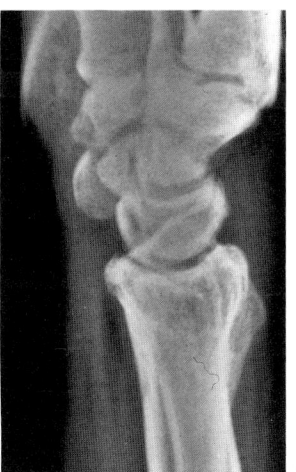

Abb. 91 a–e. *Distraktions-Klammer-Fixateur-externe für die instabile distale Radiusfraktur*

R.A., ♂, 29 J., Nr. 235882

a) Intraarticuläre Mehrfragmentfraktur bei noch jüngerem Patienten

b) Geschlossenes Repositionsergebnis nach Montage des Fixateur externe

c) *Operationstechnik:* Je zwei lange Corticalisschrauben 4,5 mm werden hintereinander im Radius und im Os metacarpale I eingedreht. Montage von einer oder von zwei Gewindespindeln als Distanzhalter

d) Verzicht auf Gipsschiene, funktionelle Behandlung

e) $3^1/_2$ *Monate nach Unfall:* Fraktur geheilt, ohne Dystrophie, Gelenkfunktion normal

Beispiel 1: Intraarticuläre Trümmerfraktur des Radius (Abb. 91)

Das Problem: Die Fragmente können operativ nur durch eine aufwendige Operation reponiert werden, die Gefahr einer Gelenkfehlstellung ist groß. Konservativ läßt sich diese Fraktur nicht befriedigend behandeln.

Die Lösung: Durch Reposition in Distraktion kann eine befriedigende Stellung erreicht werden, der Fixateur externe hält diese Stellung bis zur stabilen knöchernen Heilung.

11 Schlußbetrachtungen

Die Osteosynthesetechniken, wie sie im *Manual der Osteosynthese* niedergelegt sind, erfüllen in den allermeisten Fällen vollauf die ihnen gestellte Aufgabe.
Unsere „besonderen Osteosynthesetechniken" zeigen, wie das Problem von Sondersituationen auf manchmal verblüffend einfache Weise gelöst werden kann.
Ausdrücklich sei davor gewarnt, die angeführten Spezialtechniken im dazu ungeeigneten Normalfall anwenden zu wollen.
Nicht oft genug kann wiederholt werden: Während keiner Knochenoperation dürfen die Weichteile vergessen werden. Umgekehrt sind in der Chirurgie des Bewegungsapparates stabile Skeletverhältnisse sehr oft ausschlaggebend für die Heilung von Weichteilschäden. So verstanden ist die Osteosynthese nur Dienerin, und zwar nicht nur des Knochens allein, sondern aller am Bewegungsapparat beteiligten Strukturen. Erfolg und Mißerfolg von Osteosynthesen sind Ausdruck von Verständnis oder Mißverständnis für diesen Sachverhalt, dann aber auch Ausdruck rein handwerklicher Kompetenz oder Inkompetenz des Arztes.
Unser Buch möchte einen Beitrag darstellen zur Biomechanik der operativen Frakturenbehandlung.

12 Literatur

Anderson R (1934) Fractures of the radius and ulna. A new anatomical method of treatment. J Bone Jt Surg 16:379

Anderson R (1945) Concentric arthrodesis of the ankle joint. J Bone Jt Surg 27:37

Blount WP, Clarke GR (1949) Control of bone growth by epiphyseal stapling; a preliminary report. J Bone Jt Surg 31-A:464

Boitzy A (1971) La fracture du col du fémur chez l'enfant et l'adolescent. Masson, Paris

Charnley J (1953) Compression arthrodesis. Livingstone, Edinburgh-London

Danis R (1932) Technique de l'ostéosynthése. Masson, Paris

Danis R (1947) Théorie et pratique de l'ostéosynthèse. Masson, Paris

Hoffmann R (1951) L'ostéotaxis. Gead, Paris

Judet R (1965) La décortication. In: Judet R: Actualités de chirurgie orthopédique IV. Masson, Paris

Lambotte A (1913) Chirurgie opératoire des fractures. Masson, Paris

Magerl F (1979) Die Behandlung von Wirbelsäulenverletzungen. In: Verh Oe Ges Chir Bd II. Egermann, Wien S 859

Magerl F (1980) Verletzungen der Brust- und Lendenwirbelsäule. Operative Behandlung. Langenbecks Arch Chir 352:427 (Kongreßbericht)

Magerl F (1980) Operative Frühbehandlung bei traumatischer Querschnittslähmung. Orthopäde 9:34

Magerl F (im Druck) Clinical application on the thoracolumbar junction and the lumbar spine. In: External skeletal fixation. Williams and Wilkins, Baltimore

McElvenny RT (1957) The treatment of nonunions of femoral neck fractures. Surg Clin N Amer 37:251

McElvenny RT (1957) The immediate treatment of intracapsular hip fracture. Chir Orthop 10:289

Müller ME, Allgöwer M, Willenegger H (1963) Technik der operativen Frakturenbehandlung. Springer, Berlin Göttingen Heidelberg

Müller ME, Allgöwer M, Willenegger H (1979) Manual of internal fixation. 2nd edn. Springer, Berlin Heidelberg New York

Pauwels F (1935) Der Schenkelhalsbruch. Ein mechanisches Problem. Beilageheft Z orthop Chir 63

Phemister DB (1933) Operative arrestment of longitudinal growth of bones in the treatment of deformities. J Bone Jt Surg 15:1

Roy-Camille R, Saillant G (1970) L'ostéosynthèse des fractures du rachis. Fractures du rachis cervical. In: Judet R: Ostéosynthèse. Actualités de chirurgie orthopédique de l'Hôpital Raymond-Poincaré. Masson, Paris

Roy-Camille R, Zerah JC (1970) Ostéosynthèse des fractures du rachis dorsal et lombaire. In: Judet R: Ostéosynthèse. Actualités de chirurgie orthopédique de l'Hôpital Raymond-Poincaré. Masson, Paris

Wagner H (1972) Technik und Indikation der operativen Verkürzung und Verlängerung von Ober- und Unterschenkel. Orthopäde 1:59

Weber BG (1964) Grundlagen und Möglichkeiten der Zuggurtungsosteosynthese. Chirurg 35:81

Weber BG (1966) Operative Frühbehandlung bei traumatischer Paraplegie. In: Rehabilitation der

Para- und Tetraplegiker. Fortbildungskurs Schweiz. Rehabilitationskommission, Bern

Weber BG (1972) Anterior fusion in lumbar disease. In: Orthopaedic Surgery and Traumatology. Proceedings SICOT 620. Excerpta Medica, Amsterdam

Weber BG (1972) Die Verletzungen des oberen Sprunggelenkes. 2. Auflage. Huber, Bern Stuttgart Wien

Weber BG (1974) Knöchel, Fußwurzel, Mittelfuß. In: Chirurgie der Gegenwart, Band IV. Urban und Schwarzenberg, München Berlin Wien

Weber BG (1975) Verletzungen des Hüftgelenkes. In: Chirurgie der Gegenwart, Band IV, Urban und Schwarzenberg, München Berlin Wien

Weber BG (1975) Zuggurtungsosteosynthese mit Draht. Chirurg 46:102

Weber BG (1979) Die Verletzungen des proximalen Femurendes. In: Breitner, Operationslehre IV/2, Ergänzung 33. Urban und Schwarzenberg, München Wien Baltimore

Weber BG, Brunner Ch, Freuler F (1979) Die Frakturenbehandlung bei Kindern und Jugendlichen. Springer, Berlin Heidelberg New York

Weber BG, Brunner Ch, Freuler F (1980) Treatment of fractures in children and adolescents. Springer, Berlin Heidelberg New York

Weber BG, Cech O (1973) Pseudarthrosen. Huber, Bern Stuttgart Wien

Weber BG, Cech O (1976) Pseudarthrosis. Huber, Bern Stuttgart Wien

Weber BG, Magerl F (1975) Fusion of the cervical spine. In: The Arthrodesis, 178. Thieme, Stuttgart

Weissmann SL, Salama R (1969) Trochanteric fractures of the femur. Clin Orth 67:143

Sachverzeichnis

Abscherfraktur 14
Adaptationsosteosynthese 160
Adaptationsosteosynthese, minimale 178
Angel des „Fensterladens" 154
Antigleitplatte (AGP) 115, 116, 118, 120, 123, 146
Antigleitplatte mit Fixateur externe 132
Antigleitplatte mit Zuggurtungsplatte 130
Antigleitplatte mit Zugschraube 126, 128
Antigleitplatte mit Zusatzkompression 123, 125

Bandansatz, Drahtschlinge im 92
Bandansatz, Kirschner-Draht im 94
Bandplastik, Sicherung 60
„biologische" Osteosynthese 160

Corticalisdrahtnaht 64, 66
Corticalisnaht 66
Corticalisnaht, Drahtschlinge als 63

Distraktions-Fixateurexterne 192, 193
Drahtschlinge als Corticalisnaht 63
Drahtschlinge im Bandansatz 92
Drahtschlinge im Sehnenansatz 50, 54, 56, 58
Drahtschlinge, Sicherung 62
Drahtverankerungspunkt, Schraube als 70
Drahtzuggurtung 40, 42, 44, 45, 46, 48, 74, 76, 102
Drahtzuggurtung bei Osteoporose 111, 112
Druck, interfragmentärer 80
Druckerzeugung, interfragmentäre, mit zwei Schrauben und einer Drahtschlinge 80

Entenschnabelfraktur 16, 18
Epiphyseodese, temporäre 89

Fixateur externe mit Neutralisationseffekt 176
Fixateur externe mit Quengelfunktion 186, 190
Fixateur externe mit Schanz-Schraube 108, 184
Flaschenzugwirkung 70

„gekreuzte" Verschraubung 28

Hakenplättchen 136
Halbrohrplatte 156
Halbrohrplatte als Zuggurtung 158
Halswirbelsäule, Luxation 139
Hut-Haken-Mechanismus 34
Huttechnik 36
hyperaktive Pseudarthrose bei einem Kind 45

innere Schienung 106, 108
Instabilität, kyphotische 46
Instabilität, mediale 88
Instabilität, rotatorische 139
Interarticularportion 24
Interarticularportion des Wirbelbogens 22
interfragmentäre Druckerzeugung mit zwei Schrauben und einer Drahtschlinge 80
interfragmentärer Druck 80

Kirschner-Draht im Bandansatz 94
Kirschner-Drahtende und Schraubenkopf 96
Knochenbrücke, ausgebrochene 104
Kopfraumfräsen 1, 2
Kranausleger 74
Krokodilschnauze 18
kyphotische Instabilität 46

Lassotechnik 36
Ligamentnaht, Sicherung 60

Marknagel-Knochenzement-Verbund 168
Marknagelung, umgekehrte 170
mediale Instabilität 88
Minimalosteosynthese 176

„Neutralisations"-Fixateur-externe 178

Osteoporose 111
Osteosynthese, vom Gelenk her 10, 12

Platte als Hebelarm 146
Pseudarthrose, hyperaktive, bei einem Kind 45

rotatorische Instabilität 139
Rutschtendenz von Steinmann-Nägeln 180

Schanz-Schrauben und Fixateur externe 108
Schienung, innere 106, 108
Schraube als Drahtverankerungspunkt 70
Schrauben-Draht-Technik 82, 84, 86, 87, 88, 89, 90
Schrauben durch die Bogenwurzeln 142
Schraubenkopf und Kirschner-Drahtende 96
Schraubenkopf, versenkter 1, 4, 6, 8, 10, 12, 14
„Schweineschwänzchen" 99
Sehnennaht, Sicherung 60

Sicherung der Bandplastik 60
Sicherung der Sehnen- und Ligamentnaht 60
Sicherung durch die Drahtschlinge 62
Spanung, armierte 106
Spondylolisthesis 24
Spondylolyse 22
Spondylodese, temporäre 135
Steinmann-Nägel, Rutschtendenz von 180
Steinmann-Nägel, Vorspannung der 180, 182

temporäre Epiphyseodese 89
temporäre Spondylodese 135
Tulpenphänomen 66

Verbundosteosynthese 168
Verschraubung, „gekreuzte" 28
Verschraubung, von der Gelenkfläche her 2, 6, 8
Vorspannung der Steinmann-Nägel 180, 182

„Wellenplatte" 148, 150
Winkelplatte, abgestützte 161, 162, 164
Wirbelbogen, Interarticularportion 22

Ziehbrunneneffekt 30
Zuggurtung, dynamische 156
Zugschraube im Sehnenansatz 16, 18

U. Heim, K. M. Pfeiffer

Periphere Osteosynthesen

unter Verwendung des Kleinfragment-Instrumentariums

2. Auflage. 1981. 215 Abbildungen. Etwa 340 Seiten
Gebunden DM 198,–
ISBN 3-540-10729-0

Inhaltsübersicht: Einleitung und Zielsetzung. – Allgemeiner Teil: Implantate und Instrumente des KFI. Allgemeine Technik der Osteosynthese mit dem KFI. Richtlinien für die präoperative Vorbereitung. Operationstechnik und Nachbehandlung. Die Metallentfernung. Autologe Knochentransplantation im Rahmen des KFI. Das KFI in der Wiederherstellungschirurgie. – Spezieller Teil: Einleitung und Übersicht. Der Schultergürtel. Der Ellenbogen. Der Vorderarmschaft. Das Handgelenk. Die Hand. Das Knie. Der Tibiaschaft. Das obere Sprunggelenk (OSG). Der Fuß. Spezielle Indikationen. – Literatur. – Sachverzeichnis.

Die rasche Weiterentwicklung der operativen Frakturenbehandlung seit der 1. Auflage dieses Buches machte in der 2. Auflage erhebliche Veränderungen nötig. Sie gelten besonders der Darstellung zahlreicher Neuerungen an Implantaten und Instrumenten. Eine Reihe neuer Platten und anderer Implantate sind in Gebrauch und haben sich schon lange bewährt. Mit ihnen haben auch neue Techniken Einzug gehalten, die dargestellt wurden.
Umstellungen im Aufbau und in der Struktur des Buches wurden notwendig: Schulter, Vorderarm und Knie werden in eigenen Kapiteln behandelt, andere Abschnitte erforderten Erweiterungen.
Bei den klinisch-radiologischen Beispielen wurden neue, typische klinische Situationen beschrieben und dokumentiert.
Das Buch gibt somit wiederum eine umfassende Übersicht über die Möglichkeiten, die das Kleinfragment-Instrumentarium der AO (Arbeitsgemeinschaft für Osteosynthesefragen) bei der operativen Versorgung peripherer Frakturen bietet. Es macht mit bewährten Indikationen und Techniken vertraut und ist bewußt als Ergänzung zum AO-Manual ausgeführt.

Aus den Besprechungen: „Wenn in der Einleitung das Kleinfragmentinstrumentarium als im Geiste Schweizer Uhrenindustrie konstruiert beschrieben wird, so drängt sich dieser Vergleich bei der Handhabung unwillkürlich auf. Es zwingt zum feinen, gewebeschonenden Operieren und ist gerade für den Handchirurgen, dem nur atraumatische Operationstechnik einen echten Erfolg beschert, zum unentbehrlichen Werkzeug geworden. Das vorliegende Buch vermag durch Text, Bild und Wiedergabe von Ergebnissen diesen Eindruck voll und ganz zu vermitteln. Es wird dem traumatologisch tätigen Chirurgen als Ratgeber bald unentbehrlich sein." *Der Chirurg*

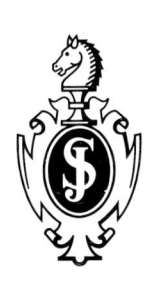

Springer-Verlag
Berlin
Heidelberg
New York

Weiter von Interesse:

Die Frakturenbehandlung bei Kindern und Jugendlichen
Herausgeber: B.G. Weber, C. Brunner, F. Freuler
Unter Mitarbeit zahlreicher Fachwissenschaftler
Korrigierter Nachdruck 1979. 462 Abbildungen. X, 414 Seiten
Gebunden DM 278,-
ISBN 3-540-08299-9
Also available in English: Treatment of Fractures in Children and Adolescents
ISBN 3-540-09313-3

E. Letournel, R. Judet
Fractures to the Acetabulum
Edited and translated from the French by R.A. Elson
1981. 289 figures in 980 separate illustrations. XXI, 428 pages
Cloth DM 289,-
ISBN 3-540-09875-5

Manual der Osteosynthese
AO-Technik
Von M.E. Müller, M. Allgöwer, R. Schneider, H. Willenegger
In Zusammenarbeit mit zahlreichen Fachwissenschaftlern
2., neubearbeitete und erweiterte Auflage. 1977. 345 zum Teil farbige Abbildungen, 2 Schablonen für präoperative Planung. X, 409 Seiten
Gebunden DM 236,-
ISBN 3-540-08016-3

K.H. Müller
Exogene Osteomyelitis von Becken und unteren Gliedmaßen
Besonderheiten, Pathogenese, Klinik, Therapie, Ergebnisse. Mit einem Geleitwort von J. Rehn
1981. 173 Abbildungen in 859 Einzeldarstellungen, 4 Farbtafeln, 88 Tabellen. XVI, 439 Seiten
Gebunden DM 198,-
ISBN 3-540-10391-0

G. Muhr, M. Wagner
Kapsel-Band-Verletzungen des Kniegelenks
Diagnostikfibel
1981. 70 Abbildungen. X, 103 Seiten
(Kliniktaschenbücher)
DM 25,-
ISBN 3-540-10397-X

A. Sarmiento, L.L. Latta
Closed Functional Treatment of Fractures
1981. 545 figures, 85 tables. XII, 608 pages
Cloth DM 298,-
ISBN 3-540-10384-8
Distribution rights for Japan: Igaku Shoin Ltd., Tokyo

R. Schneider
Die intertrochantere Osteotomie bei Coxarthrose
1979. 31 Abbildungen, 3 Tabellen. X, 58 Seiten
Gebunden DM 42,-
ISBN 3-540-09568-3

F. Séquin, R. Texhammar
Das AO-Instrumentarium
Anwendung und Wartung
Einleitung und wissenschaftliche Hinweise von H. Willenegger
1980. Über 1300 Abbildungen, 17 Arbeitsblätter. XVI, 306 Seiten
Gebunden DM 75,-
ISBN 3-540-10173-X

Das AO-Instrumentarium bildet eine Ergänzung zu den im Springer-Verlag erschienenen Büchern **Manual der Osteosynthese** und **Periphere Osteosynthesen**

Springer-Verlag
Berlin
Heidelberg
New York

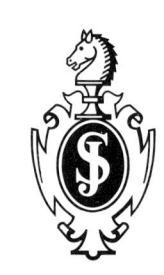

Besondere
Osteosynthesetechnik

9783540107767.3